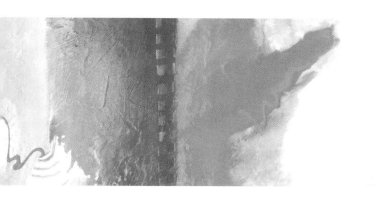
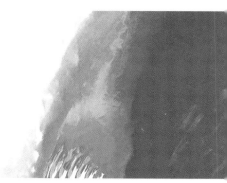

A PEACEABLE PSYCHOLOGY

CHRISTIAN THERAPY IN A WORLD OF MANY CULTURES

和平心理学

[美] 杜艾文（Alvin Dueck）
[美] 凯文·赖默（Kevin Reimer）◎著
黄晓楠◎译

中国社会科学出版社

图书在版编目 (CIP) 数据

和平心理学／（美）杜艾文（Dueck，A.），（美）赖
默（Reimer，K.）著；黄晓楠译. —北京：中国社会
科学出版社，2016.1
　　书名原文：A Peaceable Psychology：Christian
Therapy in a World of Many Cultures
　　ISBN 978-7-5161-6318-4

　　Ⅰ.①和…　Ⅱ.①杜…②赖…③黄…　Ⅲ.①信念—
应用—精神疗法　Ⅳ.①R749.055

中国版本图书馆 CIP 数据核字 (2015) 第 131104 号

出 版 人	赵剑英	
责任编辑	陈　彪	
特约编辑	吕金凤等	
责任校对	王佳玉	
责任印制	张雪娇	

出　　　版	中国社会科学出版社	
社　　　址	北京鼓楼西大街甲 158 号	
邮　　　编	100720	
网　　　址	http：//www.csspw.cn	
发 行 部	010-84083685	
门 市 部	010-84029450	
经　　　销	新华书店及其他书店	

印刷装订	北京金瀑印刷有限公司	
版　　　次	2016 年 1 月第 1 版	
印　　　次	2016 年 1 月第 1 次印刷	

开　　　本	710×1000　1/16	
印　　　张	22.75	
插　　　页	2	
字　　　数	328 千字	
定　　　价	85.00 元	

凡购买中国社会科学出版社图书，如有质量问题请与本社营销中心联系调换
电话：010-84083683

献给安妮（Anne）和琳（Lynn）

目　　录

书 评

　　这是一本具有挑战性和启发性的书。杜艾文博士和赖默博士针对现代基督教心理学和世俗心理学及心理疗法提出了深刻的评论。作者对心理治疗在我们多文化世界中的复杂程度的深刻见解，会挑战心理学者以及任何对宗教在现代生活中所扮演的角色感兴趣的人。

——勒龙·舒尔茨（F. LeRon Shults），

挪威阿哥德（Agder）大学神哲学教授

　　杜艾文博士和赖默博士对心理学进行了细致的论述。他们的切入避开了个人主义疗法欠缺的问责性，而同时关注到治疗在多文化多环境中的微妙之处和潜力。他们先知般的声音响亮地为"软弱的力量"在造就一个能够培养灵魂和治疗创伤的"和平心理学"上所扮演的角色做出了见证。

——基思·G. 米多尔（Keith G. Meador），

美国范德堡（Vanderbilt）大学医学院精神病学教授

　　对于有志于在非西方国家中发展本土心理学的人而言，《和平心理学》是一本非常具有启发性的书。心理治疗师切忌用"浅表"的治疗方法，掩盖来访者潜意识中"深厚"的道德传统；治疗师同时还要帮助那些希望恢复自己"深厚"的文化和道德传统的来访者达成目标。

　　从东汉时期佛教传入中国以来，"儒、释、道"三教构成了华人最重要的文化和道德传统。根据本书的论旨，在中国和平崛起的今日，华人心理学者最重要的使命，是吸纳西方文明的菁华，以科学哲学为基础，发展华人本土心理学，藉以建立各种契合于本土文化的心理治疗。

　　　　　　　　　　　——黄国光，台湾大学心理学系终身教授

　　学术的最后宗旨，是让人类生活更美好。这本书是体现这一宗旨的精彩范本。通过为暴力的心理受害者进行治疗的亲身经历，作者雄辩地证明了心理学需要关注不同民族的历史、文化、宗教，以及他们现实的政治、经济、社会处境。缺了这些，心理治疗会成为废物！

　　中国的心理学者、宗教学者和人文社科学者通过这本书，可以反思一下自己的狭隘局限、偏见成见，从而开阔眼界，提升境界，更好地实现学术的宗旨！

　　　　　　　　　　　　——何光沪，中国人民大学哲学院教授

　　现代临床心理学自弗洛伊德开始就有摒弃灵性、迎合世俗化的基因。尽管有冯特、詹姆士、荣格等人的强调与努力，但在科学主义的诱导与胁迫下，苦难、罪性、饶恕、慈悲、关爱、道德、信仰等在个人生命成长、成熟和群际关系中至关重要的因素不断被淡化、弱化，乃至人不成其为人、几与实验室白鼠、线虫类动物等同。好在业界近年对此有所反思。《和平心理学》就是其中一本旗帜鲜明的代表作。2015 年夏天 APA 四位高层领导因为美国心理学家参与关塔那摩虐囚事件辞职，本书五年前即公开说明并批评此事，体现了专业心理学工作者的良心（详见第二章）。

　　作为中国基督徒心理学家，我读该书感触良多。因为作者是根正苗红的 WEIRD 临床心理学家，却站在文化、学术、信仰等诸角度看皆属弱势的群体角度，严厉批评现代临床心理学理论、技术及其从业人员临床实践中根深蒂固的强权趋势和为保持市场化供需规模经济所精心编制的互生模式，并着重论述了本土文化（价值体系）、语言（及其对关系情境的解释）和个人缘于宗教信仰的反省在疗愈中之不可替代性。

尽管实证主义主导的基础心理学成为学科主流，强调生命群体的共同规律，但是应用（临床）心理学作为另外一大学科取向，必须承认个体差异，否则应用心理学家就在闭门造车、无的放矢。比如，心理咨询师采用源于学历教育和技能培训的职业语言开展工作，而求助者采用习自家庭、社区并在身心灵成长的同时成为内部言语、用于思维的母语表达困境、期盼自己的心理困扰得到解决，多么大的鸿沟！《和平心理学》针对这一现实，提出了美好的愿景——虚己的治疗师向求助者学习！二者同工，建设和平本土心理学，开展和平的心理治疗。

中外心理学发展经验皆证明，心理科学的强大生命力在于应用而非基础研究。尽管书中例子基于南美有天主教信仰的原住民、接受美国临床心理学教育的菲律宾心理学家、非裔美国人等情境，但是书中所表达的思想对于中国读者（心理学家和求助者）皆有重要的启发意义。

　　　　　　　　　　——韩布新，中国科学院心理研究所
　　　　　　　　　　心理健康院重点实验室研究员

读过杜艾文、赖默合著的《和平心理学》后，本人感受最强烈的是作者对独特的宗教文化在宗教心理治疗中意义的阐发。作者对独特宗教文化的关切主要体现在三个方面：第一，作者对西方主流心理学包括宗教心理治疗领域以实证为基础的文化霸权持批评态度；第二，作者对以本土文化为切入点、诠释性理解来访者内心痛苦的宗教心理治疗实践表示赞赏；第三，作者对从多元文化融合角度，不断丰富宗教心理治疗理论、方法与技术的前景充满期待。

总之，笔者认为，《和平心理学》是一部有思想深度、有实践根基、有跨文化视角的宗教心理治疗专著，非常值得正在探讨中国宗教心理学文化特质的学者、特别是从事宗教心理治疗的人员反复研读。

　　　　　　　　　　——陈永胜，浙江师范大学心理研究所研究员

译者序

　　《和平心理学》（A Peaceable Psychology：Christian Therapy in a World of Many Cultures）英文原著是 2009 年出版的。2012 年秋天，我从富勒心理学院修完家庭治疗硕士即将回国的时候，杜教授问我，是否愿意参与中文书稿的翻译和整理工作。当时拿到手的，是好几位不同译者翻译的一些片段，前后不连贯，难免艰涩迷离。再去看原文，我才明白作者寓意之深，论证之严谨，可是没有好的译笔传达，实在心痛。我在富勒虽不曾修过杜教授的课，但是他对本土心理学的研究和对中国多年的热爱，一直感动我，也激励我反思——自己在美国学到的所谓"正宗"的心理治疗，对于回来即将面临的中国本土文化，究竟意味着什么。一边读他的书，一边探索我自己的文化身份，我在这样的背景下投入到这本书的翻译工作中。

　　此后的两年半里，工作和家庭之外的时间几乎都用在了和译文"死磕"上。反复修改的过程，有苦有乐，更有许多收获和学习。始知翻译真是"不可能完成的任务"（mission impossible）——文字的传达还是其次，真正的目标是忠实反映作者的思想和精神。然而困难在于，塑造思想的，本身就有语言逻辑（这一观点其实书中也有涉及），有时候我站在译文和原文之间，面对语言的"巴别塔"，绞尽脑汁却只有无奈。

　　在这本书众多的翻译难题当中，首当其冲的就是书名。Peaceable 这个词看似简单，却有不同的微妙含义，用作形容脾气品性的时候，是一种"爱好和平，宁静平和"的意思，好似中文所说的谦谦君子，温柔敦厚。但 Peaceable 又有"使人和平"的含义。这就是为什么英文中的 peaceable kingdom 和 peaceable king 在中文习惯中都普遍译作"和平的国度"、"和平的君"，原因就在于这里的 peaceable 更强调人与人之间暴力不再、压迫不再。

我想，这也正是《和平心理学》想要表达的：西方心理学与帝国权力殖民思维之间有千丝万缕的联系，许多未经批判的假设和推论被当做放之四海而皆准的真理，对世界其他国家和文化造成了许多已知未知的伤害。我们迫切需要一个严肃反思西方心理学的视角，一种从和平出发，以和平为最终目标的颠覆性的心理学。作者不是在批判某个具体的流派或技术手法，而是从宏观的伦理层面追问：苦难是什么？疗愈是什么？心理学作为一个学科，究竟是什么？西方心理学幻想的道德中立难道能保证内心的平安与外在的和谐？"西方专家"给其他民族带来的劣势感、削弱感，究竟是帮助还是更大的破坏？心理治疗，多少傲慢借汝之名悄然而至！心理学不能不理会国与国、民与民的残杀。尽管心理学不是政治，心理学者的群体和协会也不是"维和"组织，但心理学无法脱离政治和文化背景而存在于真空中。

写此序之际，坐在上海的家中，我的书桌宁静安稳，然而我的心无法宁静——11 月 13 日巴黎的恐怖袭击事件令人震惊哀痛。多次的爆炸，扫射……上百人质，一个个如羊被牵到宰杀之地。这边厢，我听着温柔的古典音乐专心写作；那边厢，炸弹与机枪撕烂夜空。不在此地，却在此时，这世界所涌动的是不止息的痛苦与悲哀！那痛与哀向我们索要的，不是一个诊断标签，不是一套咨询方案，而是眼泪，是意义，是旷野中呼啸说——盼望在哪里？

我所认识的作者，不是那种给人"安慰剂"的"心理治疗专家"。当他与我同坐，静默，祷告，我知道联络我们彼此的灵的是和平。我所愿意促进的心理学，不是少数西方专家、学者的话语特权。在每一个文化的基因里，原本就有与生俱来自我疗愈、成长的心理力量。真正的医治，不止于个体、私人的"平和"——和平与平和，皮之不存，毛将焉附！

　　我愿这本点点滴滴心血译成的《和平心理学》能祝福那些立志安慰受伤者的人。惟愿你们每一位，都竭力保守自己的心灵与诚实，脱去知识的骄傲与缠累，接受来自和平的洗礼，成为真正的爱的使者。

黄晓楠

2015 年 11 月 15 日

导　论

　　假设你是一位基督教心理学家，受同事之邀在阿富汗的一个救援机构进行心理咨询。你被分派到阿富汗首都喀布尔市郊外的一个诊所。红十字会成员同若干个穆斯林家庭都有联系。这些穆斯林家庭在美国推翻塔利班政权后刚刚返回家园不久。你的任务是为那些经受战乱、需要帮助的儿童提供专业的心理援助。索亥尔（Soheil）是一位九岁的男孩，在一场恐怖主义炸弹袭击中受了轻伤。通过翻译，他的父母焦急地告诉你，晚上索亥尔总将自己藏在他姐妹的衣柜里。有时他会干脆睡在那里。索亥尔时而会陷入恍惚，呆呆地盯住某处看好几分钟，父母跟他说话时他常常心不在焉。如此一来，索亥尔没办法和周围的人互动。索亥尔曾经喜欢踢足球，喜欢去清真寺祷告，还喜欢到当地小学上学，但是现在他对这些活动都提不起什么兴趣。在炸弹袭击发生之后，即使有来自红十字会的营养供给，他还是瘦了五磅。救援人员告诉你，在谈话治疗初期，即便是用玩具、水彩笔和纸来吸引索亥尔的注意，他还是不能进行眼神交流。你和索亥尔第一次见面，他的大姐安娜希塔（Anahita）留在现场做翻译。在你们的谈话期间，索亥尔时不时地会同他姐姐很快地说上几句。当你询问姐姐索亥尔都说过些什么的时候，她会耸耸肩告诉你索亥尔说他感到很难过。①

　　这个案例很是棘手。索亥尔需要帮助，但是我们对索亥尔民族

---

　　①　索亥尔（sõ'heel），假名，用来代表生活在战乱国家的孩子，他们生活的国家

传统里面的治疗资源又有多少了解呢？当美国人以占领者的身份出现时，他们应该施以援助吗？基督教和伊斯兰教的纷争由来已久，基督教的心理治疗师有能力去安抚穆斯林男孩吗？我们以心理治疗师的身份出现，可以起到那么一点点表达和促进和平的作用吗？我们希望，我们对这些问题的回答可以推进有关以下问题的对话：治疗，政治/种族以及宗教。耶稣对新的世界秩序（上帝的国度）具有的政治性宣言，以及他对穷苦人和弱势群体的赋权，是我们治疗的出发点。

我们需要一些粗略的定义。首先，西方的心理治疗从属于科学的范畴。但是，我们会从来访者和专业心理治疗师的角度来探索心理治疗——不管他们是西方的，还是本土的、非西方的。其次，按亚里士多德①的传统，我们认为关系的建构在传统上属于一种政治现象。我们也会在这个框架内探讨权利的分配和对少数族群的声音的赋权。在我们看来，政治、种族和传统在语言学上是互相关联的。最后，我们的神学信念也与当代心理学/心理治疗相关。我们深知自己在这些问题上认识有限，难免会有疏漏，但是希望我们的观

（接上页）有阿富汗、刚果共和国以及伊拉克。本案例取材于凯文·赖默尔（Kevin Reimer）和阿尔文·杜克（Alvin Dueck）发表的文章，题为《邀请索亥尔：基督教关怀中的叙述与拥抱》（"Inviting Soheil: Narrative and Embrace in Christian Caregiving"），参见《基督教学者评论》35（2005）：205 - 220（Christian Scholars Review）。参见以下关于基督教和伊斯兰教和平使者的文章。阿尔文·杜克（Alvin Dueck），凯文·赖默尔（Kevin Reimer）、约书亚·摩根（Joshua Morgan）、史蒂夫·布朗（Steve Brown）：《让和平兴盛：冲突转换学习中的描述性与应用性研究》（"Let Peace Flourish: Descriptive and Applied Research from the Conflict Transformation Study"），选自《穆斯林和福音主义基督徒之旁，之间和之外的和平缔造》（Peace - building by, between, and beyond Muslims and Evangelical Christians）。穆罕默德·阿布 - 尼莫（Mohammed Abu - Nimer）和戴维·奥格斯伯格（David Augsburger）编辑，233 - 254（Lanham, MD: Lexington Books, 2009）。

① 亚里士多德（Aristotle）在《政治学》（Politics）中认为，人天生就是政治性动物，这个动物的本质是生活在城市语境下不同的关系中。选自《亚里士多德选集》（The Works of Aristotle），W. D. 罗斯（W. D. Ross）、B. 周易特（B. Jowett）、J. A. 史密斯（J. A. Smith）译，1252 b30 - 1253 a3（Oxford: Clarendon Press, 1921）。

点能够起到抛砖引玉的作用。

20 世纪，心理学实践以医学科学的方式进行，采用的是一种客观的、普世的视角，认为人有能力超越特定的传统。对于这种方式的心理学实践，我们并不太怀疑它的可取之处。但是，在本书中，我们将会探索另一个不同的范式。借此，我们希望能够激发对具有神学、文化和政治敏感度的心理治疗的讨论。[1]

按照西方模型，索亥尔的案例会和以下的心理学术语产生关联："创伤"、"抑郁"和"自我"。这些心理学概念在西方心理学治疗中都有其深刻的历史渊源。这些术语除了对治疗索亥尔的治疗师有直接价值外，还负载了政治和文化的含义。在美国，心理学术语可以完全不带政治色彩地出现在晚间新闻、公立学校课堂、研究项目和周日讲道的圣坛上。成千上万的北美人关注自己的心理健康，他们会靠吃药来辅助，靠写书来促进。带有个人主义色彩的心理学词汇主导了当代人性的定义，我们又用这个定义来诊断和治疗心理病症。这些词汇的使用极为广泛，很少有人从它们的政治含义或来访者本身的语境去理解。

---

① 我们对政治在神学上的理解受到威廉·卡瓦诺（William T. Cavanaugh）的影响。卡瓦诺分析说，政府、民权社会以及全球化（state, civil society and globalization）是三种猜想时间和空间的方法。每一种方法都有其深刻的神学的猜想和隐喻。比如说，现代政府就建立于从暴力得到拯救的耶稣救世学中。将政治等同于想象给人以希望，因为想象某事就是承认其历史偶然性，当前政治事务就有可能发生变化。神圣的社区是想象和实现不同政治的聚集点。参见威廉·T. 卡瓦诺（William T. Cavanaugh）的《神学政治猜想》（*Theopolitical Imagination*）（London：T. & T. Clark, 2002），以及斯坦利·豪尔瓦斯（Stanley Hauerwas）和罗曼德·科尔士（Romand Coles）的《基督教、民主以及激进的普通者：激进民主人士和基督徒之间的对话》（*Christianity, Democracy, and the Radical Ordinary：Conversations between a Radical Democrat and a Christian*）（Eugene, OR：Cascade Books, 2008），以及谢尔登·S. 沃林（Sheldon S. Wolin）的《政治与幻想：西方政治思想的继承与创新》（*Politics and Vision：Continuity and Innovation in Western Political Thought*）（Princeton, NJ：Woodstock：Princeton University Press, 2006）。从荣格视角用政治分析心理的文章参见安德鲁·塞缪尔（Andrew Samuels）所著《政治心灵》（*The Political Psyche*）（London：Routledge, 1993）和他的《长榻上的政治：公民身份以及内心生活》（*Politics on the Couch：Citizenship and the Internal Life*）（New York：Other Press, 2001）。

　　出于对索亥尔的考虑，我们认为不加批判地使用西方心理学概念会为治疗带来阻碍。我们并不是在争辩索亥尔是否遭受了"创伤"、"抑郁"和"社交障碍"。我们所关心的是，按照西方心理学的纯客观态度生搬硬套这些词汇，会无视甚至亵渎这个男孩的传统文化所珍视的部分，同时忽略了在实施关怀与治疗时所处的政治语境。索亥尔来自一个保守的、有宗教信仰的穆斯林家庭，他们的国家饱受战乱，生活在超级大国的巨大压力之下。在他的环境里，"创伤"反映的苦难，与道德、宗教、战争有直接关联。创伤绝非一个中性词。世界属于上帝（安拉），它反映的是宇宙中善与恶的灵界冲突。苦难最终包含在对安拉意志的理解之中。索亥尔的宗教世界里没有"抑郁"这个词，如果让他描述"抑郁"，会出现语言学上的真空。人们会经历悲痛，但在他们看来，这不一定就是心理障碍——如创伤后应激障碍（PTSD）。对索亥尔而言，"悲痛"，就是在美国军事力量下的丧亲和苦难的生活。这在一个每天都有罪行发生的地方是一个典型事件，只有通过顺服《古兰经》的教义才能赎罪。一元的、非政治的"自我"概念是荒谬的。在他的世界里宗教和政治紧密相连，不可分割。构成索亥尔的"自我"的每一个因子在现实中都直接指向他的灵魂、他的伊斯兰教信仰，以及他与他人的关系。无论是索亥尔还是他的父母，都根本不会理会西方人所说的自主性的自我。这个男孩履行义务的对象首先是安拉，然后是他的父母和家庭，最后是他政教合一的社区对他的期待。即便坐在索亥尔对面的心理治疗师满怀好意，他那基于西方心理学概念的治疗对索亥尔来说也是陌生的，甚至可能对他的传统具有损害性。这里要冒的一个巨大风险是，客观的、与政治割裂的西方心理学会损害索亥尔自己的种族和宗教叙事系统，使恐怖主义炸弹袭击对他造成的伤害持续下去。不仅如此，如果治疗师来自美国，他/她也许会认为美军进驻阿富汗是理所当然的事情，是为了将阿富汗人民从塔利班政权中解救出来。但是，如果索亥尔的想法不是这样，那么这位治疗师能意识到自己的心理治疗中包含政治属性吗？

　　乍看之下，西方心理学家也许会认为这些担心荒谬可笑。过去二十年来，种族和宗教问题的临床敏感性出现了复兴。全美国范围内的心理学培训部门针对多元化（diversity）采取了全面的培训项目。作为心理学临床教育的黄金典范，美国心理学会（APA）排除万难，意在根据来访者不同的种族、宗教和性取向，来提高心理学实践的敏感系数。有到过类似阿富汗等地经历的西方心理学家，比历史上任何时候的心理学家，更能够处理索亥尔及其当地传统的问题。对于这些批评家们，我们的担心不啻是无事生非了。

　　不仅如此，跨文化心理学作为一门学科不断发展，为心理学领域注入源源不断的活力。心理学家开始熟悉人类学以及其他一些相关学科①。因此，心理治疗师对多元文化达到了一定的敏感度，使得他们能够将治疗有效地建立在索亥尔的信仰上，来帮助他康复，甚至摆脱最严重的压力源。我们同意，这些趋势使得现阶段西方心理学相对过去而言变得更加有效和妥当。但是我们依然感到，即使存在这些进步，我们这些西方心理学者还在继续向世界各地传输心理学的词汇和语法，并假设它们对其他文化是普适的②。

　　我们反对用多元化框架下的民族与宗教去削弱类如索亥尔所生活的文化传统，使之从神圣传统沦为一种工具性的效用。我们需要揭示的是，在大多数情况下，种族和宗教只不过是适用于治疗改变的实用工具，而这种治疗改变取决于心理治疗师自己的界定，并且是其优先考虑的事情。不管索亥尔对"治疗"有怎样的理解，都被弃而不顾。安拉或《古兰经》只是实用工具，用来与这个男孩建立密切的治疗关系。当使用索亥尔的

---

　　①　理查德·A. 史威德（Richard A. Shweder）、马萨·米诺（Martha Minow）、哈泽尔·马库斯（Hazel Markus）编：《探寻文化差异性：自由民主中的多文化挑战》（*Engaging Cultural Difference: The Multicultural Challenge in Liberal Democracies*）（New York: Russell Sage Foundation, 2002）；亚瑟·克莱曼（Arthur Kleinman）：《悲伤与疾病的社会起源：现代中国的沮丧，神经衰弱与疼痛》（*Social Origins of Distress and Disease: Depression, Neurasthenia, and Pain in Modern China*）（Ann Arbor: University of Michigan, 1998）。

　　②　神经心理学的研究确实可能更普世些，但是在社会和人格研究中就很少如此。

语言可以更加清晰地勾勒他的病状时，那么这种对其语言的运用就变成一种临床上的优势，并且其关联的语言也更容易被理解。

从这个意义上来看，"多元化"是为了服务于这种治疗的核心目的，即对症状进行客观地处理，这种治疗模式把人性固定在一套基本的西方词汇之中。索亥尔对这些问题的理解也被框住了，甚至他本人都不再是治疗参与者。对本土宗教信仰和政治的谈论，也只能从页脚的注解中找到——就如同一棵盆栽植物，静静地在办公室的一角，落满尘埃。在这种情况下，索亥尔的种族和宗教传统变得毫无生命力，或者说失掉了神圣性。他的政治处境在治疗中显得无关紧要。

我们承认，对于缺乏明确的民族或宗教身份感的美国人来说，西方心理学的普适性与某些民族文化传统的独特性之间的冲突也许是无关痛痒的。但对那些有确定种族和宗教身份的人来说，把普适性如此应用到临床工作则会令人非常忐忑不安。举个例子，用工具性的（instrumental）方法来治疗非裔美国人的身份感和灵性问题，这种做法也许会腐蚀那些为摆脱黑暗的奴役制度而孜孜以求的几代人的神圣记忆。相比索亥尔而言，"创伤"、"抑郁"、"自我"也许更容易得到非裔美国人（来访者）的认同，但是这些词汇的意思并不一定等同于西方心理学普适性的词意。每一个词条背后象征的苦难都会让人想起非裔美国人独一无二的习语和隐喻特征。没有政治意识的心理学家会轻率地将这些概念与工具性的方法结合在一起，应用到非裔美国人的民族性和灵性上，如果他们这样做，他们也许正将来访者社会化到一个陌生的模型里。颇有讽刺意味的是，人们还不能立即意识到发生了什么。治疗结束时，来访者会对治疗有一些微小的、不自然的理解，这来自他们无意识地接受了那些没有历史意识的心理学家的话语和解释。来访者也许会感到奇怪，这些新的心理学词汇不仅不能让他和家人与朋友产生共鸣，反而导致了微妙的怀疑。来访者也许会处在一个难以言喻的"进程"之中——暂时脱离了他的心理症状，却在方向上似乎偏离了非裔美国人的灵性。

我们认为人是按上帝形象被造的，而这个进程精心掩饰了对人的尊严的冒犯。接受工具性治疗训练的心理学家，在不知不觉之间把来访者造就成一个反映西方理想的个体，却未能认识和认可来访者自己对治疗的传统意识。也许基督徒治疗师意识到了这种做法的危险后果。许多基督教心理学项目在采用美国心理学会（APA）的训练标准的同时，还实行"整合式"课程，目的是从神学的角度来促进心理学家理解"创伤"、"抑郁"和"自我"的概念。然而这也许还不够。西方心理学的霸权正在迅速侵蚀硕果仅存的本土基督徒对自我、社区、政治和传统的理解。诸如菲利普·瑞福（Philip Rieff）的社会思想家指出，心理治疗在话语权上的胜利是如此全面，以至于神职人员都在用心理学领域的词汇来重新定义自己的角色①。

我们担心心理学意识形态正在快速地消解民族和宗教的传统，每治疗一个人，这样的情形就会发生。考虑到索亥尔的情况，我们感到一种道义在促使我们去深思这个过程背后的复杂因素。我们是再洗礼派基督徒（anabaptist），有明确的宗教身份，在写作本书的时候，我们也清楚地意识到，我们的分析和提出的解决方法有自己的特点，基于对自身信仰的宣称②。我们拓展了第一作者在之前发表的文章中已提出的观点，即认为耶稣是一位具有政治色彩的人物，同时我们还拓展了文中暗示的观点：基督教心理学家会对其工作的政治属性有一定敏感度③。从这个关键点出发，我们主张基督教心理学家在治疗索亥

---

① 菲利普·瑞福（Phillip Rieff）：《心理治疗的胜利：后弗洛伊德对信仰的使用》（The Triumph of the Therapeutic: Uses of Faith After Freud）（New York: Harper and Row, 1966）。

② 阿尔文·杜克（Alvin Dueck）：《再洗礼派与心理学：个人反思》（"Anabaptism and Psychology: Personal Reflections"），发表于《教牧辅导的门诺视角》（Mennonite Perspectives on Pastoral Counseling），编辑丹尼尔·史奇巴尼（Daniel Schipani）（Elkhart, IN: Institute of Mennonite Studies, 2007），3 - 16；阿尔文·杜克（Alvin Dueck）：《耶路撒冷和雅典之间：文化、宗教和心理治疗的伦理观》（Between Jerusalem and Athens: Ethical Perspectives on Culture, Religion, and Psychotherapy）（Grand Rapids: Baker Books, 1995），Conclusion。

③ 参见杜克（Dueck）《耶路撒冷和雅典之间》（Between Jerusalem and Athens），pt. 1。

尔的时候需要强调他独特的政治处境以及他的种族和宗教传统①。
"创伤"、"抑郁"和"自我"的概念需要结合索亥尔自身的情况而
定。为了将这一点做好,基督教心理学家必须清楚其自身的社会定
位。在最基础的层面上,对索亥尔的心理治疗就是两个本土叙事
(narratives)的邂逅——两种传统共同参与的一次对话。通过对西方
自由主义传统的批判性反思以及对索亥尔传统的尊重,治疗师也许会
赢得索亥尔的信任,进而鼓励索亥尔主动讲述他的故事,达到一种交
流。这种交流能够接纳对"病"的本土定义,由此带来治疗的效果。
我们坚持认为,要建立普适的客观性的心理学本身并不客观,它成了
一套强加给不同种族与宗教的来访者的传统。

在我们看来,基督徒心理治疗师面对的考验是,他们不仅能够觉察
来访者的政治和文化叙事,也能够意识到自己的基督教故事在心理治疗
谈话中的作用②。我们将特定的当地传统带入心理治疗谈话之中的实际
经验也证明了我们的信念:不加批判地使用普适化的心理疗法是一种冒
险行为,是把自己的心理学意识形态强行加诸他人的行为,是一种无神

---

① 瑞福(Rieff)提道:"文化是人类社会的习惯,只在其个性被象征性具体化之后才
具有广泛性。"菲利普·瑞福 (Philip Rieff):《死亡事件中的生命:权威美学的示例》
(*My Life Among the Deathworks*:*Illustrations of the Aesthetics of Authority*)(Charlottesville:University-
ty of Virginia Press,2006),2。

② 参见罗伯特·C. 罗伯茨(Robert C. Roberts)、埃里克·约翰逊(Eric Johnson)以及
保罗·J. 沃森(Paul J. Watson)作为心理学家更加凸显基督教身份的新的努力。罗伯特·
C. 罗伯茨(Robert C. Roberts):《灵魂的情感:基督教美德心理学》(*Spiritual Emotions*:*A Psy-
chology of Christian Virtues*)(Grand Rapids,MI:Eerdmans,2007);罗伯特·C. 罗伯茨(Robert
C. Roberts):《保罗心理疗法要点》("Outline of Pauline Psychotherapy");马克·麦克明(
Mark McMinn)、蒂莫西·R. 菲利普(Timothy R. Phillips)编辑:《照看灵魂:探索心理学与
神学的交集》(*Care for the Soul*:*Exploring the Intersection of Psychology & Theology*)(Downers
Grove IL:InterVarsity Press,2001),134 - 163;埃里克·L. 约翰逊(Eric L. Johnson):《心理治
疗基础:基督教心理学提议》(*Foundations for Soul Care*:*A Christian Psychology Proposal*)(Down-
ers Grove,IL:InterVarsity Press,2007);保罗·J. 沃森(Paul J. Watson):《后现代主义之后:观
念主义、基督教爱的认识论以及意识领域》("After Postmodernism:Perspectivism,A Christian
Epistemology of Love,and The Ideological Surround"):载《心理学与神学杂志》(*Journal of Psy-
chology and Theology*),32(2004):248 - 261。约翰逊与沃森同时也是《启迪:基督教心理学
社团杂志》(*Edification*:*The Journal of the Society for Christian Psychology*)的编辑。

论的、无视上帝存在的行为①。由于心理学家手里掌握着另外一个人脆
弱的心理系统，保持自己的基督徒身份并不是说将我们的基督教经验强
加于索亥尔。当我们坐在他对面，我们所面对的是一个特殊的个体——
在上帝眼中，他本来具有无可估量的价值，是上帝让治疗发生。我们的
治疗是以道成肉身（incarnation）为前提——两个人相遇了，他们同时
各自活在具有存在（existential）和超越（transcendent）双重意义的叙
事中。

简而言之，我们论点的纲要如下。无辜者的受难是我们的出发点。
来自危地马拉的瓦妮塔（Juanita）的故事将会贯穿全书。我们将瓦妮塔
的受难看成是耶稣被罗马帝国钉上十字架的延续。从她的面孔中我们看
到了受难的上帝的脸。她的磨难，与耶稣相似，都发生在特定政治环境
下。不幸的是，西方心理学家的以下行为加重了无辜者的苦难：他们与
军事项目有合作关系，他们参与了对阿富汗和伊拉克战俘的严厉质询，
他们认为自己的"心理学"具有普适价值。他们想用统一的语言建立
一个心理学帝国，这是一种巴别塔（Babel tower）式的妄想②。使徒保
罗（Apostle Paul）所批评的正是这种帝国思维。针对普适主义的解药
正是将焦点放在本土文化——我们强调的民族—宗教的个体特征——
上面。

我们并不完全相信西方自由社会会珍视民族和宗教的本土性和差异
性。相对于群体权利而言，美国人更倾向认可个人权利。我们则认为，
族群之间的差异性是人类社会的瑰宝。通过五旬节（Pentecost）的记载，
我们看到不同民族特性的美善：在古代，近东各个民族的人们从各地聚
集到耶路撒冷，他们各自都听到用自己的母语所传讲的福音！但与此同

---

① 克雷格·盖伊（Craig Gay）:《现代世界的路》（ *The Way of the Modern World* ）（Grand
Rapids, MI: Eerdmans, 1998）。盖伊在回顾西方无神论中大量使用克尔凯郭尔（Kierkegaard）
实用无神论的理念。参见约翰·霍华德·尤德（John Howard Yoder）《身体政治：世界关注
中的基督教社区的五个实践》（ *Body Politics: Five Practices of the Christian Community before the*
Watching World ）（Scottsdale, PA: Herald Press, 2001）。

② 参见《创世记》第11章中，有关通天塔的记载。

时，我们也注意到有一种力量在社会公开场合推动语言统一。我们所盼望的，不是把不同的声音边缘化，让它们噤若寒蝉，而是能够找寻到一个敞开的空间，让每一种声音都能够畅所欲言，得到倾听。但是，在世俗主义的霸权下，来访者往往不会在治疗中谈及自己的民族和宗教。

语言具有十分强大的力量，可以塑造身份。只要来访者愿意，我们会鼓励治疗师让来访者使用自己的母语。尊重来访者的当地语言，提供传统敏感（tradition – sensitive）取向的心理治疗，有助于让来访者从自己的社群里获得充分的治疗资源。我们承认信仰和心理学的逻辑和词汇有时候存在很大的差异。我们必须学会把握治疗过程中的时机从而选择最适合的语言。但是，在治疗过程中，涉及对宗教性（religiocity）的强调，我们需要十分谨慎，因为我们也许会发现，我们所强调的宗教性其实是自我主义、世俗主义和实用主义的宗教性，而不是来访者本土的精神信仰（spirituality）。我们会检验一个心理治疗模型，标准是它适用于神圣的文化，而这些神圣文化的特征是，它寻求的是活在上帝的慈爱与恩典之中。

和平心理学的治疗师不会给人格或宗教性下泛泛的定论，他们放弃这种权力，宁愿以一种软弱而坦诚的态度去进行治疗。在全世界范围内，我们的任务是支持本土的心理治疗师去挖掘自己传统中的治疗资源。同样，具有传统敏感意识的心理学家会鼓励当地的治疗师去探索最具有自身文化价值的心理学。心理治疗又会涉及道德，因此，我们要把道德的传统形式和抽象形式加以区分。我们的目标是，在心理治疗中，采用和平的基督教取向，将耶稣实实在在的生活作为建构治疗伦理与规范的基础，探索人类怎样活出自己的意义。耶稣是和平之君，他在社群内外寻找与仇敌的和解之道。当我们讲说他的生命故事时，这叙事本身就具有治疗的力量。耶稣依然与教会同在，这个地方就产生了治疗与伦理的明辨（ethical discernment）。

我们在这里停一下，先来谈一谈我们预期的读者。首先，本书献给那些心理治疗学家和心理治疗师，他们用自己的工作来实践他们追随耶稣的承诺。其次，我们希望挑战某些牧师和心理健康工作者的看法，他们认为神学和心理学之间整合交流的结果要么是一个俯首帖耳任人摆布的耶稣，要么就是一个完全不带任何政治色彩的心理学。再次，本书旨在鼓励那些西方主流影响之外的基督徒心理治疗师，他们对现代社会所奉行的心理治疗感到失望，希望找寻他们自己在心理学领域的声音，将本土的基督教信仰应用在本土的心理治疗中。最后，本书献给有宗教信仰的心理学家、国际心理健康工作者、牧师以及神学家，因为他们关注现代心理学启蒙运动对民族和宗教群体的负面影响。那些厌倦现世客观主义和基要派基督徒胜利主义的人也是本书的对象。本书献给那些基于对自己的传统有最深的理解而期望见证本土心理学得以蓬勃发展的人——不管他们是来自危地马拉、肯尼亚还是四川。考虑到全球化的趋势，本书献给所有对来自不同文化和政治情境的基督徒心理治疗师所进行的对话感兴趣的人们。

我们的听众不仅是活于当世的人，更有我们的先辈。安妮·迪拉德（Annie Dillard）告诉我们，我们行走的路途上有那些已故的、为我们开路的前辈①。对我们而言，这包括好几个世纪以来那些忠诚的圣徒，他们追求和平，忍耐、积极地等待上帝的和平国度；他们宁愿献出生命也不屈服于那些强加于他们身上的谎言。我们来自一种历尽苦难的文化。在宗教大改革期间，我们的领袖被某些民间团体和宗教机构施以火刑、虐待和水刑。在我们的许多家庭里，放着《圣经》的书柜里还有一本《殉道者的镜子》②（The Martyr's Mirror）。该书详细讲述并证明了

---

① 安妮·迪拉德（Annie Dillard）：《当前》（For the Time Being）（New York：Vintage Books，2000），187。

② T. J. 冯·布若特（T. J. von Braght）、J. F. 索姆（J. F. Sohm）：《沾血的剧场：又名：不设防的基督教殉道者的镜子，他们因信称义，他们为了救世主耶稣的见证而受难和死亡。从耶稣的时期到1660年》（The Bloody Theater：or，Martyr's Mirror of the Defenseless Christians，who Baptized Only Upon Confession of Faith，and who Suffered and Died for the Testimony of Jesus，Their Savior，From the Time of Christ to the Year A. D. 1660）（Scottdale，PA：Mennonite Pub. House，1938）。

从早期教会时期到 1660 年（该书第一次出版）之间暴虐的教会和政治权势对人们生命的剥夺。在 20 世纪 20 年代，我们门诺会的祖先为了躲避无端迫害而逃离乌克兰，大约五万人失去了生命。他们的死亡是我们门诺会传统里面的中心叙事，我们写作本书，也是为了纪念他们。

　　我们为未来而写作，并没有考虑要在某个期限前将该书付印！我们把本书看作和平的见证，也许我们的孙辈还会读到这本书。我们生活的时代还有战争，对此我们不能保持沉默。我们并不幻想本书可以实现什么。我们更愿意认为此书是对上帝的一个信实的见证——这位上帝给了撒玛利亚妇女力量，甚至，在那些兵丁来抓他的时候，他还医好其中一位的耳朵；他宁愿选择受难，而不诉诸暴力。

第一章　苦难、症状和十字架

从此，他教训他们说：人子必须受许多的苦。

——《马可福音》8：31

主啊，你是有怜悯有恩典的神，不轻易发怒，并满怀慈爱和诚实可信。

——《诗篇》86：15

危地马拉的雨持续到了深夜，使清晨的空气格外清新，但是周遭街道的柴油味却还是由窗户飘了进来。[①] 我们寓所东墙一侧的三角梅是鲜红色的，仿佛受难的色彩。庭院里蓝花楹的蓝色花瓣温柔地飘落在地上，不像欺压无辜人的恶势力那般沉重。我（杜克）听见了隔壁圣培度黑人医院（San Pedro Negro Hospital）里传出的孩子哭泣声——病人们由一位黑人圣徒照管着。那些生活在悲痛中，饥寒交迫的穷人，是否真的得到了保佑？承继了这片土地的究竟是危地马拉人的温顺，还是奉行领土扩张主义的国家的强权？（注：典出圣经《马太福音》第五章登山宝训）

我和我的学生再一次回到了这片受苦的土地。政府军和游击队之间

---

① 本文有关危地马拉的故事受到一个心理研究项目的启发，该研究项目由福勒神学院心理系杜艾文教授［Al Dueck（A. D.）］指导。学生实习项目，神学院的部分临床整合（心理学与神学）课程，都涉及了对本土的危地马拉心理学家以及治疗师的探索。

的冲突引发了长达 36 年的内战，使得这片土地满目疮痍。100 万的群众无家可归。多达两万来自农村高地的印第安人惨遭屠杀。大约 440 处玛雅社区遭到了毁灭。1996 年签署了危地马拉和平协议，但是杀戮和移民给这片土地带来了后续影响，使得现在 43% 的人口都处于 14 岁以下的年龄层。[①] 20 世纪 50 年代，美国共产主义支持者的偏执狂——资本家利用联合水果公司获取的利益，以及对当地人的偏见，煽动了危地马拉内战的火焰。

　　我们团队的成员都来自富勒神学院心理研究院，是正在接受培训的临床心理健康师。在相对静谧的帕萨迪纳（Pasadena），校园庭院里的一座青铜塑像解释了我们前往危地马拉的理由。此铜像代表了心理研究院的任务——一座十字架（✚）镶嵌于心理学的希腊字母 psi（Ψ）中央。它象征了我们作为专业心理健康治疗师，将苦难的十字架置于我们工作中心的愿望。来到危地马拉是我们纪念无辜受难者的一种方式。也许这次经验能够帮助我们形成和平心理学的轮廓。我们希望可以更深地体验我们遇到的那些危地马拉人的生活，从穷人、被遗忘者，以及被伤害者的角度来进行我们的专业实践。

　　本书之所以关注"和平心理学"，是因为我们亲见危地马拉人民在帝国主义扩张下如何被牺牲的事实。在本章中，我们会勾画出该心理学的一些轮廓。和平心理学特别关注贫穷人的苦难，以及这些贫穷人对理解这些苦难的表达。强调和平的基督徒心理学家认同赎罪的和平观点，渴望和解，并且依靠耶稣复活所带来的希望。

　　为了充实这些主题，我们会介绍瓦妮塔（Juanita）的故事，以及暴行给她带来的情感上的伤痕。心理治疗师至少有一部分责任是去帮助来访者（client）探索其生命的意义，另外的责任则是缓解症状。我们纠结于这样一个问题：人们把令人不安的经历看作是"症状"产生的主要原因，而不是把它看作是"受苦"的原因。"症状"把人们指向某个

---

① Antonio Marco Garavito，与杜艾文教授的私人会谈，1999。

潜在的病因，而苦难则召唤我们寻找新的意义。我们认为，这些意义在本土的故事里是显而易见的。因此，我们鼓励当地老百姓去讲述自己的经历。而且，耶稣即使在遭受政治迫害时也始终倡导建立上帝的和平国度，这对瓦妮塔来说也富有意义。也就是说，基督徒心理治疗师能从耶稣的受难来理解苦难的含义，相信复活能带来和解的希望。①

北美的心理学在很大程度上将自己标榜为一个超越政治和宗教的学科，这暗示着赋予苦难以一定的意义。② 我们的心理学对强权和迫害这些话题敏感吗？美国心理学的某些部分有可能对社会公义或本土焦点麻木不仁吗？我们也想质问，如果不反思上述问题，以及因被遗忘民族的真正苦难而产生的问题，我们要把一个怎样的受难十字架置放于心理学的中心？

危地马拉火山之间坐落着一个小村庄，名为桑提亚哥阿蒂特兰村（Santiago de Atitlan）。然而，村庄的静谧背后隐藏着一段充满暴力的历史。我们将用瓦妮塔（Juanita）③ 的经历来解释本书的主题。本书的第一作者（杜艾文）了解这位桑提亚哥妇女的故事，所以我们将把她的

① 也许有人会认为，只要我们强调受难的意义就能够解决神义论的传统论题。也就是说，一位全能的、慈爱的上帝怎么可能容许无辜者受难。我们只需回答这个问题，就能够为我们的治疗对象提供有意义的回应。然而我们不选择这个方式。我们认为，最好在该话题上保持沉默。对我们而言，解释上帝如何行事是很自以为是的。况且，什么才是正确的辩解呢？为上帝"辩护"这个概念难道不是在本质上缺乏连贯性吗？John Howard Yoder 提出了如下具有批判性的问题："a. 你评价上帝的标准从何而来？为什么你认为你的评判标准是正确的？ b. 为什么你认为你有资格评判上帝？ c. 如果你真认为你有这个资格，那么你的评价过程是如何进行的？"回答这些问题是不可能的，John Howard Yoder 认为神义论是偶像崇拜的一种形式。John Howard Yoder, "Trinity Versus Theodicy: Hebraic Realism and the Temptation to Judge God", Unpublished Manuscript, 1996. Terrence W. Tilley 认为，解释上帝为何容许人类受难，认为不应该将邪恶怪罪于上帝，会导致受难的邪恶合法化。我们则是通过耶稣来理解我们受难的上帝。Terrence W. Tilley, *The Evils of Theodicy* (Washington, DC: Georgetown University Press, 1991).

② See Philip Cushman, *Constructing the Self, Constructing America: A Cultural History of Psychotherapy* (New York: Harper Collins, 1995). 毫无疑问，美国心理学协会在过去十年已经就宗教和心理学发表了大量刊物。但是，现实环境和大学培训项目一直视有宗教信仰的学生为激进的基要主义分子，唯恐他们将自己的宗教信仰强加在治疗对象上。

③ 假名。

故事应用于心理治疗的语境中。瓦妮塔的经历由其本人亲自讲述，而把她的经历放在治疗背景下是我们阐释和平心理学的一种方式。在与心理治疗师的第一轮咨询中，瓦妮塔说道：

> 我要告诉你我自己的故事，以及发生在我们社区的故事。讲述这个故事对我来说着实不易……每当我想起的时候，痛苦的感觉就会无比强烈……但是，让你知道我们过去的生活是一件重要的事情。
>
> 1979 年，暴力行为开始了。我们听说内战爆发了，但是并不清楚其中的原委。有人说内战的结果是尸横遍野——但事情不全是那样。最开始的时候，家家户户的门口都撒满了传单，上面写着一个叫做 ORPA 组织的名字。传单上说我们应该保护这个组织的成员，敞开家门，将他们藏在家中。我记得游击队第一天经过我家门口的情景。他们走过的时候向我们问好，说："下午好，朋友们。"我也回答："上帝保佑你。"那个时候我还不知道他们到底是游击队还是政府军，但是他们非常友好地跟我们打招呼。他们径直走到中央广场，那里挂了一面很大的写着 ORPA 的横幅。之后，他们让镇里的人到广场上去参加集会。很多人都去了。那天晚上没有任何事情发生。有人给这些游击队员送去了可口可乐、面包，还有其他礼物。
>
> 但是第二天，麻烦出现了。我们听到的第一件事情竟是我的弟兄们的名字出现在一张名单中，这张名单正被四处传阅，上面有昨天所有参加过集会的人的名字。你看，政府军有其办事人员，他们负责暗中监视我们的社区。几天之后，军队出现了，那个晚上我们这里发生了第一起绑架事件。第一个被抓走的人是我们的一位远亲，我们跟他关系很好，当天还有另外一个人也被带走了。大家都很害怕。我去探望了第二个人的妻子。她说她也不清楚为何那些人要带走她的丈夫，只看见他们全副武装，还穿着白色的衣服。
>
> 之后的一天又发生了另一起绑架……这一次被带走的是一位曾

就读于神学院的学生。他当时还在床上睡觉，那些人破门而入，将他从床上拖下来，然后不断把他往墙上撞，直到他头破血流，墙上血迹斑斑。这种绑架持续不断，不仅仅发生在晚上，白天有人到田地里耕种，就再也没回来。暴力行为变得越来越严重，大家甚至不敢在家里睡觉。我躲到了我的姐妹家。下午五点后只有军队才有权在大街上走动。

社区团结在一起，敞开了教堂的大门，并举行了一系列的祈祷。但是我们这样做并不能解决任何问题，很多人都跑到教堂去睡觉，认为暴力行为过不了几天便会结束。教堂里面人山人海，我们不得不坐着睡觉。在那个时候，政府军还没有进入教堂的权利。暴力行为持续不断，而我们又不能一直躲在教堂里面。没有人敢来这里探亲访友了，所有人都害怕在大街上行走。

我记得有一天情况似乎有了好转，军队在圣诞节的时候离开了。他们走了之后，因为没有军队干扰，我们庆祝自己可以度过一个平安的圣诞节、新年和三圣节（Three Kings Day）。然而，军队仅仅离开了两周。1月7日（1980年）中午时分，他们又回来了。满满两卡车的士兵从我家门口经过。几分钟后我们听见了第一阵枪响……枪声、炸弹声、手榴弹爆炸声……我也分辨不明。一位加拿大朋友过来问我我丈夫上班的地方，我指了指枪响的方向。我真的太害怕了——枪声一直没有停止过。街上尽是人，我们相互询问："你丈夫在哪里？你儿子在哪里？你父亲在哪里？"那天下午迟些的时候，两架直升机飞过来，机门开着，士兵把枪瞄准人群扫射。我们吓坏了，我哭了起来，到这时还没有听到我丈夫和父亲的消息。

枪杀结束时已经是傍晚五点了。我们看见有卡车开了过来，大家都躲进了屋里。我仍然抱着希望，觉得我的丈夫还活着。社区组织了一支寻人队伍前往发生枪杀的地点查找。这一队人中有几个是我的亲戚。我留在家中陪伴孩子和母亲。寻人队伍找到的第一个人是一位教师，他已经死了。然后他们又找到了一位有身孕的教师，她也已经离世。他们走到靠近湖边的一个角落，在那里发现一名男子的尸体，他的整个躯干都被切开了。还有一些人被绑在咖啡树上。寻人队伍带了几具遗体回来，告诉大家他们看到的情形。①

　　上帝啊，听哪，这无辜者的呼喊

　　难道穷人就不是你的子民吗？

　　难道不是你将你的子民带出埃及吗？

　　当瓦妮塔的族人在危地马拉受难的时候，你在哪里？

　　听，上帝啊，这些被蹂躏者的呼求。②

经常有人好奇地问我们为什么要去危地马拉。我们回答说，是为了能够聆听危地马拉人的故事。但是瓦妮塔讲述的那些故事已经开始让我们不知所措。作为临床心理学家，绝望和悲痛应该是我们再熟悉不过的领域，但是成千上万经历了危地马拉内战的人们所遭受的苦难改变了我们对心理学理论与实践的基本理解。他们的苦难源于政治与制度上的暴力，而非职业压力、婚姻冲突，或者儿童的行为失常。这种苦难是由更大的政治问题引起的，这一点却常常得不到北美心理治疗界的关注。他们的苦难，在一定程度上是由政治和经济扩张导致的。有没有这样一种心理医治方式：能够敏感地关顾社会不公、当地的政治问题，以及危地马拉人的心灵家园？

"症状学" 抑或 "苦难"

我们对和平心理学以及苦难的思考直接源于瓦妮塔讲述的故事以及世界上其他受迫害的少数民族与宗教群体所处的困境。环顾世界各地，

---

① 根据 Concepcion Sojuel 的故事改编，该故事在 1995 年 3 月的自助学习小组中与组员分享了。Available from Semilla, 26 Calle 15 - 56 Col. Las Charcas, Z. 11, Guatemala City, Guatemala. 作者允许文章再版。

② 此为杜艾文教授在数次读到胡安妮塔的故事后，有感而发的祷告。

本土群体的利益都受到过政府势力的损害：越南中部的山民，缅甸的克伦族人，伊拉克、伊朗、土耳其及叙利亚边界地区的库尔德人，埃及的科普特人和巴哈教徒，以及美国的印第安人，都是证明。当宗教是种族文化的一部分时，情况更是恶劣。那么，对这些边缘群体的苦难作出回应的和平心理学具有哪些特点呢？

和平心理学不可避免要谈论苦难对个体的意义。基督徒心理治疗师运用心理学的洞察力和宗教怜悯心来回应暴力。瓦妮塔的故事显示了苦难在人类生活中起到的重要作用。在我们看来，瓦妮塔的苦难源于以暴力来维护社会秩序的现实。耶稣的生死如何阐释了苦难的本质？耶稣的受难和危地马拉的印第安人的受难是有关联的，即，他们都是无辜的受害者。正如瓦妮塔的遭遇所揭示的那样，我们应该从伦理和政治两个方面来理解苦难。基督徒心理治疗师在理解苦难时具有这样的思考框架吗？

我们不清楚临床心理健康专家是否能够理解深层的苦难。他们也许很懂症状，但是他们知道何为苦难吗？罗纳德·米勒（Ronald Miller）指出，心理学确实是十分热门的职业，但是心理学作为科学，它与治疗对象（client）的苦难在根本上是脱离的。罗纳德·米勒的书由美国心理协会（American Psychological Association）出版，开篇题目即为"美国心理学的解离症"（American Psychological Dissociation）。[①]《心理障碍诊断与统计手册》第四版［*The Diagnostic and Statistical Manual of Mental Disorders*（DSM IV - TR）］谈论了悲痛、忧愁以及自杀念头，但是没有涉及苦难。也许这是因为苦难是一个道德概念，它已经被我们贬低到症状的范畴之中。[②]艾德文·冈特（Edwin Gantt）猜测，不加批判地

---

① Ronald B. Miller, *Facing Human Suffering: Psychology and Psychotherapy as Moral Engagement*（Washington D. C.: American Psychological Association, 2004）.

② Kleinman 区分了三个表示疾病的词语（illness, disease and sickness）。Illness 是指治疗对象及其社区理解情感问题的方式。Disease 是医护人员根据失调的理论做出的定义。Sickness 是宏观社会力量作用下有关失调的类属含义。受难的语言通常只被治疗对象使用。In Arthur Kleinman, *The Illness Narratives: Suffering, Healing, and the Human Condition*（New York: Basic Books, 1988）, 3 - 6.

应用病理学以及临床实践的医疗模式，当代心理学是否已经"剥夺了自己真正理解人类苦难之重要伦理本质及苦难意义的可能性"。① 维克多·弗兰克（Viktor Frankl）从其犹太人的视角直接谈论了无辜者所受的苦难。② 对他来说，受苦不可避免，但是我们可以选择回应苦难的方式。在《少有人走的路》（The Road Less Traveled）一书中，斯考特·派克（Scott Peck）于开篇提出了一个直白的观点："活着很不容易。"③在 20 世纪 60 年代，心理学家戴维·巴肯（David Bakan）表达了他对建立苦难心理学④所寄托的希望。我们认为他的愿望还有待实现。从众多现代心理学理论的机械模式看来，苦难是潜在的心理或者生理过程的一个症状，如果技术处理得当，苦难是可以减轻的。在心理学实践的实用主义范式中，更广大的伦理以及政治层面上的苦难常常会被忽略。个案对其苦难的群体性描述（communal narrative）常被遗忘，而其苦难的意义被个人化（privatized）。因而，心灵的医治沦为选择正确的方法来缓解不适症状。

　　瓦妮塔的经历必须得到伦理上的答复。她的受难是无辜的。以马内利·列维纳斯（Emmanuel Lévinas）告诉我们，如果我们的心灵愿意敞开，他人的苦难定会扰乱我们的内心生活，颠覆我们的意识，破坏我们潜意识中的安定感。⑤ 它会打破我们迅速对苦难做出的既定解释。他人的苦难给我提出了一个道德上的要求：我不能再作为一个中立的旁观

---

　　① Edwin E. Gantt, "Lévinas, Psychotherapy, and the Ethics of Suffering", *Journal of Humanistic Psychology* 40 (2000): 9.

　　② Viktor E. Frankl, *Man's Search for Meaning: An Introduction to Logotherapy* (New York: Holt, Rinehart and Winston, 1963).

　　③ Scott Peck, *The Road Less Traveled* (New York: Simon and Schuster, 1978), 15.

　　④ David Bakan, *Disease, Pain, and Sacrifice: Toward a Psychology of Suffering* (Chicago: University of Chicago Press, 1968).

　　⑤ See Emmanuel Lévinas, *Otherwise than Being: Or, Beyond Essence*, trans. Alphonso Lingis (Boston: M. Nijhoff, 1981); Alvin Dueck and Thomas Parsons, "Ethics, Alterity and Psychotherapy: A Lévinasian Perspective", *Pastoral Psychology* 55 (2007): 271 - 282; Bruce Fink, *Fundamentals of Psychoanalytic Technique: A Lacanian Approach for Practitioners* (New York: W. W. Norton, 2007), chap. 1.

者，仅仅靠我的观察来理解苦难。我们天然倾向于视别人与自己类似，具有共同的人性。这样的倾向和看法从根本上否认了苦难中的他人是与我毫无关联的"他者"。面对遭受痛苦的人，我们也许会急着为他做出诊断、分析与解释，这样做的同时，我们就可以避开其痛楚给我们带来的直接心理冲击。

如果瓦妮塔是我们的来访者，那么她的苦难会给我们全面的冲击吗？我们是否会因为自己有避开全面冲击的需要而心烦意乱，从而快速地缓解她的悲伤？瓦妮塔的面容好像是我们受苦上帝的面容，她不仅仅是一位需要获得诊断、得到治疗的个案，她代表的是无辜的受害者，而我们也可能牵涉针对她的暴行。作为受训于北美的心理治疗师，倘若撇开对苦难的神学和政治意义的理解，我们的治疗就会对瓦妮塔造成伤害。

苦难的本土文化含义

我们行进在危地马拉高地蜿蜒起伏的盘山路上，山峰的颜色变幻流转。当我们坐在鲁斯和娜奥米公司（Ruth and Naomi Co‑op）工作间的长凳上，这个小公司的寡妇们为我们端出了一盘盘的豆子、米饭和炸鸡。在周围摆放她们制作的手工艺品的地方，我们听到了她们在战争中的经历。她们的丈夫早已不在人世，现在她们靠出售纺织品来养活家中幼小。但是，她们似乎并不知道，在那场给她们带来灭顶之灾的冲突中，有我们这些访客的国家政府的参与。她们平静而谦逊地向我们讲述了自己的遭遇。

和平心理学十分重视当地人独特的故事以及其中体现的本土心理。我们不能忽视心理治疗的对话所具有的文化特质。危地马拉当地治疗的语汇也许不同于美国使用的临床干预用语。鉴于危地马拉过去四十年的历史，以及他们和我们在北美遇到的来访者一样作为受害者的经验，基督教心理学不得不站在外来者的角度来反思无辜者的苦难，并且从神学的角度对苦难做出阐释。不管是在危地马拉还是在美国本土，我们面对的同样是体制上的邪恶造成的影响——对当地人的种族歧视、为聚敛财富而压榨穷人、以政治上的权宜之计取代和平的解决方案。我们在神学上应该做出怎样的回应，才能给那些无辜的受害者带来安慰和支持？①和平心理学用耶稣的受难和复活来回应这些暴行带来的影响。如果我们想要避免北美心理治疗带来的负面政治后果，和平心理学必须从忠实反映本土性，且具当地特殊背景的故事出发。②

受难的耶稣

首先，要理解瓦妮塔所受的苦难，我们须从耶稣所生活的罗马人统治下的政治环境出发。史料表明，以色列人有一段漫长的反抗外国侵略统治的历史，其时间一直追溯到他们在埃及受奴役的时期。公元前4世纪犹太人起义之后，罗马将军瓦努斯（Varus）烧毁了一个叫作塞弗里（Sepphoris）的城镇，并将两千人送上了十字架。这是罗马逼人们效忠自己（pistis）③的方式。耶稣的故事开始于罗马皇帝奥古斯丁要求人民全都办理户口登记时。（《路加福音》2：1–20）。耶稣回应罗马的方式并不是去领导一场暴动，而是宣告上帝的统治即将到来——也就是说，对罗马统治者的审判即将到来，和平的国度即将临近。耶稣拿着一枚罗马银币，说道："那么，把凯撒的东西给凯撒，上帝的东西给上帝"（《马太福音》22：21）。向罗马帝国纳税就是对摩西律法的蔑视，而不

---

① 我们依靠于拉丁美洲神学家的理论。如：Juan Driver, *Understanding the Atonement for the Mission of the Church* (Scottdale, PA：Herald Press, 1986)。

② 有关在非洲环境背景中的这类尝试，参见 Gladys Mwiti and Alvin Dueck, *Christian Counseling：An African Indigenous Perspective* (Pasadena, CA：Fuller Seminary Press, 2006)；Gladys Mwiti and Alvin Dueck, *Christian Counseling：An African Indigenous Perspective：A Video Series* (Pasadena, CA：Fuller Seminary Press, 2006)。

③ pistis 通常被直译为信仰，但是后者过于偏向认知。将信仰作为忠心使得政治上的选择更加明确。我们忠心于统治者还是上帝？

纳税则是罗马帝国的叛国罪。古代近东那些宗教与政治不分离的人，听了这话就会知道耶稣的意思是上帝高过凯撒。① 如同耶稣时期的犹太人一样，危地马拉人也过着充满政治侵略和迫害的生活——这是瓦妮塔能够理解的事实。

其次，我们对瓦妮塔的苦难做出的意义导向的回应是植根于耶稣的话。在一个充满暴力的社会里，荣耀是按等级来划分，但是耶稣颠覆了这个等级制度。在"登山宝训"中，穷人和受迫害者得到了荣耀。耶稣对那些本无尊荣的人的看法彻底颠覆了罗马人的霸权。在这里，"蒙福的"（blessed）也更适合翻译为"受尊荣的"（honored）。②

虚心的人有尊荣了，因为天国是他们的。

哀恸的人有尊荣了，因为他们必得安慰。

温柔的人有尊荣了，因为他们必承受地土。

饥渴慕义的人有尊荣了，因为他们必得饱足。

怜恤人的人有尊荣了，因为他们必蒙怜恤。

清心的人有尊荣了，因为他们必得见神。

使人和睦的人有尊荣了，因为他们必称为神的儿子。

为义受逼迫的人有尊荣了，因为天国是他们的。

人若因我辱骂你们、逼迫你们、捏造各样坏话毁谤你们，你们就有尊荣了。

（《马太福音》5：3-11）

那些谦和、贫穷、饥饿、哀悼、渴望公义的人获得了尊荣。我们在

① Richard A. Horsley, *Jesus and Empire: The Kingdom of God and the New World Disorder* (Minneapolis: Fortress Press, 2002).

② David Augsburger, "Sermon On the Mount and Honor versus Shame" (Unpublished paper, Fuller Theological Seminary, Pasadena, May 14, 2008). See also, Jerome H. Neyrey *Honor and Shame in the Gospel of Matthew* (Louisville: Westminster John Knox Press, 1998).

危地马拉见到的基督徒在心灵上饱受苦难，但是他们仍然倚靠着上帝的国度。他们为社群里失去的生命而哀伤，但因相信上帝的公义而得到了安慰。这些人是以谦卑而不是以暴力来继承土地。他们对公平的渴望使他们丧失了生命，但是他们却是上帝赐予的和平所释放出来的力量的一部分。当他们与敌人和解的时候，他们就是上帝的子民。

我们只能得出如下的结论：耶稣的登山宝训同时具有规定性（pre-scriptive）及描述性（descriptive）。八福不仅仅是一种透过实践能带来成功和幸福的理想，它们更是描述了那些已经参与神国度的人，这些人的生命已经反映了基督的存在。格伦·斯道生（Glen Stassen）和戴维·顾希（David Gushee）指出，"耶稣说我们蒙福是因为我们已经体验到神的国度在我们当中，并将在他未来的国度中体验更多"。① 回想在危地马拉的时日，我们那时亲眼见证的正是那些在神国里受尊荣的人们。

从苦难中探索意义的基督教心理学，关注的不仅是政治背景和耶稣的话语，还有耶稣的整个生活——他克服了对撒玛利亚人的歧视（《约翰福音》4），对穷人的忽视（《路加福音》4：18），对妇女的边缘化（《路加福音》10：38－42），对罗马人的仇恨（《马太福音》5：38－42）。这些亦是在救助和医治里的赎罪工作。耶稣道成肉身的身份与他在十字架上的死亡是一致的。当爱任纽（Irenaeus）被问到为何基督要从天国降世时，他回答："他可以消灭罪恶，克服死亡，并赐人生命。"②

对瓦妮塔受苦的意义，我们不仅会透过耶稣的话语和生活去理解，也会透过他在十字架上的死亡去探讨。然而，应当如何来理解基督十字架的含义呢？对很多基督徒来说，这似乎是简单而又熟悉的。我们在耶

---

① Glen Stassen and David P. Gushee, *Kingdom Ethics: Following Jesus in Contemporary Context* (Downers Grove, IL: InterVarsity Press, 2003), 37.

② 引自 Gustaf Aulén, *Christus Victor: An Historical Study of the Three Main Types of the Idea of Atonement*, trans. A. G. Hebert (Eugene, OR: Wipf and Stock Publishers, 1998), 19。

稣的牺牲中得到了个人的救赎，耶稣承担了罪恶的刑罚，让我们同上帝
和解。也许，无意中这将焦点从"他人令我所受的苦难"转移到了
"耶稣的死亡对我的意义"，"我的苦难和我的得救的意义"。然而，这
是不是理解耶稣以死亡带来医治的唯一方式呢？毕竟，耶稣所传递的信
息对当时的统治者构成太大的威胁，致使他被罗马巡抚处决在十字架
上，这在当时是一种极其羞辱的处决方式，这样做是为了恐吓生活在殖
民统治下的人民。①

　　对暴力下的受害者而言，很重要的是，在耶稣受死的时候，上帝在
一同受苦，耶稣成了受难的典范，与敌人和解是我们得医治的一条途
径。耶稣在十字架上的受刑也明确地反映了苦难的任意性和真实性。在
基督教传统中有一种说法，耶稣的死亡和复活应该被理解为一种自我奉
献的表现，追随他的人应以他为榜样。②

　　如果说十字架是我们作为基督教心理治疗师工作的重要组成部分，
那么我们的理论和实践就要因瓦妮塔们的故事而改变。作为心理学家，
如果我们希望自己的工作能带来和平，我们必须以受苦上帝的十字架来
构建我们的医治方法。敞开我们的心来接纳他人的苦难是追随耶稣的基
本态度③，等待上帝国度的完全降临需要有耐心和为之受苦④的意愿。
耶稣告诉他的门徒，作为救世主，他未来的职责就是受难。但耶稣进而
阐释说，不只是他要受难，跟随他的人也要做好同样的准备。"若有人
要跟从我，就当舍己，背起他的十字架来跟从我。因为凡要救自己生命

---

① Ched Myers, *Binding the Strong Man: A Political Reading of Mark's Story of Jesus* (Mary-knoll, NY: Orbis Books, 1997).

② Miroslav Volf, *Exclusion and Embrace: A Theological Exploration of Identity, Otherness, and Reconciliation* (Nashville: Abingdon Press, 1996); Timothy Luke Johnson, *The Real Jesus: The Misguided Quest for the Historical Jesus and the Truth of the Traditional Gospels* (San Francisco: HarperSanFrancisco, 1996).

③ Joel James Shuman and Keith G. Meador, *Heal Thyself: Spirituality, Medicine, and the Distortion of Christianity* (Oxford; New York: Oxford University Press, 2003).

④ John Howard Yoder, "'Patience' as Method in Moral Reasoning: Is an Ethic of Discipleship 'Absolute'?" (Unpublished paper, 1997).

的，必丧掉生命；凡为我和福音丧掉生命的，必得救了生命。"(《马可福音》8：34－35）显然，要成为一个门徒，最关键的就是准备上十字架。当危地马拉人或其他暴行的受害者受难时，他们的受难如耶稣一样——都是无辜地受难。确实如此，当我敞开心扉去接纳弟兄姐妹的痛苦时，我就成了他们的看顾者。在我们作为心理治疗师的职业生涯中，我们是否真正把由社会罪恶体制导致的苦难置于中心位置呢？

耶稣呼召人"背起十字架"，这意味着生命中的痛楚与苦难在人的生活中并不是随意或变幻莫测的。尼采把这种呼召贬低为"臭水沟宗教"，那么，生活在富庶、舒适、强大、以基督徒为主的美国，有哪一位心理学家会愿意被提醒说上帝是一位被挂在十字架上、软弱的（会受伤的）[1] 上帝呢？也许，正如使徒保罗提醒的那样，对我们大多数人来说十字架仍然是一个羞耻（scandal）[2]。约翰·霍华德·尤达（John Howard Yoder）曾说过，在背负十字架的路上，耶稣是我们的楷模[3]。这是理解耶稣生活的关键。乔根·莫尔特曼（Jürgen Moltmann）一再将我们的注意力集中在受难的耶稣——我们被钉在十字架上的神[4]——身上。十字架暗示了一个与穷人和受压迫者的苦难联系在一起的和平心理学。

我们认为，作为心理学实践中心的十字架象征着我们受到侵犯的来访者所承受的苦难。在十字架上，上帝跟暴力下的牺牲者认同了。上帝优先考虑的事就是要与遭受暴行、没有能力保护自己的人达到认同。上帝的公义就是怜恤寡妇和孤儿的公义（《诗篇》68：4－6），那些伤害

---

① William C. Placher, *Narratives of a Vulnerable God*: *Christ*, *Theology*, *and Scripture* (Louisville, KY: Westminster/John Knox Press, 1994).

② Joel B. Green and Mark D. Baker, *Recovering the Scandal of the Cross*: *Atonement in New Testament and Contemporary Contexts* (Downers Grove, IL: InterVarsity Press, 2000).

③ John Howard Yoder, *The Politics of Jesus*: *Vicit Agnus Noster* (Grand Rapids: Eerdmans, 1992).

④ Jürgen Moltmann, *The Crucified God*: *The Cross of Christ as the Foundation and Criticism of Christian Theology* (New York: Harper & Row, 1974).

穷人的也同时伤害了上帝，上帝是暴行的受害者。和平心理学与穷人共担苦难，相信在治疗关系中产生出来的医治，是把心理学方法用于服务一个跟上帝的灵联系在一起的远大目的，这跟一般置身事外的临床观察与诊断模式大为不同。

耶稣作为政治的替罪羊遭受了苦难，通过他的苦难，我们也看到了瓦妮塔的苦难。危地马拉政府在面对威胁的时候，试图用暴力建造社会秩序，而这导致了瓦妮塔丈夫的死亡。当替罪羊被处决后，社会似乎得到了疏泄和平静，但这只是虚幻的和平，是极权与帝国用牺牲换和平的逻辑。总之，在危地马拉，以瓦妮塔丈夫为代表的高原印第安人，都是替罪羊。

无论是危地马拉人的死亡，还是大屠杀中犹太人的死亡，都不同于希腊悲剧中主角的死亡。他们的死亡如耶稣的受难一样——是政治暴力的受害者。和平心理学不会将死亡浪漫化。哈特（David Bendley Hart）有如下的论述：

> 在这里，我们不应对悲剧意识作出神秘化的解释，那些关于神性或者自然力量冲突的谈论，不应妨碍我们对事实的关注——这些生命丧失于不公的政治秩序以及人类罪恶的残酷。他们的死亡没有意义和美感，也不悲壮。①

哈特认为苦难和暴力具有普世性、历史性和独特性，需要有来自上帝的公义拯救。和平心理学拒绝接受美好造物的丧失，并希望可以带来救赎性的和解。作为基督徒，我们是拥有苦难记忆的上帝子民②，这种记忆让我们首先不会将一个人看作生活在罪恶与内疚中，而是将之看作一位正在受苦的人。

---

① David Bentley Hart, *The Beauty of the Infinite: The Aesthetics of Christian Truth* (Grand Rapids, MI: Eerdmans, 2003), 392 - 394.

② Johann Baptist Metz, *Memoria Passionis* (Freiburg, Germany: Herder Verlag, 2006).

作为寻求和平的基督徒心理治疗师，我们理解耶稣在十字架上的死亡是爱的表达，是献给父亲——上帝的礼物。耶稣在他的死亡中用充满爱的顺服和谦卑来重述人类的故事。即使是处在用牺牲来维持现状（status quo）的社会中，耶稣的牺牲以对上帝的顺服胜过了现状，以和平的自我奉献颠覆了暴力。尤达（Yoder）认为：

> 耶稣正是上帝给予人的榜样：与上帝自由沟通，服从上帝，用上帝的爱去爱他人——甚至爱他的敌人……这种通过顺服表达出来的完美之爱需要在这个充满罪人的世界里体现出来，即使罪人不以爱作为回馈。因此神圣的大爱（agape）意味着不抵抗，意味着承受他人的罪（实际上是承受我们自己的罪）……牺牲的意象与此尤为相关。最高的牺牲，就是牺牲自己，将自己完全投入到与上帝的沟通和顺服之中。这就是耶稣的作为——让上帝的圣爱通过他"顺服的死，十字架上的死"呈现出来。①

出于对上帝的忠实和爱，耶稣在一个暴力世界里丧失了生命。我们当以悔改和信心对这种受难行为作出恰当的回应。悔改不仅指悲伤的感情，它还指道德标准，指改变的人生。信心不仅仅是赞同，更是全心顺服，与耶稣同死，彰显这爱的馈赠。宽恕也不是免去惩罚，而是摒除障碍，恢复与上帝的契合。

最后，在受苦者面前——以瓦妮塔为例——我们看到了受苦上帝的面容。耶稣基督的上帝是受苦的一方②。尼古拉斯·沃尔特斯托夫（Nicholas Wolterstorff）是一位基督教哲学家、耶鲁神学院的荣休教授。他的儿子在1983年死于一场悲惨的登山意外。他写了如下这

---

① John Howard Yoder, *Preface to Theology: Christology and Theological Method* (Grand Rapids, MI: Brazos Press, 2002), 310 - 311.

② John D. Caputo, *The Weakness of God: A Theology of the Event* (Bloomington, IN: University of Indiana Press, 2006).

段话：

> 很久之前我就知道上帝并不是古典神学里描述的那样：无动于衷、没有回应、一成不变。我知道上帝的凄楚。我懂得上帝对欣喜以及不悦的回应。但是奇怪的是，以前我却从来没有看到上帝的苦难。
>
> 上帝不只是受难者的上帝，也是一位亲身受难的上帝。人类的痛楚与堕落已经深入了他的内心。在我的泪光中，我看见了受难的上帝。
>
> 圣经说，没有人能够亲睹上帝的面容并存活下来。我曾以为这是说没有人能够目睹上帝的尊荣并且活下来。有位朋友却告诉我，也许这是指没有人能够目睹上帝的悲伤并活下来。抑或，他的悲伤也是他的尊荣。①

如果我能对上帝的苦难打开心门，那么我将得到改变。如果我能感觉到自己与自己的来访者（client）的苦难紧密相连，那么，我就可以从我治疗对象的脸上看出，她在道德上对我提出了要求，因为我对她的苦难负有责任，即使我不知道用什么方法来承担这个责任。她让我清空自己，在心中为她创造一个空间。

潘霍华（Dietrich Bonhoeffer）曾在狱中写道，"只有受苦的神才能帮助人"。② 按照以赛亚书第五十三节提出的受难仆人的主题，莫特曼进一步论证了耶稣的死亡具有医治的功能，因为暴行的始作俑者受到感化而悔罪改过③。耶稣遭受了上帝的抛弃，死在十字架上，但他向我们刻画了受苦上帝的形象。十字架的羞辱在于对于那些无辜者和顺服者来说，苦难仍然是他们需要承担的命运。

---

① 　Nicholas Wolterstorff, *Lament for a Son* (Grand Rapids, MI: Eerdmans, 1987), 81.

② 　Dietrich Bonhoeffer, *Letters and Papers from Prison* (New York: Macmillan, 1953), 361.

③ 　Jürgen Moltmann, *The Spirit of Life: A Universal Affirmation* (London: SCM Press, 1992).

和平的赎罪？

关于十字架及耶稣受难的意义，存在相当大的争议。和平主义者、女权主义者、女性主义神学家，以及心理治疗师都反对一个"容忍暴力"的神的形象。[①] 作为神的计划里面无辜的受难者，耶稣是主动情愿的，但同时又是被动承担暴力的牺牲者。从该模式看来，暴力可以成为与上帝和解及医治的工具。然而，遭受暴力的人也许会模仿这种被动的模式，甚至认为这是出于上帝的意志而为其安排的生活，因而接受。这有悖于耶稣的教训，他让我们爱我们的敌人，并让我们看到上帝和平的国度[②]。这种强调"耶稣为了我的罪而死"的神学是医治个体灵魂的油膏，亦曾被用来维护奴隶制度和殖民压迫[③]。从抽象的法则来说，上帝与人类的关系是超越历史的。然而危地马拉人和我们个案的苦难却活生生地存在于历史中。有人因此会质疑基督徒会不会轻易接受一个愤怒的上帝形象，这个上帝需要人们的安抚，从而为用战争结束罪恶的做法提供了合理化的辩解。

根据古斯塔夫·奥连（Gustaf Aulén）的总结，在教会历史中有三种针对苦难和医治的古典神学理论[④]。第一种是"基督是胜利者"的理论（Christus Victor）（得到早期教父的多方支持）。它的焦点是，历史如同一场戏剧，反映上帝与世界上邪恶力量的冲突。耶稣受难是因为邪

---

① See Brad Jersak and Michael Hardin, *Stricken by God？: Nonviolent Identification and the Victory of Christ*（Grand Rapids, MI: Eerdmans, 2007）; Joanne Carlson Brown and Rebecca Parker, "For God So Loved the World？" in *Christianity, Patriarchy and Abuse: A Feminist Critique*, ed. Joanne Carlson Brown and Carole R. Bohn（New York: Pilgrim Press, 1989）, 1 - 30; Delores S. Williams, *Sisters in the Wilderness: The Challenge of Womanist God - Talk*（Maryknoll, NY: Orbis Books, 1993）, 161 - 167.

② Stanley Hauerwas, *The Peaceable Kingdom: A Primer in Christian Ethics*（Notre Dame, IN: University of Notre Dame Press, 1983）.

③ James Cone, *God of the Oppressed*（Maryknoll, NY: Orbis Books, 1997）, 211 - 212.

④ Aulén, *Christus Victor*.

恶力量占了上风，但他却获得了胜利①。第二种神学理论通常被称作和解与医治的"刑罚满足论"（penal satisfaction）。它认为，人类的罪恶极度触犯了上帝的荣耀，冒犯了宇宙中神圣的秩序，因此，道成肉身（同时是神之子和人之子）的耶稣必须通过受难和死亡才能平息上帝的怒火。由于律法规定罪恶必须得到惩治，耶稣以他的死亡来还清了人类需要承受的刑罚。第三种对受难的解释出自 12 世纪的阿贝拉（Abelard），他认为耶稣的死是一种上帝的道德行为（a moral act of God），是为了向我们展示他的爱。②

　　耶稣在十字架上受难的含义在这些解读模式里面各有不同。在"基督是胜利者"模式中，苦难是由历史上的邪恶导致的；而在"刑罚满足"模式中，死亡是为了重塑上帝的荣耀。后者似乎暗示上帝早已事先安排了耶稣的死，而前者则认为是邪恶力量导致了耶稣的死。"基督是胜利者"论是耶稣死后一千年最流行的解释；"耶稣替我死"模式则是过去一千年来主宰西方的模式。

　　每一种赎罪论都是对特定的社会和历史背景作出的回应，而我们会依从这种诠释③方法。很有意味的是，"基督是胜利者模式"的产生是出于对帝国主义④作出的回应。也许这个简单的事实解释了与今天相关的现象——西方国家对危地马拉或中东的政治兴趣就证实了这一点。按此说法，十字架象征了上帝与邪恶的冲突，耶稣是罗马帝国背景下的无辜受害者。

　　我们回顾奥连的学说，是因为他在赎罪论形式的探讨上具有显著的

---

　　①　See here the relevant work of Walter Wink, *The Powers That Be: Theology for a New Millennium* (New York: Doubleday, 1998).

　　②　关于救赎赔偿理论的论述，参见一位神学家以及一位心理学家的著作：LeRon Shults and Steven J. Sandage, *The Faces of Forgiveness: Searching for Wholeness and Salvation* (Grand Rapids, MI: Baker Academic, 2003)。

　　③　Yoder, *Preface*, 281 - 327.

　　④　在启示录（第十二章）中，上帝与撒旦的力量的对抗被描述成罗马帝国，这个帝国有七个头，十只角，七座皇冠。在此，耶稣面对的是以帝国形式出现的邪恶，这个对抗以教堂与权利之间的对抗形式持续下来。但是，教会将以非暴力的方式取得对罗马的胜利。

历史地位。但是，他的方法被批评为过于老套。我们同意詹姆士·麦克伦登（James McClendon）的观点，他建议我们不要局限于奥连①在描述时所采用的隐喻。他指出，新约圣经也使用了战争隐喻（公正和审判，惩罚和替代），军事胜利隐喻、祭祀隐喻，以及家庭隐喻。总体上，我们同意约翰·霍华德·尤达的看法：

　　　　刑罚满足论是基督教神学史上出现过的最严肃的答案，因为它在一定程度上回答了有关敬虔（piety）的问题。它为祈祷赋予意义。它号召人们赞美敬拜、感恩和委身，因此它深深扎根于一般信徒的生活之中。正是基于这种道德力量，我们需要认识并且尊重这个理论。但是我们也发现，按圣经里的说法这个理论不尽人意，其系统的假设与三位一体的教义相悖。如果一味按其逻辑，则会脱离历史现实且过分泛化。这种论调所呈现的上帝是一个审判官，而非一位和解且仁爱的慈父。②

渴望和解

　　和平心理学渴望同敌人和解，愿这和解发生在争战的部落派别之间，超级大国与发展中国家之间，宗教少数派与世俗民主自由主义之间，主要民族与少数民族之间，怒气冲冲的父亲与日渐疏远的儿子之间。因此，我们想知道耶稣的受难是怎样带来和解与医治的。如果我们承认耶稣是主，那么他的非暴力观点应该在某些层面上反映我们心理治疗的本质。十字架的"羞辱"显示，非暴力在本质上具有脱胎换骨的转化力量。实现这种和平，不是通过政治侵略，也不是借助治疗技能，乃是通过上帝和平的统治。

---

　　① James Wm. McClendon Jr., *Doctrine*, vol. 2, *Systematic Theology* (Nashville: Abingdon, 1994). See chap. 5.

　　② Yoder, *Preface*, 304.

　　我们并不只关注个体的改变，我们还关注社会和政治的改革。我们的焦点不在本体论（ontology）上，而在伦理和历史上。十字架不是宇宙间正与邪较量的产物，也不是形而上学二元论里心与物、有与无、人与神冲突的结果。我们认为，邪恶力量被战胜的历史催生了一种新的关系——上帝与世界的和解。更重要的是，这个和解是和平的上帝促成的。正如尼西亚会议（Council of Nicea）所宣称的那样，如果耶稣是上帝完全的启示，那么上帝一定是非暴力的；如果耶稣完全是上帝的启示，同样耶稣的非暴力就证实了上帝不可能是粗暴的。

　　因此和平心理学包括和解。但是，耶稣死于如此明目张胆的暴力之下，他的死亡又怎能带来和平呢？从治疗的角度来说，他的死亡和复活又如何与位于危地马拉或美国的心理治疗师办公室扯上关系呢？正是耶稣在人类充满苦难的消沉生活中推动了和解，才使他们得医治。耶稣基督成圣（sanctification）的过程是通过其所受苦难，将人类与上帝的自我联结在一起。基督在十字架上的苦难是与人类保持团结的行为，是慈善的和解方法，用以对抗消沉与隔阂。在耶稣将人类与上帝的自我相连时，他让我们原谅敌人，与那些曾经冒犯过我们的人和平相处。因此，通过实实在在的十字架，我们在基督身上找到了人与上帝的和解与医治方法。

　　耶稣的和解性赎罪并不只是从精神层面作出的，它还包含了人类破碎的身体的、心理的和社会的层面。受难的上帝也在做出某种示意，他通过耶稣向人们显示新的开始是可能出现的。因此，和平心理学讲述的就是道成肉身的事件，将上帝无形的灵性恩典与受害者及其侵害者的有形生活联系起来。和平心理学把心理病理（pathology）放在一个更大的框架里加以考察，从中看到了受苦者与其自我、与他人以及与上帝的疏离。基督教心理学背负起十字架，深知个案（client）的沮丧和苦难可以通过耶稣的苦难（即反映出受苦的神）得到理解。

　　上帝情愿承受这个世界的痛苦，不用审判和暴力来回应。我们在意的焦点不是耶稣为了我们的罪而死，却是上帝给我们的医治与和平的爱。莫特曼有言：

那么赎罪是怎样改变那些犯了不义之罪与实施暴行的人呢？这些罪人通过圣父的怜恤、代赎性的被神所弃的圣子的苦难和圣灵涤净人心的力量，得到了救赎。这纯粹是一种爱的感动，从父神的痛苦中涌出来，在圣子受难时展现，在圣灵里得到体验。就是这样，上帝成了不信者的上帝。他的正义与公允使那些不公不义之徒得以称义。①

这其中的关键不是一位喜欢复仇的上帝命令耶稣以死亡来和解，上帝并不用死来惩罚施恶者，反而自己承担了苦难。② 赎罪是上帝向敌人、向他人发出的邀请，邀请他们去迎接新的生命，脱离罪恶的束缚。这就是和平心理学的基础。

耶稣复活的希望

基督教心理学扎根于希望耶稣复活所带来的意义深远的寓意。耶稣的复活表明上帝战胜了帝国的权势。这个新的生命带来真正的团契——在和平之中与上帝同在。拯救是维护生命，并给予生命，因为上帝用来战胜邪恶力量是通过劝勉（persuasion）而不是通过暴力达成的公义的和平。哈特指出：

复活节揭示了历史中的残暴势力对神极端的不虔敬（ungodli-ness），以及缺乏超越性的意义；圣父出于爱让圣子复活，这本身就充分显明了死亡虽然严酷，但是毫无意义……复活节让我们知道，苦难的特点不在于它具有崇高的悲剧性，它只不过可怕、使人疯狂，

---

① Moltmann, *Spirit of Life*, 137.
② Ibid., 125 – 138.

并且极为不公；它是死亡势力对上帝创造的侵犯……由复活节看出，所有独裁者（totality）导致的牺牲都是无意义的，是对上帝的冒犯，与生命更深层的意义无关。导致"牺牲"的系统是一种恶性循环，为了证明一个恶的行动是合理的，就会产生出更多的恶的行为来。所有独裁者为了得到抽象的慰藉而去牺牲掉的，正是上帝所要复活的。因为有了耶稣的复活，就不可能与强加的或自然的暴力妥协，就不可能把暴力归因于命运或宇宙秩序，就不可能慎重地运用暴力。不管这一点多么让人难以接受，所有的暴力，所有的死亡，都会接受那位已经胜过并将继续胜过暴力与死亡的神的审判。①

值得庆贺的是，邪恶的力量总是通过非暴力的方式得以征服：耶稣的复活与升天，以及在充满敌对的世界中坚持和平的教会。我们认为，这是给危地马拉人以及那些受到帝国强权压迫或受家庭暴力伤害的人的福音。

桑提亚哥阿蒂特兰（Santiago de Atitlan）村见证了和平的宗教信仰。1990 年 12 月 1 日，军队在一次小冲突中枪杀了一位平民，引起村庄的骚动。教堂的钟声将村民聚集到了市中心。拂晓时分，有两千到三千人举行了和平游行，他们手无寸铁，来到军队驻扎区，要求他们停止对当地人的骚扰。据报道，军队出现了混乱的局面，士兵向人群开枪。在接下来的屠杀中，十三位平民为争取和平付出了生命。三周后，当时的总统维尼西奥·塞雷索（Vinicio Cerezo）下令将部队撤出该村，绑架村民的事件终于结束了。信仰与行动结合产生的力量，终于在六年后带来了和平协议。②

---

① Hart, *The Beauty of the Infinite*, 392 - 394.

② 1999 年 3 月 10 日，当时的美国总统克林顿向危地马拉人民道歉，表示美国参与危地马拉的国事是一个错误的做法。他有此做法是基于一个独立委员会的报告，该报告指出，受到美国支持的安全保卫部队，在战争中犯下了大量的侵犯人权的错误。"我需要明确地表示，报告指出军队组织以及情报部门参与了暴行，还有大规模的镇压行动，对这些军队组织或者情报部门的支持是错误的。……美国不能重蹈覆辙。相反，我们必须，并且将会继续支持危地马拉的和平与和解进程。" Charles Babington, "Clinton: Support for Guatemala Was Wrong", (March 11, 1999) http://www. washingtonpost. com/wp - srv/inatl/daily/march99/clinton11. htm (accessed September 6, 2008).

　　如今，一座和平纪念园在那里证明了那些被杀村民们的勇气，而建设这个公园所用的石材取自军营旧地。在公园里，为了纪念受害者（包括一名十一岁的男童），人们在他们遇难的地点立了碑。石碑上刻有总统的来信，作为永久纪念。然而，村民在修建这座公园的时候发现了一个集体墓穴。危地马拉的军官警告说，如果村民继续挖掘，军队将重新开进这里。和平如此脆弱。村民只好对此要求作出让步，但是，他们在地上留下一个洞口作为记号。

　　年逾古稀的佩德罗（Pedro）当年见证了那场屠杀，他骄傲地站在刻有总统来信的石碑旁，向我们讲述了这个故事。当我们问佩德罗，为何阿蒂特兰会奋起抵抗，而其他村镇却没有动静。他微笑着答道："阿蒂特兰镇是一个笃信宗教的社区。"那天，天主教徒、五旬节教徒以及其他新教教派的信徒一起，大家众志成城，联手抗议暴行。"这是来自我们信仰的希望"，他直截了当地说道："不管过去，还是现在，信仰都带给我们力量。"①

---

　　①　佩德罗（Pedro）与杜艾文教授的私人会谈，2003 年 8 月 30 日。

第二章 康斯坦丁、美国帝权与 "洋基进行曲"

地域政治学的算计和救世主情结的热情正变化莫测地混杂在一起，塑造着美国的外交政策。美国令世界最憎恶的不是其现实政治，而是美国的普世价值论。

——约翰·格雷《基地组织以及现代的含义》

成为先知式的基督徒并不是以教堂圣洁之名来反对整个世界；而是以仁爱耶稣之名入世但是又不与世界的虚无主义同流合污，因他宣告了世上的正义国度即将降临。

——康奈尔·韦斯特《重要的民主》

公元 312 年，罗马君主康斯坦丁见到异象，启示他应该在士兵的盾牌上刻上十字。之后他便将战争的胜利归功于上帝的同在。那次经历是康斯坦丁皈依基督教的开端。得胜之后，他在象征基督教的十字架前为战俘进行了洗礼。而那些不服从正教观念的人则被处死在罗马宗教裁判所的标志下。这被视为人类灵魂唯一的真理、文明和声音的十字架成为屠杀犹太人、异教徒（Donatist）和敌人的凶刀。这种非自愿的强制要求后来被称为康斯坦丁主义，也是今日我们所称的君权（Empire）。[1]

---

① James Carroll, *Constantine's Sword: The Church and the Jews: A History* (Boston: Houghton Mifflin, 2001).

　　"全球化"不过是诵经念咒，内容空无一物。更为恰当的说法应该
是我们正处在帝权主义思维的统治之下。帝权主义沉迷于征服、攫取及
控制，无论是耶稣再生还是殉难之后的罗马，15 世纪的西班牙或是 19
世纪的大不列颠，情况都是如此；之后出现的殖民帝国如法国、比利
时、荷兰、德国以及葡萄牙。每一个帝国都是极权的展示，其程度之
深，竟渗透到生活的每一个方面——知识、心理、经济、宗教及文化。

　　无论是增长还是衰退，资本主义在辖管着物资交换的全球性秩序。
君权的全球化形式就是帝权①。它无所限制，跨越领土边界，凌驾于整
个文明世界之上。它的一体化极权不受时间和空间的限制。它掌控的不
仅仅是经济，还有知识的产生、自然和人性的建构。在帝权统治中，宗
教被用来使扩张主义合理化，并降服敌人。人们期望不信仰宗教的人像
宗教信仰者一样去信仰宗教，并依教行事。那些不服从的人要么被边缘
化，要么被放逐或根除。大多数帝权主义一边宣称要促进和平与繁荣，
一边却打着某些神圣的口号（经济发展、领土权利、文明或者宗教意
识形态），征服一个又一个的种族。塔西佗（Tacitus）就早期的帝权主
义评论道："仅仅在人与人之间，他们既垂涎财富，又急于制造贫穷。
他们假帝权之名巧取豪夺，烧杀掳掠；他们造成壁垒森严人人互相隔
绝，却将其称为和平。"②

　　上一章我们聚焦于苦难，力求从心理学和神学两方面来理解苦难的
含义。本章我们将探索瓦妮塔等人遭受苦难的政治缘由。帝权思维，以
及解放主义和心理学的普世性强权都能够追溯到康斯坦丁主义。我们特
别想指出的是，不管是将美国心理学渗透在军事项目中的做法，还是推
崇美国心理学以致无视当地传统的行为，两者都具有强大的破坏力，会
带来身心的摧残。首先要讨论的是"帝权"的含义。其次，我们会探

　　①　James Carroll, *Constantine's Sword: The Church and the Jews: A History* (Boston: Houghton Mifflin, 2001).

　　②　Tacitus, "Live of Cnaeus Julius Agricola", c. 98 CE, *Ancient History Sourcebook*, http://www.fordham.edu/halsall/ancient/tacitus-agricola.html.

讨在卡麦洛特项目中（Project Camelot）心理学作为政治的帮凶所遗留的可耻问题。再次，我们会回顾美国心理学家参与关塔那摩（Guantanamo）以及伊拉克的审问所引发的争议。最后，我们会列举一些国际心理学家，他们抗议西方心理学维护西方自由价值，弃置本土实践的做法。所有这些影响都是一种康斯坦丁式冲动的再现，隐含在心理学及其自由民主的假设中。基督徒心理治疗师不可能回避这些问题。我们认为美帝权的崛起需要神学上的重新定义。使徒保罗在给罗马教堂的信中言辞犀利地探讨了帝权问题。由这次讨论引发的问题可追溯至五旬节的教义，以及上帝对人类多元化的完全肯定。

美国帝权？

麦克尔·哈特（Michael Hardt）以及安东尼奥·奈格里（Antonio Negri）提出在21世纪初，我们需要重新界定帝权（empire）的含义。他们指出：

> 全球市场以及产品的全球分布带来了一个全球化的秩序，一个新的逻辑以及秩序结构——简而言之，一种新的权利形式。帝国是政治上的话题，有效地规范了这些全球交换，是管理世界的统治权利……通往帝权的道路浮现在现代主权的曙光之中。与帝国主义不同，帝权没有就权利树立任何领土的中心，并不依赖于任何既定的边界或者范围。它是无中心、无领界的统治原则，滚雪球式地将整个全球领域囊括在其开放的、扩张的边界之中。通过调整控制网，帝权能够管理不同身份的人，操纵灵活的等级制度并进行多元交换。帝国主义版图上标志的不同国家的颜色在帝国的全球化彩虹①中合并交融。

---

① Hardt and Negri, *Empire*, xi, xii – xiii（italics original）.

　　美国的情况又如何呢？它能否免疫于帝权的诱惑呢？要说"9·
11"后的状况是美国效仿历史前例的话，未免言之过早。经济学家格
雷（Gray）指出，外交事务在帝国建立中该扮演什么角色，过去的美
国人意见尤有分歧①。但是，自 2001 年美国世贸大厦遭基地组织
（Al-Qaeda）恐怖袭击之后就出现了微妙的变化。美国在境外先发制
人的军事行动反而更让人质疑其维和意图。其军事力量在世界舞台上
的巨大影响力也不可被低估。②

　　美帝国醉翁之意不在酒，无意殖民他国（此为过去帝国的意图），
而在于宣扬自己的宪法精神，让其他民族与国家也认同其看法为"正
确"。这种被美国宪法视为"正确"的东西，是民主自由主义的原
则。也正是这些原则，被用来说明对伊拉克发动的"正义之战"
（just war）具有合理性。美国宪法的普世宣言不受任何约束，正因如
此，美国外交政策竟可以"废除历史……用自己的伦理法则③指点江
山，评断过去与未来"。约翰·格雷（John Gray）将此称为"美国统
治下的世界和平（Pax Americana），在可预见的未来，为美国的全球
霸权提供庇护"。④ 这个新的秩序看似对传统的罗马帝国式强权统治
不屑一顾，其实取而代之的是把尊崇民主传统为至善的美国宪法精神
无限扩大为全球普世价值。

　　然而，这些发展并不能简单地黑白二分。美国宪法固有的价值观是
正面的。很少有人会说自主、公正、自由以及平等（liberty, justice,
freedom and equality）是邪恶的，或不道德的。更多的问题其实是关于
美国宪法框架背后的普世性假设。这种普世性的假设与地方独特性

---

① 　John Gray, *Al Qaeda and What It Means to Be Modern* (New York: New Press, 2003).
② 　据估计，美国在 38 个国家设有军事基地，其重置价值高达 1180 亿美元。（Chalm-
ers, *Sorrows of Empire*, 154）
③ 　Hardt and Negri, *Empire*, 11.
④ 　Gray, *Al Qaeda*, 86.

（传统）之间的冲突已经不是一朝一夕。

举一个很容易被美国基督徒理解的例子。西方社会对外传扬耶稣的福音已经有几百年的历史。但是，近年来，就算是最保守的神学家也开始承认这种福音的输出并不总是带来正面的效果。即使是用当地人的语言传达上帝的爱，福音也不可避免地包含与东道国（host country）文化截然不同的文化。由此引发的对当地文化的弃置有时会带来负面的社会与经济变化。问题恰恰在于东道国的文化历史、本土本族社区是否受到了足够的重视，从而可以聆听上帝的同在——以当地人自己的语言来建构他们对耶稣的独特经验。

心理学与帝国

美国心理学实践的伦理标准禁止心理治疗师将自己的信仰和价值观强加于来访者（client）。研究生培训项目皆需强调多元化训练，提高种族敏感度以及增加文化背景意识。性别、发展障碍、性倾向以及宗教信仰都受到了心理学专业的重视，为的是探求一个包容的、动力化的治疗关系，能够以最大的保密度和安全度来谈论心理健康话题。我们对这些成就充满了感激。但是，在本章中，我们要探索美国心理学、文化[1]以及帝国扩张主义之间令人不安的"共谋"可能性。

如果美国心理学反映的是自由式的民主，那么心理学这个学科几乎不可能处于中立态势。菲利普·库什曼（Philip Cushman）指出美国临床心理学有不易察觉但是普遍存在的文化侵蚀现象[2]。他提出，美国心理学仅仅在"第二次世界大战"后才开始发展壮大。经济需要一个企业化的推动力，特别是要满足处在金融扩张中心的消费群。因此，心理学很快被当作工具，去说服人们相信生活消费品是追求更

---

①　Lewis Brandt, "American Psychology", *American Psychologist* 25 (1970): 1091 - 1093.

②　Philip Cushman, *Constructing the Self, Constructing America: A Cultural History of Psychotherapy* (New York: Addison - Wesley, 1995).

高生活标准的必需品。心理学作为营销工具大获成功，在其帮助制造出的经济模式下，人人都想拥有前所未有的生活质量以及完全的个人自由。但是，伴随这种变化而来的还有前所未见的高离婚率以及破裂家庭。在个人化并且竞争惨烈的消费经济中，临床治疗逐渐成为解决方案被广泛接受。库什曼认为，美国心理学通过参与制造病症，同时又承诺能治疗这些病症，有效地稳住了自己的文化偶像（cultural i-con）地位。

如果库什曼是正确的，美国心理学便是被入侵的一种文化，反映与美国政治和经济优先权相同的价值观①。心理医师与来访者（client）在治疗过程中所使用的语言虽然强调自由独立及价值中立，实际上它却隐含了一个道德上的对话。可由于我们身处美国文化语境中，我们就很难自己做出批判。还有另一种验证库什曼论点的方法：美国心理学出口到别处后如何影响此处的文化。在出口心理学"产品"的同时，自由民主价值观以及启蒙运动（enlightenment）原则也被传播出去，也许有人会认为这种文化推广的做法并没有问题，但是，当基督徒治疗师观察到这些现象，却不对美国文化的当前状态进行批判性的反思，问题就产生了。在美国心理学在全球促进消费、个人主义以及西方治疗模式的同时，我们也许在不知不觉中充当了扩张主义的同谋，忽视了一个更加重要的基督教关注点——将美国文化与心理学在上帝的国度里融合。

卡麦洛特项目（Project Camelot）

我们的叙述从心理学与美国政治企图的联系开始。心理学家在过去的大半个世纪里同军事机构联系密切。阿尔弗雷德·麦考伊（Al-

---

① 第二作者（KSR）最近参加了法医心理学的博士学位论文答辩委员会。与法医学检验中的变化一致的是，治疗对象被称为"消费者"。该称呼背后的含义令人震惊：心理治疗代表了一个服务类商品，受到经济上一样的交换原则支配。

fred McCoy）追溯了这段历史，得出结论认为心理学"是社会科学或者生物科学中与军事联系最为密切的学科①"。"一战"期间，罗伯特·亚尔科斯（Robert Yerkes）针对军官和士兵开发了军队甲种和乙种团体智力测验（Army Alpha and Beta）②。"二战"期间，心理学家投身顾问工作，撰写了大量的文章，探讨当今战争在人类历史上造成前所未有的恐怖惨烈的原因。战争爆发一年内，美国 25% 的拥有心理学研究生学位的人投身军队，受雇于联邦政府，为军队挑选人才，制造更先进的瞄准器，协助日—美波斯登迁移中心（Poston Relocation Center）的工作，以及引导战争的民意。心理学家研究心理战，提高军队士气，探究敌方民族特征，减缓战后创伤，甚至想办法提高货运处理效率③。因此，军队是研究人类动机与行为的理想实验室。在战争结束之际，戈登·奥尔波特（Gordon Allport）以及大约两千名美国心理协会成员签署了一项名为《人类本质与和平》（*Human Nature and the Peace*）的声明。其中他们总结了在战争经历中的发现，并得出结论："持续的和平可以达成，只要人类科学被政治家以及和平促进者所利用"④。这些学者和治疗师十分自信，只要将心理学和政治联合就可以带来和平。

　　从 1945 年到 20 世纪 60 年代早期，美国国防部陆续投入了数百万美元进行心理学研究并培养心理学博士。心理学家受聘分析并且解释发展中国家经济与社会模式的缺陷。这些美国心理学家们受以个人及消费为导向的心理学盲点蒙蔽，认为发展中国家的政治和经济问题源于个人或者人格类型（typological）的因素。戴维·麦克里兰（Da-

---

① Alfred W. McCoy, *A Question of Torture: CIA interrogation, from the Cold War to the War on Terror* (New York: Metropolitan Books, 2006), 32.

② Thomas H. Leahey, *A History of Psychology: Main Currents in Psychological Thought*, 2nd ed. (Englewood Cliffs, NJ: Prentice Hall, 1987).

③ Ellen Herman, *The Romance of American Psychology: Political Culture in the Age of Experts, 1940—1970* (Berkeley: University of California Press, 1995).

④ Quoted in Herman, *Romance of American Psychology*, 77.

vid McClelland) 在其有关成就动机（achievement motivation）的研究中指出，经济的发展是人格的产物①。他在国会面前表明，美国的投资策略应该保障那些表现出"正当"人格的发展中国家。国家安全顾问乔治·邦迪（McGeorge Bundy）在国会面前作证证明行为学专家可以暗中帮助政府取得冷战的胜利，其中特别提到了心理学家。其意图很明显，即心理学家可以帮助分析敌国的政治文化，或者分析那些在未来可以作为交易伙伴的国家。

以艾里克·埃里克森（Erik Erikson）的研究为基础，路西安·派（Lucian Pye）（社会科学研究协会比较政治委员会主席）（chair of the Social Science Research Council's Committee on Comparative Politics）提出："第三世界国家政治结构的现代化需要通过改良的社会化进程，培育出一个新的身份。"② 在美国军队理事会有关"有限战争任务及社会科学研究"的会议上，军事计划者们态度明确："我们需要的基础知识，是能够理解并且预测个人、政治、社会团体以及社会层面的人类行为。"③ 在当时，他们需要控制当地百姓的方法，以防受共产主义影响的游击队行动。埃伦·赫尔曼（Ellen Herman）有如下评论：

　　会议的讨论局限于技术协助层面。没有人质疑此项平定叛乱的任务，或者因此卷入社会学专家或心理学专家的正当性。与会者一致认为，为军方提供客观的"人类行为的技术"是他们的任务，并且他们应把个人政治信念抛在脑后④。

---

① David McClelland, *The Achievement Motive* (New York: Appleton – Century – Crofts, 1953).

② Quoted in Herman, *Romance of American Psychology*, 145.

③ Ibid. , 150.

④ Ibid. .

　　心理学和美国政治当局在冷战中的强大联盟直接催生了卡麦洛特计划。卡麦洛特关注那些受苏联鼓舞而进行的解放战争，如古巴、也门以及比利时刚果的解放战争。该计划的中心任务是预言并控制第三世界国家发动革命的社会及心理先决条件。该计划的规划者有言：

　　　　卡麦洛特计划作为一项研究，目的在于决定研发一个普遍的社会制度模式的可行性，从而预测以及影响世界上发展中国家具有政治影响的社会变革①。

　　卡麦洛特计划的第一步是复查有关内战的现存资料，回顾当地（本土）人民的暴力倾向。第二步是罗列二十一项有关"二战"后暴动的案例研究，得出预测冲突以及变故的指标。最后一步是通过之前两个步骤得出的资料详细分析每一个国家。卡麦洛特计划拥有六百万美元的项目资金，以美元现在的价值来看，是拥有最多资金的行为研究项目。

　　卡麦洛特项目与美国政治利益间的关联被曝光，此事成为国际性丑闻。当初该项目向智利一方解释，自己受到国家科学基金（National Science Foundation）的赞助，然而当项目的研究方案泄露给智利研究方，真正的基金来源便被揭露出来。卡麦洛特项目被取消，并且就此举行了议会听证，但是研究人员得到豁免，最后，美国心理学的形象也未受到损害。该丑闻被认为是政府部门与其办事机构沟通失败的案例。在项目瓦解之际，一小部分心理研究者才承认，行为研究可能会带来压抑性的结果②。

　　即使发生了这样的丑闻，与卡麦洛特项目相似的心理学项目仍在巴西、哥伦比亚、秘鲁以及越南南部继续秘密展开。1965 年，卡麦洛特

---

① Quoted in Herman, *Romance of American Psychology*, 155.

② Ibid. , 162.

项目的前顾问，克拉克·阿布特（Clark Abt）设计了一个计算机模拟软件，用以监控拉丁美洲的内战。他使用了上百个社会心理学变量，预测并且控制内部的革命冲突。该研究的成果最终被用于支持推翻智利左翼政府的计划：谋杀其领导者。

心理学与美国政治界近年的合作包括一些假定的政治方案，与之相关的有柏林墙的倒塌，中美洲的秘密军事行动，通过电脑语言学为对抗恐怖主义的安全机构破译密码。军方在各层面的冲突中继续利用心理学原理和专业技能，包括治疗美方人员创伤后应激障碍以及支持外交中策略性的目标。美国心理学与其政治操控者之间的合谋使有关霸权的议程幽灵般地出现，导致令人反感甚至暴力的后果。

瓦妮塔与帝权

危地马拉是卡麦洛特项目的研究对象之一。它同样也曾是一个威胁。心理学家的研究是怎样影响瓦妮塔的呢？让我们继续听瓦妮塔来讲述她的故事：

> 我的弟兄来到我家，他不说话，只是抱着我。他不晓得怎么告诉我哪都找不到我丈夫，他失踪了。那时，我哭都哭不出来。我控制不住自己，开始尖叫。大家传回越来越多的消息，说哪些人已经死了，哪些人找不到。我把我丈夫的所有衣服都拿出来，放到屋子中间，我和孩子们对着衣服哭了起来。我哭了一整夜。可是这也解决不了任何问题，第二天，我听到更多的消息。有人对我说我丈夫在海边，不过他已经死了。我不知道怎样诉说我内心的痛苦与悲伤。
>
> 不幸的是，我当时钱不够把他的遗骸带回桑提亚哥。我身上只有20格查尔（危地马拉货币单位），我问自己："20格查尔可以做什么？我能把他带回来吗？"我必须付车钱，买棺材，还要支付殡

仪馆的手续费，20 格查尔实在是杯水车薪。但是我还想再见我丈夫一面。"就算没有棺材我也要把他带回来"，我想，"我能用 20 格查尔坐车，然后买一个塑料袋把他装回来"。我是第一个离开社区的人，我并不害怕，虽然听说出去的人会在路上被抓起来。我的兄弟们都不敢去，只有姐妹们还有我 16 岁的侄女和我一同前往。我一路上都在大声地喊着："米格尔（Miguel），等等我。"我们听说如果家人去晚了尸体可能会被扔掉。

最后我们来到了马萨特兰戈（Mazatenango）医院，那里一片哀鸿。每一次我说起这段事情，我都会想起我丈夫的样子。他死得太惨了！那个杀害他的士兵太残忍了。我丈夫是干体力活的，但我找到他的时候他再也不是那个壮实的米格尔了……他受尽折磨，那些人勒死他，割掉他的脚掌，用弯刀划开他的脸，还把他整个身体砍得支离破碎。我对着他的尸体说："你又不是游击队的人，又没有武器，你是无辜的呀，为什么他们不放过你？我们只是普普通通的一家人啊！"我抱起他的身体，他身上全是血，我也弄得全身是血。

这之后，恐惧成为最糟糕的事情。我意识迷乱，连孩子都不过问，甚至觉得要是他们其中有谁死了可能会更好些。直到现在，我心里还空落落的，没有人能填补。我控制不了自己，拿起笔写了信。我心里想，我要质问士兵，因为我知道就是军队的人杀死了我丈夫，不是游击队的人干的。在信里，我把我的两个孩子托付给我的姐妹们照顾，并做出一个非常重大的决定——加入游击队。于是，我进入深山，寻找游击队员，但是谁也没有找到。我只好回到埋葬我丈夫的地方失声痛哭。

从那天起，我再也无法忍受军队的人了。每次有军队从我门口经过，我内心都充满了仇恨。我瘦了很多，从 140 磅下降到 90 磅。因为伤心，我开始掉头发，连眉毛也稀疏了。我无能为力，只想我的丈夫回来。我内心的伤痛与日俱增，没法工作。我跟一些邻居们说好，帮他们洗碗打扫卫生，换些吃的拿回家喂孩子。游客都跑光了，所以我织出来的东西也没有人买。日子就是这样重复着，但是我的内心仍然如初。每次我和孩子们有什么问题，都会跑到丈夫坟上，向他倾诉。因为无法镇定，有朋友建议我吃药，于是我开始吸大麻，但是我的手和腿都肿得厉害。真的，我不再想我丈夫或我父亲。

瓦妮塔的国家被选中做心理研究，被灌输了美国式的妄想——"共产主义"是穷人的代言人。因而，我们探究和平心理学的含义很有必要。如果瓦妮塔的治疗师对心理学的道德输出与潜在帝国建造之间的"勾结"不敏感的话，结果又会如何呢？

对于我们而言，回避反思心理学实践中的道德以及神学是一件很危险的事情，因反思乃是基督徒心理学家的职业要求。因此，我们愿意讨论心理学与美国政治联合的黑暗面。保守的美国基督徒内心对其政府有深层的道德矛盾，既惧怕被政治目的推动的世俗文化，却又同时以高调的爱国者姿态为那些在伊拉克等国进行的所谓反恐战争提供支持。由于我们受美国政治思潮文化的全面熏陶，我们缺乏一种独立的语言来谈论出口民主自由主义可能带来的负面影响①。在我们看来，解决这个问题的唯一基础在于找出那些能够提供批判性见解的论述。也许政治科学、经济学、哲学以及神学能够更好地批评心理学的文化入侵现象（psychological enculturation）。通过结合这些学科的洞察力，我们也许能够探索被文化入侵的心理学本质及其对全球的实际作用。

折磨和审讯

心理学和帝国的"勾结"现象在当代之严重和突出，在历史上

①　Walter Russell Mead, "God's Country?" *Foreign Affairs*, October 16, 2006, 85. http://www.foreignaffairs.org/20060901faessay85504/walter – russell – mead/god – s – country. html (accessed October 16, 2006).

都绝无仅有。① 世界上多数国家都同意日内瓦公约处置战犯的方式。但是，美国前任总统布什的"反恐战争"似乎违反了这些公约，虽说表面上反恐战争不同于传统的战争。根据日内瓦公约对战犯权利的规定，最高法院在哈丹 v. 拉姆斯菲尔德（Hamdan v. Rumsfeld）的表决结果为 5 : 3（2006 年 6 月）②，不允许布什政府在关塔那摩设立特别军事法庭。但是，军事法庭法（The Military Commissions Act）得到国会双方的通过，给予布什权力，可以不起诉就关押嫌疑人。

2001 年 12 月 15 日，卡塔尔半岛电视台（Al Jazeera）的摄影师萨米·阿勒 - 哈吉（Sami Al - Haj）在去阿富汗的路上被视为"敌方战士"（enemy combatant）遭到美军逮捕，被关押在关塔那摩。作为第 345 号囚犯，他遭受了长达 6 年之久的关押。其间，他得到英国人权律师克里夫·斯达弗·史密斯（Clive Stafford Smith）的帮助，从而作为唯一受关押的记者，得到了国际关注。无国界记者协会（Reporters Without Borders）反复表达对阿勒 - 哈吉受囚一事的关注，并为他的释放请愿③。2007 年 7 月 1 日，萨米·阿勒 - 哈吉开始绝食示威。2008 年 5 月 1 日，他最终得到释放。两个月后他在一次采访中陈述了如下内容④。心理学

---

① 我们很感谢 Adam Ghali 在研究上的帮助。Ghali 是福勒神学院心理学研究所的一位博士生。See Adam Ghali, "The Ethics of Interrogation", a poster presented at the Christian Association for Psychological Studies, Phoenix, April 5, 2008.

② www. supremecourtus. gov/opinions/05 pdf/05 – 184 pdf（accessed June 20,2008）.

③ "Call for Sami Al – Haj's release from Guantanamo after lawyer provides new information. "April 19, 2006. http：//www. rsf. org/article. php3？ id _ article = 17217（accessed August 25, 2008）.

④ Silvia Cattori, "Sami Al Haj, Al Jazeera journalist, tells his story. "Interview with Silvia Cattori, http：//www. silviacattori. net/article491. html（accessed August 25, 2008）. 2009 年 4 月 16 日，美国总统巴拉克·奥巴马公开了 4 份曾属于安全级别限制的备忘录。备忘录详述了布什政府认为可以接受的刑讯过程。(http：//www. aclu. org/safefree/general/olc_ memos. html) 备忘录的对象是中央情报局总顾问 John A. Rizzo，备忘录来自法律顾问总检察署办公室 John Bybee 或者 Steve Bradbury。备忘录证明了 Al – Haj 报告的真实性。心理学家在刑讯中扮演了重要角色，为刑讯手段提供正当理由，设计刑讯方式，并且监控刑讯执行。

家直接牵涉在此事件中。

　　我去了日内瓦，这个联合国之城以及自由之城，希望法律能够得到尊重；希望能够关闭关塔那摩监狱以及其他秘密监狱；希望这种非法情况能结束……

　　当然，重获自由让我无比雀跃。我和家人，我的妻儿团聚。我儿子已经有六年半没有见过我，他上学的时候我都不在他身旁。他一直等我，他对我说："爸爸，我一直都在想你！我之前难过极了，特别是当我看到同学跟他们的父亲在一起，或当他们问我你在哪里的时候。我不知道怎么回答，所以我让妈妈开车送我去学校，因为我不想他们一直问我这个问题。"

　　我告诉儿子："现在我可以送你去上学，但是你要明白，我必须传递一个信息：维护正义。我要为人权而战斗，为那些失去自由的人而斗争。我不想孤军奋战。当人类尊严受到攻击时，会有成千上万的人联合起来反抗。不要忘了我们为和平而战，保卫被侵占的权利，为你创造更美好的未来。也许某一天我们能够实现这个理想，然后我就能够和你待在一起，陪你上学……"

　　2001年，我离开妻儿，去拍摄美国对阿富汗的战争。我知道在炸弹袭击中死亡随处可见，我完全知道那里风险重重。每一位记者都知道自己肩负的使命，必须随时准备牺牲自己，用影片与稿件去见证所发生的事件，帮助人们意识到战争带来的只有无辜的死亡、毁灭和灾难。我就是在这个信仰的基础上和我的同事前往处于战乱的国家……

　　（我经历了）身体和精神上的各样折磨。由于所有的被关押者都是穆斯林，监狱管理用各种与宗教有关的骚扰和羞辱手段对待囚犯。我亲眼见到士兵们撕碎可兰经，扔进厕所里。我看到，在审问过程中，他们坐在可兰经上，直到犯人回答问题。他们侮辱我们的家庭和信仰。他们嘲弄我们，假装跟我们的上帝通电话，要求上帝来拯救我们。2005 年，监狱唯一的伊斯兰教领袖因为拒绝对外界表示该监狱尊重宗教自由而受到与战犯合谋的指控，被遣送别处。

我们遭到殴打，忍受种族歧视的侮辱。他们把我们关进零度以下的冷冻房，一天只让我们吃一顿凉饭，还把我们的手绑着吊起来，不让我们睡觉，每一次我们要睡着的时候，他们就会打我们的头。他们给我们播放最恐怖血腥的拷问录像，并让我们看那些被刑讯的人的照片——死亡、肿大的身体、满身污血。他们不停地威胁我们，说要把我们转移到其他地方，或者进行更多的折磨。他们用冷水泼我们，强迫我们对美国国歌敬军礼，逼我们穿妇女的衣服，逼我们看色情图像。他们用强暴威胁我们，剥光我们的衣服，让我们模仿驴子走，给我们下达各种指令，让我们连续做 500 个起立与下蹲。他们羞辱那些被关押的人，用以色列国旗和美国国旗把这些人裹起来，用这种方式告诉我们自己被囚是基于宗教战争。

有一位浑身肮脏，满身跳蚤的囚徒，被带出监狱接受更多的刑讯，以使其合作，最后被折磨致死，死的时候，都不知道自己在说什么，甚至连自己是谁都不清楚。

我受到了 200 多次的审问和折磨。百分之九十五的问题是关于半岛电视台的。他们想让我在半岛电视台当间谍，并提出给我和家人美国国籍，作为当间谍的报酬。我拒绝了。我不断地告诉他们我的工作是记者不是间谍，我的任务是曝光真相，为尊重人权而工作……

我们一直处在军事心理学家的监视之下。他们在那里不是为我们治疗，而是参与审讯，观察受折磨的俘虏，从而不让战俘的一丝行为躲过他们的眼睛。审讯是摩根上校（Colonel Morgan）的任务，他是精神病专家。他从 2002 年 3 月就进驻关塔那摩。从 2001 年 11 月起，他服务于巴格拉姆（Bagram）的阿富汗监狱。他给那些折磨我们的军官下达指令，研究我们的反应，然后记录每一项细节，从而能调整对每一位战俘的折磨方式。这样做给战俘带来了很严重的心理后果。

我劝告他们，医生的使命是光荣的，他们应该帮助他人而非折磨。他们回答道："我们是军人，必须服从条例条令的规定。执行长官的指示是我们的职责，不然我们就会和你一样受关押。从参军的那一刻起，我们就知道自己必须服从命令，听从指挥。"

……如果你感觉到有人在陪伴你，特别是上帝与你同在时，你就会有耐心，并且总是知道上帝比人类更强大。我必须向上帝祷告，感谢他。我必须感谢那些支持我的人。我知道即使我的一生都用来表达感激之情，我也没法感谢所有的人。现在，通过我在人权方面的工作，也许我能够做出贡献，让他人的生活更加快乐。

在此事被曝光之前，阿勒－哈吉仍被关押在监狱中。随着伊军和美军的伤亡数字在继续攀升，一场辩论爆发了，讨论的中心是心理学家在审问中的角色。美国心理协会于 2007 年 8 月在旧金山市举行了一场会议，心理学家参与反恐战争的问题被列入美国心理学会与会者的议程中。之前，即 2007 年 6 月，美国心理协会主席萨伦·布雷姆（Sharon Brehm）收到了一封公函。信件开头如下：

作为心理学家，我们很关心我们的职业与恶性审讯的关联：参与审讯那些在关塔那摩、伊拉克、阿富汗以及所谓的中央情报局（CIA）"黑点站"中以国家安全为名被捕的囚徒。因此我们写了这封信。我们的职业建立在基本的道德原则上，心理学家道德原则以及行为准则的第一条是："心理学家应竭尽所能帮助他们的治疗对象，使其不受伤害。"现在铁证如山，心理学家参与了国家安全的审问工作，严重违背了这条原则。美国国防部总检察长办公室 [Defense Office of the Inspector General (OIG)] 最近解除密级的 2006 年 8 月的一份报告——美国国防部 (DoD) 指导的虐囚调查回顾，详细描述了心理学家是如何在军队的生存、逃避、抵抗以及逃生 (Survival, Evasion Resistance, and Escape, SERE) 项目中得到指令；并在三个反恐战场（关塔那摩、阿富汗以及伊拉克），遵从美国国防部指令，将专业知识运用在虐待性的审讯技巧上的。①

之后，该信件详细叙述了 SERE 项目的心理学家是如何为行为科学咨询小组 [Behavioral Science Consultation Teams (BSCT)] 提供培训。该小组主要由心理学家组成与领导。SERE 心理学家与 BSCT 心理学家联手制定了一系列心理折磨战术，并加以规范，之后把它们应用于关塔那摩、伊拉克和阿富汗的审讯。

国防部总检察长办公室 [The Department of Defense Office of the Inspector General (OIG)] 的报告也清楚地揭示了心理学家在这些过程中扮演的重要角色：

2002 年 9 月 16 日，美国陆军特战指挥部 (Army Special Operation Command) 以及国防部联合人员救援局 (Joint Personnel Recovery Agency)（包含 SERE 的军队单位）在布拉格军事基地 (Fort Bragg) 为 JTF – 170（负责审问关塔那摩囚犯的军人）共同主持了 SERE 心理学会议。来自关塔那摩湾的军队行为科学咨询组 (The Army's Behavioral Science Consultation Team) 亦参加了会议。联合人员救援局向 JTF – 170 代表简要介绍了 SERE 学校抵抗（用于审

① Stephen Soldz, "Letter to President Brehm", http：//www. ipetitions. com/petition/BrehmLetter/ (accessed June 12, 2007).

问）培训中使用的探索技术及方法。JTF－170 代表知道他们需要熟悉 SERE 培训，并且能够判断出哪种 SERE 信息和技术可能会对关塔那摩审问有用。关塔那摩行为科学咨询小组的成员知道，如果司令部批准这些实践活动，他们则需要在为 JTF－170 制定标准的操作程序时，回顾 SERE 训练的文件和标准的操作程序。陆军特战指挥部检测了作为"SERE 心理学家能力范畴"① 的审问支持所起的角色。

在《修复》（*Tikkun*）杂志的一篇文章中，德波拉·科瑞（Deborah Kory）指出美国精神医学协会（American Psychiatric Association）以及美国医学会（American Medical Association）宣布，精神医学家运用审讯手段以任何形式参与审讯都有违于医生原则，参与者应受到制裁②。五角大楼很快做出回应，宣布要用心理学家来替代精神科医师。

2005 年，美国心理协会主席吉拉尔德·库克尔（Gerald Koocher）成立了一个有十位成员的项目组（心理学伦理与国家安全，Psychological Ethics and National Security，PENS）目的在于确定当前心理学伦理标准是否能充分衡量心理学参与国家安全相关行动中的伦理维度。心理学伦理与国家安全项目小组得出结论，当前的标准给予了充分的指导，并且补充说，在为审讯提供咨询以及信息收集方面，其与美国精神医学协会的道德标准相一致。库克尔认为心理学家处在一个独特的地位，能够保证审问程序安全且合乎道德。

但是，这个项目组的多数成员与关塔那摩以及阿布格莱布监狱

---

① Deputy Inspector General For Intelligence，"Review of DoD – Directed Investigations of Detainee Abuse"，Report No. 06 – INTEL10，August 26，2006，25. Available at：http：//www. fas. org/irp/agency/dod/abuse. pdf.

② Deborah Kory，"Psychologists Aiding and Abetting Torture"，*Tikkun*，August 31，2007，60 – 64.

（*Abu* – Ghraib）的审讯或多或少有所牵连①。而且，该报告并没有引用实际的数据或任何心理学家参与审问的案例，尽管这些案例唾手可得。L 少校（心理咨询师）一位美国心理协会成员参与了穆罕默德·阿尔 – 卡塔尼（Mohammed al – Qahtani）的审讯，并且在某方面对审讯过程进行了指导②。

写给美国心理协会主席布雷姆的信件结尾如下：

> 现在，美国心理协会应该承认自己长达数年容忍及鼓励心理学家参加审问的前提是错误的。国防部自己亦承认心理学家并没有确保安全，反而是施暴的核心成员。不过，一些心理学家在参与审讯时曾试图减少伤害，这种说法依然成立。因此，美国心理协会能否在受到一致攻击时，立即采取措施，对该组织的声誉、心理学家的伦理标准、心理学界以及这个时代人权状况所受到的伤害进行弥补，是一件十分关键的事情。

在 2007 年 8 月的美国心理协会会议上，理事会通过了如下的草案：禁止心理学家在剥夺基本人权，与健康相关的环境（如审讯）中提供服务。理事会通过了一项声明，谴责审问中为得到犯人口供所使用的十五种虐待方式。但是，心理学家仍然被准许参加审讯，仍然有三种审讯没有遭到禁止——单独禁闭、感官剥夺或刺激，以及睡眠剥夺。军队心理学家拉瑞·詹姆斯（Larry James）在心理协会会议上发言指出："如果我们将心理学家撤出关塔那摩，就会有无辜死亡发

---

① Brad Olson, Stephen Soldz and Martha Davis, "The Ethics of Interrogation and The American Psychological Association: A Critique of Policy and Process", *Philosophy, Ethics, and Humanities in Medicine* (2008), 3. http://www. peh – med. com/content/3/1/3 (accessed February 19, 2008).

② Ibid. .

生。"代表理事会因而同意了心理学家参加并监控审讯①。

尽管如此,当心理学家参加审讯,以非医护人员的身份出现在一种人权被侵犯的情境下,他们带来的伤害也许多于他们给予的帮助。那些表面上保护囚犯利益的心理学家的出现也许会让一个违背人权的程序合法化②。此外,由心理学家监控的审讯还可能延长时间,让犯人遭受更多的折磨。同时,将来当囚犯与某一位心理治疗师一起工作时,由于该治疗师的同事曾参与对其审讯,他会因治疗师与其同事的关系而产生深深的认识误区和不信任,从而削弱他未来康复的可能性。

有心理学家在场,使不符合日内瓦条约的审讯过程合法化③。美国心理协会想当然地认为心理学家应该服务于国家安全。而我们坚决认为心理学家应该被完全禁止直接参与任何审讯。参与审讯违背了当前心理学家"不造成伤害"的道德准则。回顾心理学伦理与国家安全项目的报告,奥尔松(Olson)、叟尔兹(Soldz)以及戴维斯(Davis)总结道:

事实上,APA审问政策从未适当权衡虐囚的深刻国际影响及其对信任的毁灭性作用。当心理学家积极参与囚犯审讯时,虐待案例就威胁到整个行业。大众(对心理行业的)信任度的伤害亦难以评估,但这项政策多半弊大于利④。

我们满心安慰地报告,在写作之时,美国心理协会成员经过投票,

---

① Corann Okorodudu, William J. Strickland, Judith L. Van Hoorn, & Elizabeth C. Wiggins, "A Call to Action: APA's 2007 Resolution Against Torture", *Monitor on Psychology* (2007). http: //www. apa. org/monitor/nov07/calltoaction. html (accessed July 2, 2008).

② Mark Costanzo, Ellen Gerrity and M. Brinton Lykes, "Psychologists and the Use of Torture in Interrogations", *Analyses of Social Issues and Public Policy* 7 (2007): 7 – 20.

③ 参见写给美国心理协会主席 Dr. Alan E. Kazdin 的信件。作者为 Tor Levin Hofgaard,他代表了欧洲心理协会(有来自34个国家,22万名成员),目的是为在柏林同美国心理协会代表召开的会议做准备。http: //www. psysr. org/about/committees/endtorture/Nordic% 20Committee% 20 Letter% 20on% 20Torture. pdf.

④ 同上。

终于一致表决通过草案——心理学家不得在有违国际法或者美国宪法的情境下工作①。APA 当时的主席，阿兰·凯兹丁（Alan Kazdin）博士，给前总统布什致信如下：

> 我谨代表美国心理协会，致信于您及您的政府，向您告知我们协会政策的一项重大变动。我们将在发生某些不合法的拘留情况下，当被拘留者人权受到侵害时，限制心理学家的角色，比如，在古巴的关塔那摩湾海军基地以及世界其他中央情报局黑区里曾经发生过的事情。这项新政策，针对无视或者违背国际法以及美国宪法的关押，由美国心理协会成员投票通过，即将生效。
>
> 这项新政策的目的在于禁止心理学家参与有违美国宪法或者国际法（如日内瓦公约和联合国反酷刑公约）的审讯或者参与拘留点里的其他操作程序。在不合法拘留的情况下，被关押者被剥夺了基本人权以及法律保障，包括对关押的独立司法复查权。在这些拘留点的心理学家的角色就会被限制在直接为被关押人员服务或者为独立的第三方服务，以保障人权或者为军人提供治疗。
>
> 在您的任期中，有很多关于酷刑、残暴、非人道或者辱虐囚徒的报告。因此，美国心理协会强烈建议您及您的政府保障被美国政府关押在这些拘留中心的个体的生理和心理福利，调查他们所受待遇，从而确保最高道德标准得到维护。我们进一步建议您，颁布法令，制定程序，确保这些在押犯能得到独立的司法审查，并给予关押人员日内瓦公约以及联合国反酷刑公约保障的所有权利②。

---

① APA Public Affairs, "APA Members Approve Petition Resolution on Detainee Settings", September 17, 2008. http：//www. apa. org/releases/petition0908. html.

② http：//www. apa. org/releases/kazdin－to－bush1008. pdf（accessed October 2, 2008）（italics original）.

看来历史中黑暗的一页已经翻过去了，希望我们牢记深刻的教训。

美国临床医生也许会对心理学家在卡麦洛特项目中与政治界合谋这项回顾不以为然，将其视为轻度的被害妄想，他们指出美国对阿富汗或者伊拉克的军事行动背后没有明显的卡麦洛特项目在起作用，审讯是保证国家安全必不可少的部分。也可以说我们的批判有潜在的危险性，因为它削弱了美国外交政策的民意支持。有些心理学家也许会坚持认为这些议题很遥远，甚至与国内较急迫的问题（卫生保健管理问题，或在资源有限的情况下为当事人提供咨询等问题）毫不相关。他们也许会说，无论是在医院的门诊部、教会的咨询中心，还是在科罗拉多温泉市（Colorado Springs）的宗教机构，心理学首先是关于独立的人而不是政治。但是，为了每一个"瓦妮塔"和日内瓦公约里的政治犯人，我们有道义上的责任去思考美国扩张主义和心理学家参与审讯对心理学以及地缘政治产生的影响。

本土文化的弃置

军方与心理学顾问的勾结可以产生暴力，但是倾销心理学知识亦可视为无形的文化暴力。我们担心，不加批判地出口带有美国文化印记的心理学会使当地传统被弃置，以迎合心理学的普世性。美国心理学家根本无法以中立的价值观来从事心理干预，而是使用深具伦理意味的论述取代独特性（传统），提倡自己对人类福祉的概括性看法。美国心理学与异国本土文化心理干预接触最佳的可能结果是，治疗对象能承受一定程度的文化适应，健康得到改善。最糟糕的结果是给治疗对象带来直接的暴力。肯尼斯·葛根（Kenneth Gergen）、艾登·古勒斯（Ayden Gulerce）、安德鲁·洛克（Andrew Lock）以及米斯拉（Girishwar Misra）都指出，当严谨的科学心理学家就人格、记忆或知觉提出一个普遍性理论时，文化就成为被边缘

化的一个变量。相对地，葛根及其同事认为我们需要心理学更加注
重特定性（particular），关注文化①。这种对当地传统文化的强调
"能够通过当地文化特有的价值、信仰以及动机来评估其健康、环
境、工业发展等问题②"。

美国心理学在发展中国家的应用引发了一个基本议题——该学科植
入其文化的程度。葛根及其同事评论如下：

> 对我们而言，没有什么比心理学传统里的主客体二分法倒置
> 更具戏剧性的反思与批判了。与其给心理学家作为视察文化客体
> 的主体性特权，不如将文化置于先锋的位置才更具解放力。让我
> 们从自身的文化出发，去仔细检验心理学。这样，我们就可以
> 问：心理科学本身在哪种程度上是文化的表征？其影响如何？从
> 这个方向开始，我们立即能清楚看出科学在很大程度上是西方文
> 化传统在历史进程某一个特殊点的副产品。比如知识本质的假
> 设、客观性的特征、知识产生过程中的价值观以及语言表现的本
> 质，都承载着独特的文化印记③。

非西方心理学家质问，是否一定要有一个普适性的心理科学概
念，是否所有的文化都应该努力赶上美国的心理学实践④？他们感到

---

① Kenneth Gergen, Aydan Gulerce, Andrew Lock, and Girishwar Misra, "Psychological Science in Cultural Context", *American Psychologist* 51（1996）：496 – 503. 关键在于，文化的涉及对科学研究心理问题的合法性而言至关重要。我们致力于有科学信度的心理学，强调与当地传统的对话。

② Ibid. , 496.

③ Ibid. , 497.

④ 参见 Adrian C. Brock, *Internationalizing the History of Psychology*（New York：New York University Press, 2006）；Uichol Kim and John Berry, *Indigenous Psychologies：Research and Experience in Cultural Context*（Newbury Park, CA：Sage, 1993）；*Indigenous and Cultural Psychology：Understanding People in Context*, ed. Uichol Kim, Kuo – shu Yang, and Kwang – kuo Hwang（New York：Springer, 2006）.

担心的是这样一个事实：他们的期刊似乎与美国心理学刊物就关注的问题及所使用的方法论范式相差甚小。这些思想家指出，当美国心理学进口到他们的国家后，当地的心理学就会被取而代之。古勒斯指出：

> 当心理学专门术语被翻译为土耳其语时，当地的语言失去了其丰富的含义与复杂的社会功能。直至最近，这些技术背后的西方模式或理论的有效性才受到了挑战；一个新的替换过程才得以开始①。

米斯拉、洛克和古勒斯指出，在他们各自的国家中（印度、新西兰，以及土耳其）心理学学科主要实践了西方传统。研究课题以及理论框架大部分都是借用附加了自由民主的美国心理学模式。米斯拉沉痛地指出：

> 印度的殖民状况导致那些原来在印度人生活中占中心地位的知识与文化传统被大面积地忽视与回避。学术界对自己的文化遗产敬而远之，并报以怀疑的态度。殖民入侵是如此的强大，不仅西方观念不加批判地受到欢迎，本土概念亦在学术讨论中不得其门而入。正因为该学科是模仿而来的，它的发展总是要比其原产国慢一拍②。

在许多非西方国家，心理学学科似乎完全在欧美传统下实践。对本土文化的独特性认识的失败导致弱势心理学家去模仿美国的心理学研究模式。昌德拉·默罕迪（Chandra Mohanty）把印度心

---

① Gergen, "Psychological Science", 501.
② Ibid. , 497.

理学家对西方心理学的复制称为"学唱洋基进行曲"① （Yankee Doodling）。

　　如果美国心理学担负着建造帝国的使命出口到别国，那么我们所面临的就是一个道德的三岔路口。一方面，我们作为临床医师也许可以从文化背景去解释人类行为，使他们对自己受文化约束的行为敏感起来，鼓励他们解放不必要的束缚。另一方面，我们的工作也可能用一种普世化的方式弃置本土心理。消费主导社会（美国）中的资本主义假设以及民主普世性的霸权都被输出给其他国家。在一些地方，这些价值观产品受到了热烈的欢迎。但在其他地方，例如在基地组织指挥下，则会滋生出反西方情绪。

　　每当自由民主的语言弃置本土观念时，去考虑当地何种心理学正受到威胁就有其指导性意义。米斯拉注意到处于自己印度背景下的心理学在某种程度上根源于印度人民的宗教意识情感，已经存在了好几个世纪，包括：

　　　　……一种全然有机的世界观，所有生命形式的联系及秩序，人的社会构成本质、生命中非线性的成长与继承，互通性的行为，人类时间性及非时间性的存在，时空中处境化的行为，对永生的追寻，对自我约束的愿望，人类经历的短暂性本质，分配的而非个人化的掌控，以及对多元世界的信念（物质与精神）②。

　　同样，古勒斯在土耳其的本土心理学研究中亦找到了独特的伊斯兰

----

①　Chandra T. Mohanty, "Under Western Eyes: Feminist Scholarship and Colonial Discourses", *Feminist Review* 30 （1988）: 65 - 88. See also Thomas Teo, *The Critique of Psychology: From Kant to Postcolonial Theory* （New York: Springer, 2005）. *Yankee Doodle Dandy* 是美国独立战争时期的民间歌曲，后来代指美国主流文化，用来形容印度心理学者模仿西方心理学，犹如印度人模仿美国人唱洋基歌，但是其实是东施效颦的效果。——译者

②　Gergen, "Psychological Science", 498.

印记。特别是在农村中，人们表现出

　　既有向独立个人主义的发展也有群体主义的联合，这两者同时共存不仅和西方理论相抵触，亦和有关人类发展的古典假设，例如单向性、直线性、普世性、等级制以及前进性的秩序等等，相抵触。而且，其他依赖理性的、物质的、实用的、功能性的、以自我为中心的以及人类自足的理论假设都无法用来完全理解土耳其人的行为。因此我们需要一种主导模式，能够为非理性的、灵性的、利他的、保守的、以他人为中心的、社区导向的及相互依赖的人类保留空间①。

　　我们试图例证充斥着自由民主托词的美国心理学有可能弃置本土心理学。我们曾沉浸在一种信念里，认为现代普世性是有利的，我们的中立带来了经济的进步，正如"二战"后消费主义经济所证实的那样。这是对美国宪法下的西方哲学普世基础的一项见证。十分讽刺的是，西方普世性最先被提出是为了避免在崛起的新世界中压制当地文化的独特性；然而我们所主张的同样的传统却由于美国心理学的泛滥而受到威胁。为了理解普世性和特定性之间的紧张关系，我们现在转而考虑普世性基础的哲学根据，探索语言如何限制了不同特定性间的对话，以及在巴别塔故事中上帝对多元化的呼吁。

心理学的普世性

　　如果心理学要对本土心理学敏感的话，那么仅靠普世性的知

---

　　①　Gergen, "Psychological Science", 501.

识是不够的①。普世主义尚未明白，政治统一是通过对话（而非假设的一体化）来创建的，并且只有彻底明白彼此的差异后才能发生②。

在治疗环境中，来访者（client）要接触到医师的语言。现代化的普世性假定了医师与来访者拥有同等的能力，能理性地定义问题，并找出解决方案。葛根却指出其困难在于，诞生在普世性观念中的看似中立的心理治疗语言，实际上具有极大的影响力，以至于会替代来访者（client）自己的观念传统。在这个交流中，语言的首要地位无论怎样被强调都不过分。来访者正是通过治疗师的语言习得疾病与医治的意义。因而，心理治疗带来正面变化的可能性取决于定义治疗关系的语言类别。在接下来的篇章中，我们会证明"和平心理学"很重要的一步是承认语言来源于语言社区。瓦妮塔表达的语言首先被她的邻里、大家庭以及村里的人所塑造。她的回忆广泛反映了这些语境，为她的经验提供了诠释的框架。

我们认为，在历史上反映心理学的普世性基础从而引发的道德结果是愿意承认国内外语言的完全独特性。我们不否认，说英语的治疗专家能经常与不同种族群体的当事人进行交流，而且交流还似乎颇有效果。但是，很容易忽略的是诸如"自我"这样的特定临床词汇的不同含义取决于由谁加以解释，是讲自由民主语言的男性治疗师，还

---

① 我们知道，我们对普世性的批判态度也许会被批评为支持相对主义。这并非我们本意。我们并没有支持用相对心理学来回应西方普世。相反，我们的目的是通过对传统敏感的方式修正现代心理学的课题。See Alasdair MacIntyre, *Three Rival Versions of Moral Inquiry*: *Encyclopedia*, *Genealogy*, *and Tradition* (Notre Dame, IN: University of Notre Dame Press, 1990).

② See John Howard Yoder, "But We Do See Jesus: The Particularity of Jesus and the U-niversality of Truth" in *The Priestly Kingdom*: *Social Ethics as Gospel* (Notre Dame, IN: Uni-versity of Notre Dame Press, 1984, 46 – 62); Jonathan Sacks, *The Dignity of Difference*: *How to Avoid the Clash of Civilizations* (London; New York: Continuum, 2002). 与政治理论中的普世性不同，Sheldon Wolin 强调了本土主义。Sheldon S. Wolin, *Politics and Vision*: *Continuity and Innovation in Western Political Thought* (Princeton, NJ: Woodstock: Princeton University Press, 2006).

是身为当事人的美国新移民中国妇女。越来越多的心理学实证文献皆
支持这种对普世性细致的评论，它们指出本土日本人相对于已适应北
美文化的日本人（母语为英语）来说，其"自我"是以不同的概念存
在①。在远东，"自我"具有更少的自主性或者个体性，这反映在日
语日常语言的建构上。关于"自我"的词汇很少，更多的是反映对
家庭、社会、文化的集体制义务。当说双语的美籍华人在表达抑郁的
情感时，情况更是如此②。我们担心，那些认为"自我"在语言学上
只有单一理解方式的美国心理学家，已经开始对当事人进行潜移默化
的强加过程。

帝国对比：巴别塔与罗马

我们已经检查了帝国思维与心理学创造精神勾结在一起的几种方
式，它们的共谋尤其体现在军事项目以及心理学意识形态的出口上。
基督徒心理学家对此能做出什么回应？圣经提及过帝国的问题吗？答
案是肯定的，我们在巴别塔的故事中，以及在保罗写给罗马的信中，
还有腓立比基督徒对崇拜凯撒的看法中都读到了有关帝国的问题。我
们并不认为巴别塔（通天塔）的语言搅乱是一个诅咒，反之，语言
的丰富和多样化是一种恩赐③。认为所有人都该说同一种语言的假设

---

① Steven Heine, Shinobu Kitayama, and Darrin R. Lehman, "Cultural Differences in Self – Evaluation: Japanese Readily Accept Negative Self – Relevant Information", *Journal of Cross – Cultural Psychology* 32 (2001): 434 – 443. See also Anand C. Paranjpe, *Self and Identity in Modern Psychology and Indian Thought* (New York: Kluwer Academic Pub., 2002), and Virgilio Enriquez, *From Colonial to Liberation Psychology: The Philippine Experience* (Manila: De La Salle University Press, 1994).

② See Sing – Kiat Ting, "Effect of Language and Culture on Bilingual Chinese Verbal Expression of Self and Depressive Emotions" (PhD. dissertation, Fuller Graduate School of Psychology, 2006).

③ 本节得到出版商同意进行修改使用。Alvin Dueck, "Babel, Shibboleths, Esperanto and Pentecost: Can We Talk?" *Journal of Psychology and Christianity* 21 (2002): 72 – 80.

反映了巴比伦的自大；而近年来的帝国普世性宣言与此相似。但是巴别塔的记载遵循了已实现的来世说，是一种已经显现却还未完全实现的存在。正是由于巴别塔的缘故，上帝所做工作的更宏大目标变得明显。巴别塔预知了使徒行传中关于五旬节的记载，透过耶稣的和解工作，一个千差万别的群体能够用自己的方言来交谈并互相理解。纵使彼此间存在许多不同，大家都能彼此充分认识。当我们想到五旬节，就会发现巴别塔叙述里人类的多样化是有意的安排，是基督未来国度的预示。

一般来说，巴别塔故事中的人类多样性被解释为上帝对人类傲慢的判决，结果导致了种族的多样性，以及纷争不断。2000 年 2 月 2 日，在前总统布什对鲍勃琼斯大学（Bob Jones University）简短但有争议的访问中就出现了此类对《创世记》文本约定俗成的理解。在那次访问中，我们发现，该大学信奉种族分离以及反对跨种族约会是基于对巴别塔中语言与种族变乱的担心①。在这个观点中，种族和语言差异是对傲慢的古巴比伦建筑师的惩罚（《创世记》11）。因为企图凭借语言连接天与地，人类受到诅咒，因而产生了多种语言和文化。

这个解释反映了一般美国保守派对巴别塔事件的宗教性理解。但是奇怪的是，该理解与历史上基督教的神学观点完全没有联系。在不同的神学阐释者中，约瑟夫②（Josephus）和约翰·加尔文③（John Calvin）提倡用一种不同的、更积极的观点来看待多元化（diversity）。他们认为，建造巴别塔者的罪恶是召集人们到一个中心地点来对抗上帝的目

---

① Glen Johnson, "For Bush, 'Bob Jones' May Spell T – R – O – U – B – L – E", *Black Issues in Higher Education*, March 16, 2000. http: //findarticles. com/p/articles/ mi _ m0DXK/is_ 2_ 17/ai_ 61573625.

② Bernard Anderson, "The Babel Story: Paradigm of Human Unity and Diversity", in *Ethnicity*, ed. A. Greeley and G. Baum (New York: Seabury, 1977), 63 – 70.

③ John Levison and Priscilla Levison – Pope, *Return of Babel*: *Global Perspectives on the Bible* (Louisville, KY: Westminster Press, 1999).

的——人类应该繁衍，充满地球，并统管土地。巴别塔的故事内容应从
《创世记》第 10 章读起，那里已经假设了不同国家间的分布。因此，
语言和种族的多样化本身并不是罪恶。相反，巴别塔的故事暗示了因失
散而失掉身份的担忧，以及沦落为烦躁、无根的流浪者的隐忧。巴比伦
帝国的解决方案意味着人们可以团结在一个单独的语言以及种族安全的
范围内。帝国的痕迹是毋庸置疑的。米若斯拉夫·沃尔夫（Miroslav
Volf）认为，巴别塔可能成为

　　　充满普世性特征的，一个集中了的政治、经济以及宗教体系的
　　柱子……如果上帝不赞同，那是因为所有的帝国方案存在固有的暴
　　力性质以及无神性（《耶利米书》50－51；《启示录》18），尽管他
　　们有自立为法的公正和虔诚。为了寻求联合，帝国建筑师压制那些
　　无法统归于单一宏愿下的差异性；他们抹杀掉平民百姓与那些小国
　　的名字，企图壮大自己的名声①。

　　语言与文化的丰腴并不是一位嫉妒的上帝的复仇。事实上，多元化
是上帝计划的一部分，这在造物次序中显而易见。加尔文在评价此段内
容时指出：人类已经广泛分布，而这不应该被看作一种惩罚，而应被看
作上帝的仁爱和恩惠②。
　　上帝并没有反对种族或语言的多元化，而是反对巴比伦帝国企图将
人类普遍化（同一化）。因而，人类得到祝福，被分散开来，其独特的
文化也得以增强。人类散布各地是耶和华的礼物③。雅克·德里达
（Jacques Derrida）认为在巴别塔的故事中上帝对"殖民暴力"的回应

①　Miroslav Volf, *Exclusion and Embrace: A Theological Exploration of Identity, Otherness, and Reconciliation* (Nashville: Abingdon Press, 1996), 226.

②　John Calvin, *Commentaries on the Book of Genesis*, trans. John King (Grand Rapids, MI: Eerdmans, 1948), 332.

③　Walter Brueggeman, *Genesis* (Atlanta: John Knox Press, 1982), 98.

是将其解构①。最终，多样性的方言让一致性以及翻译成为不可能②。因此巴别塔仍然是一个未能完成的工程，等待圣灵通过耶稣的身体为人类带来和解与治愈，最终完全恢复关系。

保罗与罗马帝国

保罗书的第二部分根据那一时期人们对帝王的崇拜情况，回答了关于帝权的问题。在当时对凯撒狂热崇拜的背景下，保罗致信给罗马帝国统治下的教会。对保罗的使命的最基本的了解，在于他对笼罩罗马帝国的"君权神授"迷信的强烈反对。在这个迷信之下，人们相信神圣的皇帝维持各神灵间的和平（pax deorum），掌管被统治者。罗马帝国在雕像和银币上都宣称正义与和平来自他们的君王。他的美德（和谐、民主、正义等）应该被尊崇与效仿，这样人民才能受到庇佑。凯撒和保罗都将宗教与政治混同，但两者混合的本质却不一样。对他们而言，宗教都不仅仅是信仰，它还包括祭祀、祈祷以及奉献祭物等实践活动。

在保罗写给罗马教会的信中，我们能读出一个政治宣言，由上帝的福音开场（《罗马书》1：3 - 4），以耶稣降临所以"万邦也能够赞颂上帝的慈爱"为结束（《罗马书》15：9）。对保罗而言，"福音"（eu-anggelion）包含了犹太的和罗马的政治含义。保罗声称的福音即"耶稣就是王"，这跟帝王宣称的和平（例如，"福祉"）有根本性的不同；帝王的福音是不停地宣告胜利、皇子的诞生或者个人的成就③。保罗使用了帝权对福音的语言，却用基督教内容来取代。罗马帝国政治正义（dikaiosune）的中心论点，在保罗看来，是主耶稣的正义与公平。具有

---

① Quoted in Volf, *Exclusion and Embrace*, 227.

② 有关与本篇的不同观点，请参见 Theodore Hiebert，"The Tower of Babel and the Origin of the World's Cultures"，*Journal of Biblical Literature* 126（2007）：29 - 58。

③ Graham Stanton，*Jesus and Gospel*（Cambridge University Press, 2004），51.

救赎意义的不是对君王效忠而是对主耶稣忠诚。帝王所宣称与要求的和平在保罗看来当来自主耶稣（《罗马书》14：17）。毕竟，"因为上帝的国度不在于饮食，而在于圣灵所赐的公义与和平"（《罗马书》14：17）。约翰·图什（John E. Toews）说道：

> 每一个字眼，既饱含着基督教神学的意义，也满载了政治含义——福音、上帝之子、主、权利、荣耀、仁慈与国家之间的信实（或忠实）、治国、国家的希望、信心、圣父、救赎以及正义。一般这些词汇所指的对象是帝王尼禄·奥古斯都（Nero Augustus）。保罗毫不迟疑地宣称罗马人彻彻底底误解了这些词汇，而犹太人的上帝与救主耶稣才是这些词语的所指称的①。

对帝王的尊称是"*isa theo*"，意即"等同上帝"。形成鲜明对比的是基督徒眼中的君王耶稣却取了奴仆的形象。（《腓立比书》2：6–7）

保罗当时这样辩论其实就等于犯了叛国罪。他的和平是对罗马统治下的和平的挑战，是颠覆性的福音②。罗马学者雅各布·陶贝斯（Jacob Taubes）说这封信"是在政治上对凯撒下的战书③"。保罗先后四次入狱，最后死于罗马帝国手中，这一点并不奇怪。毕竟，正是使徒保罗对帝国政治和宗教的冒犯导致了他的殉道。罗马的克莱门特告诉哥林多教会（在保罗写罗马书 50 年后），使徒保罗殉道是因为他宣讲了一种不同的正义。（《克莱门特前书》5：7）

---

① John E. Toews, "The Politics of Romans", Address given at the Edmund Janzen Lectureship, Fresno, CA, March 27, 2008, 4. See also John E. Toews, *Romans*, *Believers Church Bible Commentary* (Scottdale, PA: Herald Press, 2004).

② N. T. Wright, "Paul's Gospel and Caesar's Empire", in Richard Horsley, *Paul and Politics*: *Ekklesia*, *Israel*, *Imperium*, *Interpretation*: *Essays in Honor of Krister Stendahl* (Harrisburg, PA: Trinity Press International, 2000), 164 – 165.

③ Jacob Taubes, *The Political Theology of Paul* (Stanford, CA: Stanford University Press, 2004), 16.

对于帝国而言，教会的出现就是耶稣肉身的政治性存在。教会是对帝国霸权思想的一种威胁，因为它宣告另一种忠诚的存在，并且在生活中进行实践，不单靠投票的群众组织。教会可以是帝国中的一种另类社会。图什（Toews）说道：

保罗的所有信件都是政治传单。他写信召集弥赛亚耶稣的信徒。信件目的就是要培养以信奉救世主耶稣的福音为中心的、团结的另类社区。因而，他们提议建神学院，划界线，创建组织小型家庭教会，劝诫人们形成正当的关系及行为模式，同时禁止不当的关系和行为。他们提出完善的政治宣言，目的是在罗马帝国的主要城市中心建造并且培养另类社区。将一群不同社会政治背景的人组织成统合的社区，的确可被视为一种政治活动。在罗马帝国的首都组织这些信众加入另类社区，去崇拜一位被钉在十字架上的犹太人，宣称一位有别于凯撒的君主、正义与和平，这是地地道道的叛乱活动①。

当保罗劝告腓立比人成为天国的公民，这就是一个政治宣言，因为腓立比人是罗马前哨的居民。他写道："然而，我们的国籍在天上"（《腓立比书》3：20）。莱特（N. T. Wright）评论如下：

如果说保罗对凯撒帝国的回答是耶稣的国，那么这个新的国度和其中的生活又是如何？这显示了一个高超且强大的教会学，其中尊耶稣为主的妇女、男子、幼童等分散四处共同形成了帝国殖民地的前哨，即：叛乱凯撒的小群体，但是从犹太人的观点看来，这是一个先兆，预表大地将充满亚伯拉罕的上帝之荣耀，所有的外邦将同以色列人一起赞颂主（《罗马书》15：7－13）。因

---

① Toews, "Politics of Paul", 24.

此，从这个观点来看，反抗帝国绝不是简单的批判或违逆，它宣告的是一个真实的国度。凯撒的帝国不过是对这个真实国度的拙劣模仿。它宣告的是建立真正的人性，尤其是公义与和平，还有跨越种族和宗教壁垒的统一，而这都是凯撒的帝国所夸耀的。如果这个宣言不会再次崩塌为二元论，不会沦为对个人愿望与价值观的压制，那么毫无疑问会出现一个大幅的重叠。"远离邪恶，谨守美善"——这里既会有肯定也会有拒绝，既有合作亦有批评。合作而不妥协，批评而不陷入二元论——这是跟随耶稣的反抗帝国者所要学着去行的窄路①。

我们为基督徒心理师提出两个建议：拥有教会的身份，并在合适的时候，进行颠覆性的临床实践。基督徒心理学家在他/她的工作中代表了这个另类社区②。个人身份受到社区成员的塑造，遵行耶稣是主的宣言③。"天上国民"的身份排除了他们对个人主义以及专业主义的偶像崇拜。这种身份也奠定了基督徒在心理卫生领域工作的本质是具有政治意义的④。

保罗所传的耶稣的福音与他当时文化里的福音截然不同。那么治疗师所相信的福音是否仅仅折射他所在的文化大环境，还是也应该有所不同？有时候，分辨现代主义的心理治疗模式与基督教取向的疗愈之间的差异极为不易⑤。基督教心理治疗取向可能表面看来温柔平顺，然而基督教心理治疗师的实际工作极有可能具有颠覆帝权的作用——因为治疗师所帮助的，正是帝权所压迫的异己、妇女和无助的人。罗拉·布朗

①　Wright, "Paul and Caesar", 182 - 183.
②　Richard Horsley, "1 Corinthians: A Case Study of Paul's Assembly as an Alternative Society", in *Paul and Empire* (Harrisburg, PA: Trinity Press International, 1997), 242 - 252.
③　See Alvin C. Dueck, *Between Jerusalem and Athens: Ethical Perspectives on Culture, Religion, and Psychotherapy* (Grand Rapids: Baker Books, 1995), chaps. 4 - 7.
④　第九章亦有讨论有关此论点的内容。
⑤　Dueck, *Between Jerusalem and Athens*, chap. 2.

（Laura Brown）提出，女权主义心理治疗是对父权社会的颠覆①。她指出：

> 女权主义心理治疗是一个真正的革命性实践；它同时改变了人类社会和生活。它颠覆父权，认为父权是对人类生命伤害的一种主要来源。这种颠覆被描述为一个过程——其中男性父权对准自身开炮，朝着革命和治愈的方向，这是一场微妙的革命，因其力量委婉低调而非正面交锋，所以对哪怕最难以克服的阻抗都有效。女权主义疗法，作为女权主义革命的一个方面，从最微小却最强大的层面颠覆父权的统治，因为它内化于治疗师及其来访者、同行和社区的生活中，并在这些生活中被表现出来②。

与本章的论点和关注点一致的是，福音颠覆了那些压迫性的计划。在这些计划里，穷人、囚徒被遗忘的弱势群体的声音被掩盖。

我们探讨了美国心理学因其文化被深度侵入而产生了与美国帝权同流合污的可能性。为了讨好西方心理学和其自由民主，本土地心理学遭到了弃置。本章指出了普世性概念之下，其实隐含着对政治和语言某种承诺。我们并没有不加批判地接受现代主义宣称的普世性或者后现代主义所号召的区别性；我们注意到，这两种相互竞争的知识模型皆回避了上帝造出多样化的人类这样重要的目标。从圣经文本的叙述来看，上帝造出多样化人类的道德标杆——借着十字架的和解与医治将给人类带来真正的和谐，这已经在悄然进行，尽管尚未实现。

我们希望以上讨论的道德含义能够支持我们所提倡的《和平心理学》。这个心理学承载着对基督的许诺，意识到治疗师和当事人有截然

---

① Laura S. Brown, *Subversive Dialogues: Theory in Feminist Therapy* (New York, NY: Basic Books, 1994).

② Ibid., 17.

不同的独特性（传统）。由于它有基督的特性，和平的心理疗法期望通过基督的和解与对当事人的医治，承受苦难。我们将在下一章转向基督徒心理师这个深具传统意义的工作。

第三章　多元文化精品店

　　我们的公民权并不取决于我们的宗教见解，正如它不取决于我们在物理学或几何学上的见解一样。

　　　　　　　——托马斯·杰斐逊《弗吉尼亚宗教自由法令》

　　我们都罩在一张无可逃避、互相依赖的网中，命运交织，休戚与共。

　　　　　　　——马丁·路德·金《从这座山继续前行》

　　从分析政治勾结到普世主义、从讨论危地马拉到巴别塔，现在让我们将时空转换到 1999 年的马萨诸塞州波士顿，这里正在举行美国心理协会［American Psychological Association（APA）］年度会议。在这里，我们本以为会出现帝国式的思维，然而意外的是，我们看到了一个独特性被彰显的特殊例子：种族以及宗教的话语在公开的场合同时被呈现。美国心理协会有超过十五万正式会员和分支机构成员，是世界上最大的心理学协会，以其对种族多样性和人类行为科学的贡献而闻名。每年的年度会议有约五千名研究员、临床治疗师和学生从世界各地蜂拥而至，当地酒店和主要会议场所都有他们三五成群的身影。这一届会议的主要发言人是杰西·杰克逊牧师（Rev. Jesse Jackson），他是著名的民权活动家，亦是已故的马丁·路德·金牧师的门生。

　　这是杰克逊牧师发言的全体会议。站在这个世俗社会的讲坛上，他暴风骤雨般激烈地谴责了临床心理学领域的歧视现象，指出美国的医疗管理体制（managed - care）打击了美国原本可供公平使用的心理健康资源。他呼吁在临床实践中公正、敏感地重塑纯正的医治和疗愈。他回顾了作为人权基础的美国民主原则，并提出治疗师有义务在实践中维护这些原则。杰克逊侃侃而谈，激情澎湃，全体听众被深深地感染，从情感上接受了他的信念，并迫切希望能将此信念应用到临床上。

　　然而，在演讲结尾的时候，杰克逊出人意料地掉转话头。他引用了《圣经》里耶稣关于迷途羔羊的比喻！是牧者耶稣自己，忠实于自己的呼召，放下九十九头羊去寻找迷失的那一头。耶稣正代表了杰克逊所呼吁的：心理学应扩大其服务边缘，帮助被压迫者。杰克逊认为，那迷失的"羊羔"也许听不到耶稣的召唤，因为它可能耳聋、罹患哮喘，饱受虐待和性别歧视，是同性恋或者贫穷不堪。心理学家的角色如同耶稣一样，需要看护这只迷失的羊羔，带它回家，克服障碍让它能获得自由。不能拥抱遭社会遗弃者这一点就反映出权力的滥用，反过来也说明心理学专业失去自己的伦理，心理治疗师丧失了内在的品格。杰克逊的演讲引起了热烈而持久的掌声。

　　为什么大会要邀请非裔宗教人士？这是美国心理协会在刻意标榜自己有文化敏感度和正确的政治态度吗？种族与宗教特性在公开的场合是否因此就有了一个新的公正位置①？如果是这样的话，拥有独特种族和宗教传统的来访者是否会被允许用自己族群的语言来表达看法，而不会被当成病态？如果在治疗中出现这些现象对治疗师来说意味着什么？

　　杰西·杰克逊将种族和宗教的多元文化引入公众视野，这给心理治

---

　　①　在会议中，其他宗教团体（美国土著居民以及夏威夷人）都受到邀请分享他们的传统，甚至让他们用宗教祈祷来为美国心理协会会议做开场。

疗带来了重大而深刻的影响。这意味着如果心理治疗师拒绝回答来访者关注的宗教问题，就可能会毁坏来访者的心理圣殿。目前流行的心理治疗训练尊崇民主自由主义的思想范式，以"客观性"为最高准则①。我们认为，自由民主必须提高对个体独特性的敏感度，无论是对于种族或是宗教问题。美国心理协会与会者对杰克逊讲演的热烈回应也许说明了，在公共事务中做所谓不受语境限制的（context - free）"自由谈话"，作为医治的媒介根本站不住脚。但是，民主自由主义的精神多半仍会渗透在临床工作中，治疗师会在治疗中不断创造这种"超然"的环境。也许我们对多元化也仅仅是口头上的奉承。

　　我们在本章中提出，历史民主自由主义是一个传统、一种意识形态。它并不比宗教传统更中立。民主自由主义将个人权利置于团体特性之上，使宗教私人化，并使用世俗的语言。由此而来的直接结果就是产生了一个公共领域，在此处只有一种共同语言可以被使用，即民主自由主义。相应地，我们赞同建立另一种公共话语空间：种族和宗教差别可以在其中得到认可和尊重。多元化的声音不见得一定招致混乱，相反，我们认为多样化可以使交流变得丰富，最终能使来访者有权在治疗中以自己的宗教语言诉说。我们的提议不是简单地建立于自由的价值观（诸如容忍、尊重和言论自由）的基础上，而是建立在五旬节的历史上——在那个特别的事件中，和谐共通的前提是耶稣与众人同在，而众人又都可以用自己的方言听到福音。

　　暂且抛开认可文化差异不谈，仅仅为了和异质文化群体妥协，他们（该种族社区）就需要有准确表达自己信念和描述自己独特性的能力以及勇气。每个人在谈话桌上必须有他自己的话语。我们期待种族和宗教既充满活力又能保持自己的完整性。我们期待一种历史根源的归属感，同时又具有能够与其他种族或者宗教群体进行和平而有意义的对话的能

---

　　①　我们承认，就心理治疗中对宗教灵性角色的抗拒似乎出现了一个解冻期。我们会在第八章直接反映这个问题。

力。当一个人清楚地感知自己的民族或者宗教身份，与他人的交流对话就可能会加深对自身身份的体认。

那么这对心理治疗的意义何在？我们坚持认为以来访者的种族和宗教世界为出发点进行治疗的治疗师不会把自己的文化强加到对方身上，他们能做到一个合格的治疗师所应做到的——以来访者为出发点。相反，正是拥护自由派公正理论为普遍（个人化）权利的治疗师将其价值观强加在不同种族或宗教的来访者身上，而不去鼓励正义感或其他的价值观，使共享意义在族群中产生出来。

说还是不说

1984 年，理查德·约翰·纽豪斯牧师（Richard John Neuhaus）说到，宗教信仰在公开场合中的声音已经被全面地封杀。

> 这是我们社会的文化危机——也是政治和法律危机：这些开放且充满活力的信仰体系和世界观，大部分都被排除在决定社会秩序的公共政治领域之外……而解决方法则来自于宗教能在更公开的场合起作用上①。

想要使特殊的声音在治疗谈话中合法化，人们就必须注意到心理治疗所处的广大政治背景。由于篇幅有限，这里不再过多分析有关在公众场合使用宗教语言的辩论，而是集中讨论公开谈论宗教信仰对心理治疗领域的影响。我们的论点也许可以简述为——对宗教在公共场合的角色基本上有两个截然相反的观点：有的人认为，在公共场合中，信仰用语及宗教反思应当合法化；而另一些人则坚称宗教是私人

---

① Richard John Neuhaus, *The Naked Public Square*: *Religion and Democracy in America* (Grand Rapids: Eerdmans, 1984).

事务。

我们认为，宗教在公共领域的角色建立在公共语言和私人语言的功能假设上。当基督徒、怀疑论者、穆斯林和犹太人在公共场合会谈，他们应该如何交流呢？如果他们只用一种大家都懂的用语，个体独特性将不复存在。尽管他们拥有丰富的种族和宗教传统背景，但是在公开场合的辩论中，这些继承的遗产反而会变成一种负担。他们甚至会被告知他们在把自己的观念强加给他人。当他们因自己的种族感到难堪时，为了能被公众接受，他们会倾向于掩饰自己的独特性。在公众领域中，人们认为宗教解释是在强求听众，于是大家也尽量避免这样做。

理查德·罗蒂（Richard Rorty）根据托马斯·杰斐逊的启蒙民主原则，提出私人信仰应该被隔离在公众话语之外[1]。罗蒂主张，由于宗教语言的辞藻阵势浩大，宗教无法在公众场合被理解。不管发言人多么雄辩地证明这样做是为了上帝的旨意，但是公众生活中也不能鼓励宗教的声音。因此，宗教被限于个人的内在空间，正如人的兴趣爱好，都是各有所爱，不受外界的审视和评论。罗蒂强调的是一个用来谈论共同兴趣的世俗公共场合，认为这对大多数人有好处。毋庸置疑，这样的公众对话具有功利性特点，其政治立场也很容易看出和美国宪法精神一脉相承。先于任何其他建议，隔离主义率先拒绝了宗教或者其他独特语言的互动能够且应该出现在公共论坛上：

　　……对应这种民主观点的是这样的一种知识论：任何政治提案的唯一衡量标准都在于它能否得到这样一些人的认可：他们对于人生的观点和意义，以及个人完善之路都拥有彻底不同的观点。对一个信念的考验有越多人的共识，那么这个信念本身来源如何就越不

---

[1]　Richard Rorty, *Philosophy and Social Hope* (London: Penguin Books, 1999).

重要①。

此外，罗蒂认为公众场合的宗教言论是阻止谈话的撒手锏。当有宗教介入公众场合时，罗蒂说："那接踵而来的沉默会让人们想说'那又怎样？'我们谈论的不是你的私事，我们谈论的是公共政治。不要用那些不相干的事情来烦我们。"② 同罗蒂的想法一样，约翰·罗尔斯（John Rawls）也认为公众场合中的宗教表达既不明智也不合适③。大概，用宗教范畴来辩论会让他人感到被强迫接受该宗教，才能对其前提下的政治观点展开辩论，因此持不同意见的人这时往往会陷入沉默。在罗尔斯看来，公众场合的辩论应该被限制在所有"讲理"的人能够理解、批判、接受或拒绝的讨论中。种族、性别、宗教信仰、健康状态、智力水平、道德观点都隐藏在罗尔斯所称的"无知的面纱"背后。结果是归纳出什么是道德上的善的观点，以及产生出正义高于善行的理由。令人担忧的是罗尔斯对"讲理"的逻辑定义。那些看起来"不讲理"的人通常沿用的是在独特传统中习得的逻辑。

自由民主化传统

在 2004 年硝烟四起的总统选举中，候选人都试图回避使用"L 开头的词"（liberal）。民主党候选人竭尽全力讨好价值观中庸的投票人，避免涉及"自由化"政策。在共和党一方，乔治·布什为了支持起他的保守派基础，将与自由倾向有些株连的"渐进论"置于一旁。显而易见，这些候选人想要回避流行的自由化概念所带来的负面政治影响，认定那些是倾向国家公敌的态度和政策。不管用何种词汇，事实是，两

---

① Richard Rorty, *Philosophy and Social Hope* (London: Penguin Books, 1999), 173.

② Ibid., 171.

③ John Rawls, *A Theory of Justice* (Cambridge: Harvard University Press, 1972); John Rawls, *The Law of Peoples* (Cambridge: Harvard University Press, 1999).

方的候选人在很大程度上都受益于"民主自由传统"。双方候选人都倾向 19 世纪的政治思想体系：认同个体的神圣、普遍的人权以及个人自由。这样的传统是否能够为少数民族或妇女增加权益，让他们蓬勃发展？这种传统在政治或者心理治疗公共领域里，是使宗教传统沉默还是使其更富生机①？

在阿拉斯戴尔·麦金太尔（Alasdair MacIntyre）尖锐的分析中，认为民主自由化主义只是传统的一种，即使该主义本身并不自觉②。

> 但最重要的事情是要记住——铸造一种社会秩序形式，从而能通过真正普世的、无传统的规范，使个体能够从传统的偶发性和特异性中解放出来——这种做法不仅曾是哲学家的工作（非重要的），亦是现代个人自由主义社会过去及现在的任务；我们坚信无传统的普世理性是该历史任务带来的一种假象。因为历史中的自由主义，由呼吁所谓共通理性原则出发，在反独裁传统进程中本身就被转化成了一种传统；该传统的连续性也被这些原则的冗长辩论所定义③。

麦金太尔总结如下：

> 自由理论并不是试图寻找一个无传统的理性观念，而是发端于历史。它也是发展中的一套社会机制和活动方式，是另一种传统。同其他传统一样，自由主义内部有自己的一套理性评价标准。同其他传统一样，自由主义有自己的一套权威语言，并对其阐释进行辩论。如其他传统一样，自由主义通过其特定的社会等级制度来表达

---

① 有关公共基督教，参见 N. T. Wright, "Kingdom Come: The Public Meaning of the Gospels", *Christian Century* June 17, 2008, 29 - 34。

② MacIntyre, *Whose Justice? Which Rationality?*

③ Ibid., 335.

自己①。

因此，自由主义是一个传统。民主自由主义的本质语言将权利赋予个体而非群体②。人权是个体权利而不是群体特权。它认同在传统之间从理性的角度是相称的部分，而非它们彻底相异的方面。正因如此，我们相信，民主自由主义削弱了种族和宗教特性。因而，对待自由社会中的种族和宗教特性就如同根据个人喜好在不同的民族食物中作出选择。在美国，独特性被视为把玩的古董。我们（美国人）没有深入探究种族和宗教群体内在的意义框架，而是佯装深沉，好比高调宣称自己欣赏唱诗班，或者装模作样在高级中餐馆里练习使用筷子。

"少盐配方"的多元化 *

在自由化的社会，我们只信奉精品店式的多元文化主义③。假定人类有一个共同的核心，每一个人在本质上是相似的，都有进行理性选择和思考的基本能力。文化不过是附注，被点缀在觥筹交错的鸡尾酒会上，高谈阔论自己的祖上或者夏日旅游计划。精品店式的多元文化主义接受穿着、饮食或者宗教崇拜的不同。但是当独特的种族或者宗教群体的神圣价值观被公开时，这种容忍就戛然而止。公开谈论人类胚胎、奴隶制、耶稣的复活或者凯撒·查韦斯（Cesar Chavez）就可以很快地被转换谈话方向。自由民主只能接受精品店式的多元文化主义，因为它忽略产生种族和宗教个体以及信

①　MacIntyre, *Whose Justice? Which Rationality?* 345.

②　Al Dueck and Kevin Reimer, "Retrieving the Virtues in Psychotherapy: Thick and Thin Discourse", *American Behavioral Scientist* 47 (2003): 427 - 441.

*　原文 Diversity Lite 使用了百威啤酒 Bud Lite 的隐喻，象征西方社会接受的多元化是经过口味软化的清淡配方，而非纯正原味。——译者注

③　该措辞来自 Stanley Fish, *The Trouble with Principle* (Cambridge: Harvard University Press, 1999), 56 - 72。

念的社区共同点。

多元化在美国是老生常谈，但是鼓励种族和宗教在公共场合繁盛却还是新鲜事。民主自由主义脚下积聚了越来越多的负面遗产。虽然我们致力于尊崇民族—宗教群体的特性，但是事实却并非如此。非裔美国人的情况在过去半个世纪有了好转，人们顺着就夸大事实，认为美国原住民（印第安人）的境遇也有改善。美国社会对少数群体的极度不信任处处可见：20世纪40年代美国日裔的被迫迁徙，对美国印第安人条约权利的出尔反尔，对非裔美国人长达几个世纪明目张胆地歧视，以及对阿拉伯裔美籍公民的猜疑。

自由主义传统中的心理治疗宣称对来访者独特的个体语言敏感，可是实际上，它一笔带过来访者自己的语言，在他们的话语之上建筑关于自由的美德和个人权利的论述。不仅如此，当少数民族和宗教的核心价值观有违民主自由主义传统所认定的政治正确时（译者注：例如，在美国，"政治正确"包括接纳同性恋以及其他个人自由），他们的语言就会被斥为病态。极具讽刺意味的是，美国心理协会推行的宗教敏感度仅在无背景的治疗目标进步时才能得到提升。我们相信，这是强加到少数民族和有宗教信仰的来访者头上的压力。

个体权与群体权

现代世界，政治自由主义用强大而有说服力的方式来维护个体权利。言论自由、包容多样性，以及隐私权等都是与个体相关的权利。团体权利又是另一回事。自由主义的出现是针对欧洲封建传统和权威所做出的反应，因而保护种族群体的完整性则不是那么重要。政教的分离带来了一个附加条款，确保宗教群体不得掌控世俗政治，然而却没有保护教会免遭世俗传统在大众教育或者心理治疗上的观念强加。按自由主义观点来说，我们没有必要保护群体权利，因为在群体中个体权利已受到了保障。我们仅需要容忍个体间的差异，而无须褒扬群体的独特性。

约翰·罗尔斯和理查德·德沃金（Richard Dworkin）的自由主义聚焦于个体权利①。罗尔斯认为在一个公正的社会中，人的自尊源于对他人平等权的认同，并非对某个种族或者宗教的归属感。威尔·金里卡（Will Kymlicka）则质疑罗尔斯如何能证明当国家没有保护种族和宗教群体的利益时，又如何能保护自身免受外来干扰②。自由主义者认为少数群体的声音会威胁到国家的统一。

当政治体制内的公民被视为权利受保护的个体，其私人生活就被局限在更狭隘的、有情感联系和仪式的集体中。照此说法，我们用连字符划分美国人的身份：非裔—美国人、亚裔—美国人、拉丁裔—美国人、犹太裔—美国人以及印第安裔—美国人。在公开场合，他们的身份在连字符的右边，但是私下里他们能够选择左边的身份。在公开场合，他们需要说同一种语言，但是在家里他们也许会用种族和宗教方言来对话。如果这些少数种族社群受到同化，其生活方式就会成为美国人。对政治自由主义而言，几乎没有损失。种族和宗教的独特性被融入到美国同质性大熔炉中。种族和宗教声音淹没在更大群体的单一声音之中，仿佛交响乐队只用一种乐器来演奏。

现代自由主义未能在多元化社会建立对种族和宗教特性真正尊重的基础。自由主义强调个人自主权，却忽略了社群环境背景，而后者才是培养人们伦理思辨能力的温床。能促使个人发展成熟的社会群体也会决定个人有效选择的范围，而这一切又取决于该社群在更广的社会层面里的地位。事实上，非裔美国人以及印第安裔美国人比美国白人拥有更大的选择范围来行使他们的自主权。自由主义观念并未

---

① Ronald Dworkin, "Liberalism", in *Public and Private Morality*, ed. Stuart Hampshire (Cambridge: Cambridge University Press, 1978), 113 – 143. Will Kymlicka, *Liberalism*, *Community and Culture* (Oxford: Clarendon Press, 1989); and *Multicultural Citizenship*: *A Liberal Theory of Minority Rights* (New York: Clarendon Press, 1995).

② Will Kymlicka, *Liberalism*, *Community and Culture* (Oxford: Clarendon Press, 1989); and *Multicultural Citizenship*: *A Liberal Theory of Minority Rights* (New York: Clarendon Press, 1995).

认真考虑过，做决策的能力要在社区情境中得到滋养，只有社区提供语言、传统、实践以及叙事，才能让某些特定的选择显得更加明智。

将美国心理协会的伦理守则与其他社会的伦理规范相比较，就会明显看出其缺乏对独特性的敏感度。吉恩·佩蒂佛（Jean Pettifor）比较了六个国家心理学界的伦理规范。她总结如下：

> 有关描述个人知情同意、保密性、职业界限以及尊重自我决定的标准与西方世界的标准没有区别。（在西方规范中）似乎鲜少认同和谐、互生、联系、社区感、尊重传统、长者智慧、宗教信仰或者对自利的否定（如，自私或者个人利益）[1]等价值观。

美国伦理准则在"社会责任"的模糊号召上显得苍白无力。国际社会工作者联盟（The International Federation of Social Workers）有两大指导原则：人权（指个人）以及社会公益（指集体的利益）[2]。加拿大的准则包括了更多对多元文化的接纳：家庭、组织以及社区。它也把道德权利延伸到多样化的群体组织中。克雷斯蒂·韦哈克（Christine Wihak）检查了加拿大心理学家伦理准则（*Canadian Code of Ethics for Psychologists*）的价值观[3]，以确认其与因纽特人（Inuit）四个基本原则的相容性："（1）为他人服务的理念，（2）达成一致的决

---

[1]　Jean Pettifor, "Respect is More Than Autonomy: Implications for International Psychology", *IUPS Global Resource CD – ROM – Edition* 2008, M. J. Stevens & D. Wedding eds. (Hove, UK: Psychology Press, forthcoming).

[2]　International Federation of Social Workers, *Ethics in Social Work Statement of Principles*, 2004. http://www.ifsw.org/en/p38000324.html#top（accessed July 6, 2008）.

[3]　Canadian Psychological Association, *Canadian Code of Ethics for Psychologists*（Ottawa: Author, 2000）, 1 – 32.

策理念，（3）获取技术与知识的理念，以及（4）合作关系的理念①。"韦哈克发现双方的明显相容性反映出了这组伦理观念深切关注如何为社区利益做出贡献。

为差异性欢呼

加拿大哲学家查尔斯·泰勒（Charles Taylor）从异大于同的重要性这个观点来阐释了以上这些议题②。他关注原住民社会以及加拿大法裔公民的生存权利问题。这种多元文化主义挑战了传统个体人权的自由理论。他认为，这牵涉了一个政治上的认同差异。个人的文化应该被看做有内在价值，是独一无二的，并有权做能使其社区繁荣昌盛的事情。泰勒敏锐地将私人与公共、个体与社会联系起来。

泰勒的论点建立在几个前提上。首先，他认为个体的价值来源于他人的认可。如果自己的少数群体身份遭到他人拒绝、忽略或者诋毁，那么个体将会把来自他人的误认内化。

理论的重点是，我们身份观念的成形基于他人认可的有无或误解。因此，如果个人或者群体从其周遭的人或者社会中得知自己的形象是受限的、贬低的或者卑劣的，那么他们就会遭受伤害与扭曲。不认可或者误解能够造成伤害与某类压迫，将人禁锢在一个虚假的、扭曲的，以及贬低的存在状态中③。

---

① Christine Wihak, "Psychologists in Nunavut: A Comparison of Principles Underlying Inuit Qujimanituqanjit and the Canadian Psychological Association Code of Ethics", *Pimatisiwin: A Journal of Aboriginal and Indigenous Community Health* 2 (2004): 29 – 40.

② Charles Taylor, "The Politics of Recognition", in *Multiculturalism: Examining the Politics of Recognition*, ed. A. Gutman (Princeton, NJ: Princeton University Press, 1994), 25 – 73.

③ Charles Taylor, "The Politics of Recognition", in *Multiculturalism: Examining the Politics of Recognition*, ed. A. Gutman (Princeton, NJ: Princeton University Press, 1994), 25.

在一个种族歧视、性别歧视、年龄歧视的资本主义社会或者世俗社会里，那些不能够适应的人会被迫接受卑微的自我形象。即使我们尊重人类的普世尊严，这类事仍会发生。肤浅认可来访者的宗教信仰背景（如脱离情境的心理治疗关系）亦同样有害。

其二，在乔治·赫伯特·米德①（George Herbert Mead）和米哈伊尔·巴赫金②（Mikhail Bakhtin）的引导下，泰勒认为人类的身份感成形于对话之中。在与对我们重要的人的对话中，人们习得自己的身份。泰勒提到，古代社会是以尊卑建立起等级制度，但是，这意味着个人的尊荣建立于那些没有身份的卑贱个体之上。为了反抗，"平等政治"便承认所有人的基本尊严以及人人平等。不过，"区别政治"则更进一步将对群体差异的认可及其生存的基本权利囊括其中。有关平等以及区别，泰勒做了一个很好的比较：

　　那么，这两种政治模式，都建构于平等尊重的概念之上，却产生了冲突。其中一方说，平等尊重原则要求我们对人之间的差异视而不见。对这种平等的需求来自一种基本的人类直觉，其焦点侧重于所有人的共性。另一方却说，我们要承认甚至促进独特性。第一种说法指责第二种说法违背了不歧视原则。而后者却责备前者否定了个人对自己身份的认知，强迫人们融入虚假的同质性，犹如套上根本不合身的均码外套。如果说这个外套是中号的——不是任何人的尺寸，这已经是相当糟了。但是对它的指控不仅如此，这套被假设为中立无区别的平等尊严政策，实际上却是某种霸权文化的反映。结果大家发现，只有那些少数群体或者受压迫的文化才会被强拉去塞进那陌生的模子里。因此，那本该是公平无区别的社会，不

---

①　George Herbert Mead, *Mind*, *Self*, *and Society* (Chicago: University of Chicago Press, 1934).

②　Mikhail Bakhtin, *Problems of Dostoyevsky's Poetics*, trans. Caryl Emerson (Minneapolis: University of Minnesota Press, 1984).

仅非人性（因为它压抑身份），还在微妙的潜意识层面带有高度歧视性[①]。

　　其三，泰勒将"实质权利"与"程序权利"区分开来。自由主义认为，对于"生命的终结"、"怎样才算幸福的生活"，人们有自己的看法（实质性的），并且不论他们如何设想自己的结局，都觉得应得到相对公平的对待（程序性的）。自由社会就生命的终结没有任何特殊的实质观点，但是却在"应该平等对待他人"这个强大的程序性要求中众志成城。不过斯坦利·费希（Stanley Fish）认为即便是程序性的作为也具有实质性质[②]。

　　如果假定人权基于普遍可应用的事物上，那么要吸收"差异性"的教条则有困难。虽然泰勒强调平等的政治，他亦担心自由主义带来了一种虚假的一致性。自康德以来，人类尊严主要来自个人能自由地确定各自的理想生活是什么。而关于理想生活的本质，自由社会却必须保持中立。它只需要确保公民之间相互公平对待。相对地，泰勒指出了住在魁北克（Quebec）加拿大法裔公民的情况：

　　　　因此，魁北克人，以及那些给予这种集体目标同等重要性的人倾向于选择一种截然不同的自由社会模式。在他们看来，社会可以根据理想生活的共同定义得到建造，但那些不认同这个定义的人却不会被贬低。美好的本质需要其得到共同的承认，这就是它作为公共政治的原因。根据这种理念，自由社会是以其对待少数群体的方式来标榜自己，包括那些对"美好"有不同定义的人；而最重要的是其给予成员权力来标榜自己的不同[③]。

---

① Taylor, "The Politics of Recognition", 43.

② Stanley Fish, *Trouble with Principle*.

③ Taylor, "The Politics of Recognition", 58.

　　泰勒希望，我们不仅为弱势群体提供支持，还要帮助他们"维持并且珍惜差异，不只是现在，且到永久。毕竟，如果我们关注身份，那么有什么比防止身份丢失这个愿望更加合理呢①?"泰勒关注的不仅是个人价值实现的潜力，还关注群体和文化的保存。在国家民族上，发展中的文化需要被赋予平等的尊重。泰勒评论如下：

　　　　"普遍尊严政治"争取一种对公民差异的"睁眼瞎"式非歧视形式；而"区别政治"则常把"无歧视"重新定义为"需要我们把这些区别作为非差别对待的基础"②。

　　泰勒提出，"区别政治"承认的不仅是文化生存与繁盛的需求，还有其价值受到认可的需求。"那些能长时间让整个社会生机蓬勃的人类文化，对全人类必定有重要的意义③。"跟随泰勒的提议，我们（作者）现在已经可以超越"精品店式的多元文化主义"。

　　我们认为"区别政治"意指个人能够在社会以及心理治疗中严肃地考虑种族和宗教身份。宗教群体就如同一个种族。这个说法在历史上和语言学上是有先例的。《新约》中的基督徒被看做是一个民族。希腊语中的人 *ethnoi* ，是我们说的"种族"的词根。种族社区拥有历史记忆、独特的仪式、符号、信仰以及传统。我们认为一个国家的健康取决于其对多元种族言论的聆听与肯定④。在和平的对话中，个人将发展出民主社会必备的重要信念。"公共谈话中出现杂音"、"社会构造会解体"、"国家统一被破坏"等这些恐惧，在我们看来都是没有依据的。

---

　　①　Taylor, "The Politics of Recognition", 40.

　　②　Ibid. , 37.

　　③　Ibid. , 66.

　　④　See Jeffrey Stout, *Democracy and Tradition* (Princeton, NJ: Princeton University Press, 2004) .

　　毫无疑问，在我们学习倾听不同种族和宗教声音的时候会出现更大的困惑——但民主正是为了此信念而建立①。美国人权法案（*The Amer-ican Bill of Rights*）鼓励建立集体及合作性的社会活动。它宣称"人们有权和平集会"。民主中的文化身份在所有独特性都有发言权时得到提升。因此在公众层面上，我们有理由去支持司法对团体及个体权利的保护，将税收投入到提供双语教育以及双文化教育中，且公开欢庆具有种族和宗教意义的节日。在所有的这些内容中，我们认为没有任何社区应处于支配地位或者受到优待。我们认为迈克尔·瓦尔泽（Michael Walz-er）的文化归属（cultural membership）是一项基本价值的观点是正确的：

　　　　我的论点围绕着一个中心。我们（我们所有人）都是文化的产物；我们创造有意义的各个世界，且居住于其中。由于没办法以对社会理想的理解来给这些意义世界分等级，并进行管理，我们只好通过尊重现实中人们的特性来给他们公平对待。他们用公义来抵抗暴政，持守良善的社会道义，坚信其中的意义。公正植根于对地域、荣誉、工作以及其他构成共享生活方式等事物的独特理解中。对这些理解的僭越（往往）都是不义之举②。

　　理查德·罗蒂的反对派——史蒂芬·卡特（Stephen Carter），引用了宗教辩论帮助废奴的例子，以此反对将宗教排除在公共生活外的做法③。那些说宗教应该在公众辩论中持中立姿态的人们没有认真看待宗

---

　　①　Nicholas Wolterstorff, "The Role of Religion in Decision and Discussion of Political Issues", in *Religion in the Public Square: The Place of Religious Convictions in Political Debate*, ed. Robert Audi and Nicholas Wolterstorff (New York: Rowman and Littlefield, 1997), 67–120.

　　②　Michael Walzer, *Spheres of Justice: A Defense of Pluralism and Equality* (New York: Basic Books, 1983), 314.

　　③　Stephen L. Carter, *The Culture of Disbelief: How American Law and Politics Trivialize Religious Devotion* (New York: Anchor, 1994).

教在人权运动中的贡献。詹姆斯·麦克伦登（James McClendon）将马丁·路德·金放回黑色福音运动的历史背景，指出该传统深刻影响了他本人以及民权运动①。

卡特认为，不仅宗教被贬低到社会接纳的边缘，宗教语言也被视为无足轻重的。虽然美国公众大多自认为有宗教信仰，可是除了一些罕见的例子，宗教在政治台面上并不受欢迎。卡特指出宗教与政治界的分离（类似于心理治疗中对宗教的忌讳）是来自"宗教是非理性"的这个概念②。卡特提出如下看法：

> 我们需要的，不是要求宗教敬虔者选择一种自由主义能接受的对话方式，而是自由主义制定出一种政策来接受公众成员提出的任一对话形式。知识的多元性，如其他的多元性一样，都应该得到鼓励，不能被忽视，也不应遭到废止。我们需要的是倾听的意愿，不是因为发言者拥有"正确的"的声音，乃因发言者有权说话。此外，倾听的意愿表示了发言人讲话的内容值得倾听，不这么做的话，那规范着上千万美国人道德信念的力量将被削弱③。

---

① James Wm. McClendon, Jr. , *Biography as Theology*: *How Life Stories Can Remake Today's Theology* (Philadelphia: Trinity Press International, 1990) .

② 虽然我们对启蒙运动持批判态度，却正如 David Hollinger 指出，"……启蒙运动意识到了知识的局限与不可靠，这是启蒙运动之前真理的王国没有意识到的事实。启蒙运动严厉审查了护卫奴役制以及其他不公的偏见和迷信。它带来了历史以及科学的质询，使我们能够自信地谈论自我的社会依赖性。对帝国矛盾的绝对主义的野心，启蒙运动促进了在宗教对其的容忍。最重要的是，启蒙运动颠覆了传统的政治权威，并且最终为我们带来了民主"。David Hollinger, "The Enlightenment and the Genealogy of Cultural Conflict in the United States", in *What's Left of Enlightenment?* ed. Keith Michel Baker and Peter Hanns Reill (Stanford, CA: Stanford University Press, 2001), 8. 这正是在现代的处境之下，权利主义受到了指责，父权制受到了批判，个人自由得到了颂扬。我们感激现代性的优点，同时也批判它的缺点。

③ Stephen L. Carter, *The Dissent of the Governed*: *A Meditation on Law*, *Religion*, *and Loyalty* (Cambridge: Harvard University Press, 1999), 230 - 231.

公众叙述——无论发生在政府内阁或是在心理学家的诊疗室——都应该鼓励少数种族和宗教在所有范围中的声音；而我们相信这样的对话可以和平地进行。

在治疗当中，宗教被当作私人资源或者个人幻想。如果在公共场合能够将宗教视为和平，视为对国家的贡献，那么少数种族和宗教背景的来访者在心理治疗中才能自由使用他们的母语。也许作为回应，心理治疗师会学习当地语言，进入其伦理思维，帮助来访者从其传统中找到生命的目标，同时仍然能够协助他们理解其主流文化（美国）的民主自由主义。

更深刻的民主

和平心理学会在临床实践中把种族和宗教传统当作值得庆贺的事情。这个论点认为"差异"不是一种威胁——他人的观点，即使充满了强烈的宗教信仰，都值得深入了解而非单纯地忍受。形成宗教暴力的最大风险不是经由在公众场合表达信仰，而恰恰是在自由运作的公共场合中消除差别和异己。这种观点所反映的民主，比罗尔斯的方式更加真实深沉。罗尔斯认为现代国家应在公共利益的概念上保持中立立场，赞同公共辩论语言应当独立于传统（特别是宗教）之外。

但是，我们认为种族和宗教语言应该被许可——甚至受到欢迎——出现在民主公共论坛之中，真实反映该公共论坛所宣称的一系列不可剥夺的权利。强调传统并不会削弱文化以及品格的塑造。杰弗瑞·史图特（Jeffrey Stout）的远见卓识肯定了这种可能性：

　　我强调，民主也是一个传统。它反复向人们灌输某些理性习惯，对待差异和政治权威的某些态度，对某些善行和品德的热爱，同时还有对某些行为、事件或者个人的欣赏、怜悯或惧怕。这个传统内涵十分丰富，但是，其伦理本质与其说像罗尔斯所说的那样仅仅是关于一致赞同公义概念的问题，不如说它是有关持久的态度、关注、预想以及行为模式的问题①。

史图特对民主的看法很特殊，使人联想起爱默生（Emerson）、惠特曼（Whitman）和杜威（Dewey）的实用主义。该观点没有一开始就假设所有的人都有共同的道德或理性。史图特没有从宗教观点出发或者为某个宗教群体来辩护，而是针对整个美国社会立言。他的基本观点是认为民主并非天生具有反传统性②。

尼古拉斯·瓦尔特斯托夫（Nicholas Wolterstorff）同意这种观点。他认为"正是自由民主的精髓使得公民能够在法律上享受人人平等，按照自己的意愿生活，那么如果公民在道德上受到限制，不能够就自己的意愿决定以及讨论政治问题，又怎么能跟自由民主相容呢③？"在自由主义社会，讨论传统必须是私下而无伤大雅的。因而，传统的代言人在公共场合或心理治疗中只好保持沉默。民主自由主义没有理解宗教对个人的生活具有深刻的转化能力，而对这些人来说传统是起规范作用的。当然，林肯的第二份就职演讲可以作为更明确的例子。瓦尔特斯托夫指出：

在我们社会中，很大部分有信仰的群体都相信他们应该依照自己的宗教信念来对公正的基本议题作决策。对他们来说，这不是可有可无的选择。在他们的信念中，人应当是和谐完整而非分裂的，他们应当坚守正直，努力将信念活在现实中。他们必须听从上帝的话语，遵从犹太圣典的教导和耶稣的诫命，并以耶稣为榜样，或无

① See Jeffrey Stout, *Democracy and Tradition*（Princeton, NJ: Princeton University Press, 2004）, 3（italics original）.

② Ibid. .

③ See Wolterstorff, "The Role of Religion", 94（italics original）.

论如何他们都应塑造他们完整的存在，包括社会性以及政治性的存在。对他们而言，他们的宗教并不是其社会存在和政治存在以外的事物，而是他们的社会与政治存在。因此，要求他们不依照自己的宗教来讨论和决策政治问题，就是侵犯了他们自由行使宗教信仰的权利①。

　　史图特大开先河，提出所有的公民都应该自由地"*表达其想法背后的理论前提*②"。他尤其针对公共场合下的公民。有宗教信仰的人不应该被要求为了自己所赞同的政治观点而隐藏其宗教信仰。理想的结果就是在公共场合出现真诚的对话，认可传统的合理性以及它们的差异。这也对政党提出了要求，在他们以惯用的语言表达自己的观点之后，能对其他视角持开放态度，*且*能批判自己的观点。因此，犹太人、基督徒、穆斯林，以及不可知论者都可以从自己的传统中发出声音，使用具有自己独特价值观的词汇及语法，并为*他们的*传统里的伦理宣言负责。

　　史图特的观点基于两个孪生的立宪权利：宗教自由以及言论自由。史图特解释说，为了表达尊重，个人也许能够"*向对方提供不同的道理，而该道理又从个人的观点出发*③"。这样的谈话并不开始于之前已同意的看法。共同点也许能够在谈话中随意出现。史图特认为，双方所需要的不是契约规定，而是内在的批判性。这是说，尊重他人的立场并不需要有一致的观点，而是需要有倾听他人的意愿。听者会考虑发言人的正确性，批判为何他/她的论点会导致已有的结论，或者论点与发言

① See Wolterstorff, "The Role of Religion", 105（italics original）. 应该能够公开地从信仰的角度进行谈论，与这个观念一致，Nicholas Wolterstorff 最近完成了一篇学术论文，为更广的读者群进行了辩护。他认为，公正基于自然的人类权利，人类的价值源自上帝的爱。他认为现世对人权的辩护不足，因为他们需要将人权建立在一神论上。See Nicholas Wolterstorff, *Justice：Rights and Wrongs*（Princeton：Princeton University Press, 2008）.

② Stout, *Democracy*, 10（italics added）.

③ Stout, *Democracy*, 73（italics original）.

人自己的传统不一致。有了基于假定的社会契约的共同观念，才能进行讨论，即使这样，底气还是不足，因为它不能想象不同道德观或不同政见的交流对话。瓦尔特斯托夫评论如下：

> 所谓的"社群主义者"经常指责自由派的人反对社区。我们能够明了他们的用意。尽管如此，在我看来，这个说法似乎还没能察觉到实际上所发生的事情。自由主义者不愿意忍受多种群体的政治体制。可是他却仍然想要社群式政治。他只不过在试图发现和自身关系甚密的社区，并对其进行塑造。他认为人们需要一个共享的政治基础，于是他就要去探索、培养这个基础……我认为这个企图是无望的并且受到了误导。我们必须要学会在多社群的政治中生存①。

自由主义契约的立场开始于对公共理性的描述，然后期望合乎规范地压制那些"正常模式"之外、不太符合他们主观描述的人们。

史蒂芬·卡特在他的书《妄称神名》（*God's Name in Vain*）中说到宗教自由是将自由给予那些有宗教信仰的人们，让他们行使其信仰的要求②。他认为，政府规范的目的是将人们标准化，从而创造同一性。对多样性的号召不过就是政治家虚伪的陈词滥调。真正的目的是利用这种情感来发展一种统一的国家观。政府对多样性的态度不是中立，就是迎合。卡特反对中立，认为其不过是一个理论上的空谈。实际上，中立根本不可能。他更偏好迎合策略。迎合的立场滋养了种族—宗教群体的多样性，而这些群体的存在哲学通常跟主流文化相异。

---

① Wolterstorff, "The Role of Religion", 109.

② Stephen L. Carter, *God's Name in Vain: The Wrongs and Rights of Religion in Politics* (New York: Basic Books, 2000).

　　宗教自由是一种迎合主义的模式，为宗教创造空间，不必屈服于政治的态度，甚至在主流文化下仍然能实践自己的信仰，这样，政府也许能够从不同的宗教中受益。专业组织（如美国心理协会）若能为有宗教背景的来访者建造表达信仰的自由空间，将使该职业从种族和宗教的多样性中受益，在治疗中表现出对来访者的母语和特性的尊重。

　　我们就迎合态度提供一个总结性的观察报告。心理治疗的公共领域并不是客观或者中立的场所。首先，少数民族和宗教传统的来访者也许会在家里使用自己的母语，但是在心理治疗中说的却是一个更加强势的语言。正如我们早先指出的那样，葛根和他的同事认为心理学用语曾经并持续地在国际上出口，牺牲了本土的文化。这种"征服"也完全可能发生在北美。其次，哪一种宗教能够在公共场合得到完整的表达？将宗教私人化就意味着宗教根本没有公共声音。有公开的宗教性能促进和平吗？少数民族和有宗教背景的来访者已认识到，事实上心理治疗是"公共"场合，最好将自己的母语留在治疗室外。我们的解决方案是为对这些来访者起重要治疗作用的宗教思维以及语言，创造一个空间。最后，我们（作者）对这个论点的最终支持理由也源自我们自己的传统，我们再洗派（anabaptist）的民族和宗教特点对基督教经文的诠释。

瓦妮塔

　　我们的立场倾向于差异性，而非同一或者普世性政治。因此，我们从瓦妮塔那样一个有独特种族和宗教背景的人开始。现在继续上一章节中提到的瓦妮塔的故事。瓦妮塔在危地马拉高地长大，有印第安血统。她的声音在政治暴动中被忽视了。政府认为她以及她在桑提亚哥的邻居都是游击队运动的支持者。

　　由于家庭收入逐渐减少，瓦妮塔离开了桑提亚哥那个她热爱的村庄。丈夫过世后，她在一位战争遗孀开办的小工厂（琼妮塔串珠厂）里串珠子。厂长康塞普西翁（Concepión）招收女工，教她们手艺，给她们一个有希望的社群环境。她也在这里认识了米格尔。米格尔经常来她们的厂里，将她们的货物用轮船运到潘那恰爵（Panahachel）、奇其卡斯德南哥（Chichicastenango）以及危地马拉市。他们开始恋爱，并一起参加了布恩（Iglesia del Buen）牧师的培灵会。当一位住在洛杉矶的亲戚鼓励他们去美国的时候，他们没有犹豫。

由于没有办法合法地进入美国，他们用伪造的证件从加利福尼亚一个小型边境口岸入境。米格尔很快就在洛杉矶的制衣厂找到了工作，瓦妮塔则在家帮忙。这已是五年之后，瓦妮塔28岁了。他们有了三个孩子，且经常活跃于灵恩五旬节派（Charismatic Pentecostal）的社群里。

瓦妮塔到了美国之后，因患上抑郁症开始接受心理治疗。她的声音能够被倾听吗？她对自己目前的情绪描述符合临床抑郁症状。她认为到美国是上帝的恩赐，所以她无法理解自己的悲伤。她同家人一道忠实地参加教会活动，认为自己十分用心地聆听圣灵的话语。心理治疗师能否走出他/她的西方自由范畴，真实地聆听她的种族和宗教声音？他/她能否认识到瓦妮塔的悲伤背后所蕴含的更大的政治背景？那个故事的出现是否被认为与之相关？

差异性的政治肯定了如瓦妮塔这样的个体，有权要求社会认可他们的独特身份。也许她不会表达出来，但是她渴望能够有人了解真正的自己：一位危地马拉移民，一个用五旬节教义来理解人生的人。她暗示了自己想要"危地马拉人的"和"五旬节派的"这两个形容词在语言以及文化上具有真实的力量。不能承认并且尊重差异性的现实就是一种心理上的暴力。我们会为来访者的种族和宗教声音得到恢复和赋权而不断争取。为了达到这个目标，我们需要更深刻的民主，让独特的传统能得到更认真地对待。

带有种族—宗教性的心理治疗

治疗师和来访者皆在自由社会中被潜移默化。宗教被留在治疗室外。来访者会根据治疗师来调整自己的语言①。治疗语言被世俗化以供所有人使用——佛教徒、基督徒、不可知论者或犹太人。虽然在美国心理学文献中，种族特殊性继续占有一个显著的位置，宗教问题却在很大程度上与种族相分离。直到最近，宗教仍然被贬到心理治疗实践版图上最难以触及的边缘。抑制完整的种族—宗教的声音，使治疗师以及来访者都感到无力。在北美，只要明确地谈论种族—宗教思想，治疗师都有被指责"价值观强加行为"的风险；这种禁止常见于几乎所有心理健康领域的培训课程。当然这可以在治疗关系中防范治疗师滥用权力，但其单向应用亦给来访者带来严重后果——治疗师由于担心被批评"价值强加"而一直回避宗教问题。在缺乏种族和宗教敏感度的心理治疗中，心理师对来访者所珍视的身份和信仰保持沉默，这将让来访者觉得被忽视。这不是我们所说的和平心理学。

我们认为，在公共对话中轻视宗教以及在心理治疗对话中忽略宗教的声音，这两种现象相辅相成。两者都以"宗教在根本上会导致分裂"这个假设为基础。对此沉默，则暗示了在心理治疗中必须排除种族和宗教议题。在心理健康的领域里，关于种族和宗教特性的辩论远远落后于公共话语圈内对它们的讨论②。与此相同，有种族和宗教背景的人士既然有权在公共场合表达自己的信仰，那么有种族和宗教的来访者也有权在心理治疗过程中谈论自己的宗教，得到治疗师的认可和接纳。和平心

---

① 75%的美国人认为自己是天主教徒或者新教徒，这个数据让我们惊叹。然而，在我们阅读了成百上千的治疗报告后，我们发现，在治疗项目中宗教语言鲜有出现。See http：// religions. pewforum. org/affiliations.

② 过去十年中大量涌现了有关宗教以及健康/心理治疗的记录。但是，将宗教融入心理治疗的方式在临床心理学上仍旧受到许多质疑。

理学不是把宗教或者政治意识形态强加于人。和平心理学由来访者带入治疗中的独特信念网开始，引出来访者可能拥有的信仰资源。

　　自由主义要求在公共领域使用统一的语言，主要是针对过去互有敌意的宗教传统而做出的反应。但是这种想法以"宗教不能和平共处"为前提。宗教并不总是导向成见或者对其他团体的偏见。耶稣在撒玛利亚跨越了不同的性别、种族和宗教，在恩典中带来转变。同样，和平心理学不会为心理治疗的"公共领域"强加一种共同的语言。和平心理学邀请来访者将自己"私人"的宗教语言融入治疗室的公共环境中。因而，来访者的纠结就被建构在他的民族和宗教世界里。和平心理学彻底肯定该转折点，以此对有信仰的来访者的种族特权作出回应。该方式的实际结果并没有削弱来访者的种族特权，而是将特权延伸到来访者的生活和面临的问题中。来访者的宗教社区资源由此也得到了尊重和采纳。

　　和平心理学赋权给来访者，使他们能为自己的种族文化发言，尊重他们的民族遗产。种族和宗教问题在心理治疗关系中拥有首要地位，被作为疗愈的先决条件。想到危地马拉的印第安人、伊拉克的逊尼派、西藏佛教徒、乌克兰天主教徒、埃塞俄比亚基督徒以及世界上其他的种族和宗教少数民族的经历，和平心理学为那些无发言权的人辩护，承认他们拥有的恩赐。在接下来的一章中，我们会继续论证来访者需要被赋权在治疗中使用其母语，心理治疗师亦被鼓励去创造一个尊重种族与宗教语言的治疗环境。北美的来访者，不论是女性、福音派、非裔美国人、印度人还是美国原住民，都低声表达过他们的担忧，认为若自己在治疗中使用宗教语言，就会遭到忽视。

　　回应来访者的宗教，或者种族背景，有时候会被视为"治疗师的反移情"，因而遭到否定。相反，我们认为，拒绝承认种族和宗教的独特性，即使不是暴力行为，也是一种反移情。没有肯定来访者的共同信仰，反而会带来心理上的危害。我们寻找的是一个比流行在美国文化语境的精品店式多元文化主义更深邃的多元文化框架。我们不倡导单纯的文化容忍，我们相信更深邃的文化理解。只有在个体了解并且生活在自己的本土（或选择的）传统中，这样的理解才可能出现。

　　根据史图特的观点，我们认为，宗教在心理治疗中的一个重要角色在于能够进行他所称作的"内在思辨"（immanent criticism）。治疗目的不是帮助来访者使用世俗治疗师的道德中立语言来谈论自己的症结所在，而是首先营造一个空间，容许来访者将自己全部的种族和宗教世界带入其中。在他们的叙述、习惯、仪式以及语言里包含着的是一个道德规范，一种生活标准。心理师的任务是要引出那个特点，同来访者一起探索其意义，查看来访者对其含义是持支持态度还是希望为该特点负责。这是个以传统为重的心理疗法，也是和平心理疗法。

五旬节与保罗：上帝有建设性的多元化

　　圣经是否谈及多元文化主义的问题呢？我们的答案是肯定的。《新约》关于五旬节以及使徒保罗在犹太人与外邦人间做的调解事宜的记载，皆可以看到多元化以及统一的议题。

　　在巴别塔的故事里，人类说各种语言，不能互相理解。但是，在五旬节，说各类语言，形形色色的男男女女却能够相互理解。在巴别塔中，那些为了寻求单一文化的霸权而聚集起来的人遭到驱散。在《新约》关于五旬节的记载中，人们从四面八方赶来，创造了一个以圣灵为中心的新文化，而同时又保留了种族的差异性。如同在天堂之下观看所有民族的星系图①，路加将他们列为："帕提亚人、米底亚人、以拦人还有从美索不达米亚、犹太、加帕多家、本都、亚细亚、弗吕家、旁非利亚、埃及和靠近古利奈的利比亚一带来的人，也有从罗马来的，包括犹太人和皈依犹太教的外邦人；此外还有克里特人和阿拉伯人……"（《使徒行传》2：9—11）他们生活在不同的文化中，使用不同的语言，

---

①　Richard Zehnle, *Peter's Pentecost Discourse: Tradition and Lukan Reinterpretation in Peter's Speeches of Acts 2 and 3* (Nashville: Abingdon Press, 1971).

然而在五旬节他们拥有了共同点。不同于巴别塔的建造者，他们聚在一起不是为了创建一个人类中心，而是为了赞美不同的事物——耶稣身上的神性。他们没有试图登上天堂；他们表现出将地球上所有文化与语言统一的可能性。这是和平心理学的基础。

在《创世记》关于巴别塔的记载中，巴比伦帝国建造者们企图直通天堂。与之相反，《使徒行传》中有关五旬节的记载表明圣灵从天国而降，临到那些接受他的人们。在示拿的平原上，他们被逼说同一种语言；然而在五旬节，人们使用不同的语言，在圣灵的恩泽中，这些说各种语言的人们和平地联合在一起。这不是通过国家权力强制实施的文化统一，而是建构在共同信仰之上，相信耶稣即是上帝，从而达到的文化多元性的和谐。在五旬节中，使徒保罗宣告了耶稣的神性。他说道："拿撒勒人耶稣的神圣使命，很清楚地由上帝借着他所行的神迹、异能、奇事，向你们显示出来了。这事你们都知道……"（《使徒行传》2：22）以耶稣为中心，我们不以我们"口传的道"开始。相反，我们以化成肉身的道开始，即是生命的源泉。抽象的普世性语言或者符号并不是绝对的或者是和平的，只有具体独特的化为肉身的"道"才是完全的和平。

若教会的社群呈现出五旬节般的特征时，我们会拥抱多元文化。我们也会有使用多种语言的自由①。当其他语言发声的时候，就会得到我们的理解，无论它是亚裔女权主义的语言、巴勒斯坦教堂领袖的语言、中国神学家的语言，或是巴西的平信徒领袖。这即是说在心理治疗语境中，非裔美国妇女，来自明尼苏达州的斯堪的纳维亚父亲，以及富足的纽约年轻律师，都能够用自己能理解的语言听见真理②。米若斯拉夫·沃尔夫（Miroslav Volf）评价如下：

---

①　古巴学者 Fernando Segovia 提出，20 世纪的圣经批判受到一种声音的主导，这声音是男性的、来自欧美的。他认为，五旬节意味着：在不同文化中阅读圣典能够让我们在阐释圣典的时候听到多样化的声音。See Fernando Segovia, *Decolonizing Biblical Studies: A View from the Margins* (New York: Orbis, 2000).

②　See R. S. Sugirtharajah, *Voices from the Margin: Interpreting the Bible in the Third World* (Maryknoll, NY: Orbis Books, 1991).

　　《路加福音》里提的"所有"用词里包含着一个关键点：即使那些没有发言权的人也被给予了该权利。巴别塔让人们"不看"且"不说"，耗尽边缘人群的能量，从而稳定并且扩大其中心。圣灵却赋权给被边缘化的人，使低微者的眼睛张开，让他们看到前所未见的东西，将具有创造力的预言放入他们口中，让他们有权成为上帝国度的子民。在五旬节中，所有人都接收到了一个声音，都可以用自己的母语发声。五旬节的神迹包含了普世的智慧以及在异质社会文化中畅行无阻的媒介①。

　　五旬节的记述反映了美国心理协会会议上杰西·杰克逊在发言时提出的问题。急躁与排外威胁颠覆着人类，不论是在古时的耶路撒冷还是今日的美国社会。

　　五旬节的内容是和平心理学的典范。它期望人们通过受难的耶稣得以和解以及医治，从而使种族和宗教的差异得到调解。然而，这在缺乏情境的临床环境及相关的多元化教育中未能被充分讨论。五旬节支持的是和平的心理学，其中围绕上帝的目的，差异性得到其子民的欢迎。

　　不仅仅在五旬节的教义中，在保罗所做的事情里也能够找到基督徒社群如何看待多元文化主义的提示。五旬节催生了一个行动的群体。这个群体似乎能够超越差异。我们知道希腊人和犹太人都是这个群体的成员。为了响应这个群体，早期的基督徒变卖了家产，同吃同住。一个有种族差异、具有历史意义的群体被建立起来，他们信仰上帝，将耶稣作为中心，让圣灵伴随左右。这种具有种族差异的群体，反映了我们三位一体的上帝，是我们的语境。这个群体的情境既不受我们差异的限制，又不否认我们的差异：希腊人和犹太人，男与女，主人和奴隶，黑人与白人，富庶与贫困，老人与少年。

---

① Volf, *Exclusion and Embrace*, 229.

对这种新的和谐的考验出现在《使徒行传》第六章的记载里。说希腊语的犹太寡妇在食物分配上被来自巴勒斯坦说希伯来土话的犹太人忽略了——这个排外的做法与五旬节的经验完全相反。物品的分享依种族界限被划分：希伯来人以及希腊人。但是，还好这个差别没有导致完全的不公正。整个社群聚合在一起。他们并没停留在抽象的公正原则上。相反，他们选出了 7 名希腊人在整个群体中监督食物分配。

使徒保罗的任务是在犹太人和外邦人社群之间推行和解，并赋权给他们。不是所有人都同意这个说法。传统上，人们认为保罗专注于解决罪疚与罪性、律法与恩典的问题。克里斯托·斯腾达（Krister Stendahl）的文章将重点从个人救赎转移到社会和谐①。他认为保罗的"皈依"经历更是一个号召，为羽翼未丰的基督徒社群服务，而不是去解决罪或者因信称义（《加拉太书》1：13—16）的问题。早期的教会社群在种族上委实多样并且分裂。保罗的回应是有教育意义的。他肯定了每一个社群。犹太社群要继续行使其社会生活，遵从饮食律法，实行割礼，遵守安息日。外邦基督徒社群的独特性亦得到了肯定，并被告知不必遵从犹太传统。邓恩（J. D. G. Dunn）做出了如下评论：

> 正是将犹太人对福音的理解强加给加拉太人的企图让保罗十分愤怒。福音自由的一部分就是能够自由地表达差异，在不同的情境中有不同的强调②。

在肯定差异性的同时，保罗并没有将每一种传统绝对化。每一种传统在福音的真理面前都是相对的（《加拉太书》2：14）。约翰·巴克莱（John Barclay）指出保罗并没有将福音"作为运载整个全新文化的包裹，用以根除及替代其他文化……对耶稣的委身可

---

① Krister Stendahl, *Paul among Jews and Gentiles, and other Essays* (Philadelphia, Fortress Press, 1976).

② J. D. G. Dunn, *The Theology of Pau's Letter to the Galatians* (Cambridge University Press, 1993), 28 (italics original).

以同时包含了各种不同文化的独特性"①。

　　五旬节的教义以及保罗所做的事情，皆说明了个体和群体对上帝来说都是无价之宝。对于有不同宗教传统的来访者，想实践和平心理学的基督徒心理师应在来访者的社区生活中发掘上帝的同在，并学习对方的独特语言。当治疗师这样做时，他/她就做到了授权给来访者，避免他们因为翻译的差异而被边缘化，防止他们的语言和意识形态的特性被排斥。当上帝成为了治疗师的目的中心时，我们就能预期来访者得到纯正的医治，在这样的医治中神的旨意会在他/她的生活情境中得到彰显。

---

　　① John M. G. Barclay, "Neither Jew nor Greek", in *Ethnicity and the Bible*, ed. Mark G. Brett (New York: E. J. Brill, 1996), 211 (italics original).

第四章　作为通用语的世俗语

世俗化不是一种时代精神，而是一个不断冲突的过程。
　　　　　　　　　　——兰德尔·科林斯《哲学社会学》

　　我曾用心理学经验主义的水为整个基督教传统洗礼，随后
我开始对真相有隐约的觉察。我发现在这个过程完毕之后，我
所得到的不过是基督教现实的一个鲜明的道德魅影而已。仿佛
用做洗礼的经验主义的泉水掺杂了酸性物质，使得基督教启示
的历史意义、客观实在和独一无二都被腐蚀了。结果，我陷入
绝对主观的旷野，靠社会服务和"人格统合"的措辞来揣摩
自己的救恩。
　　　　　　——查尔斯·克莱顿·莫里森《我的思维是如何改变的》

　　西方社会使用的英语带有世俗的腔调。主宰公共场合及心理学的现
世语是世人的通用语，亦是西方文化的贸易用语。世俗语是现代心理学
交流的主要媒介，也是心理学治疗中使用最为频繁的语言。在上一章
中，我们批判了一种现象：在公共场合唯一能使用的就是一种所有人都
能理解的语言，而方言必须被留在老家。本章，我们将进一步论述，说
明世俗语是拥有特权的"公共方言"，而且正是这种方言边缘化了其他
宗教信仰的声音。

　　在一个极度世俗化的社会里，个人为了生存不得不掌握反映主流文

化的语言——世俗八股。世俗语与其他语言无异，也有词汇、句法、隐喻和褒贬。若用世俗语来教育学生或做心理辅导，那么下一代多半就会使用这种语言的框架来构筑思想中的现实。世俗语说得越流利，个人就越能够在世俗文化中轻松地讨价还价。而不会流利使用世俗社会通用语言的人则会感到被边缘化、被误解或者低人一等。讲世俗语的社会会下意识地使其成员社会化，去适应与其假设一致的现实。只有当人们会使用世俗语，他们才能得到允许在公共场合自由发言。

本章，我们会探讨现代文化中世俗语的本质。但是，首先，我们通过世俗语要表达什么意思呢？关于这个词，有诸多的定义。我们认为世俗语既是一种语言也是一套非超验性（Transcendence）的实践，服务于政权，并先入为主地认为个人有自主权①。曾经有一段时间"'世俗'不存在"②，但是随着现代自由主义的崛起，中世纪的宗教狂热情绪转嫁到了新晋的政权之上③。世俗是一个范式，其普遍时代不受限于更高的时代④。就其本身而言，现世主义是一个想象出来的社会工程，是把公共的传统宗教私人化的政治改革。⑤ 现在，历史的意义存在于教堂之外。宗教实践被移到了公共视野以外。大学迫于压力，要为更大的世俗工程服务，而宗教就成了众多科系中的一个。当高等学府越来越兼容并包，服务一个越来越去宗教化的社会时，世俗性就成了一种社会设置，一种文化视觉。如此这般，它就演化为自成一体的传统。

---

① Charles Taylor, *A Secular Age* (Cambridge Mass: Belknap Press of Harvard University Press, 2007).

② John Milbank, *Theology and Social Theory: Beyond Secular Reason* (Oxford: Blackwell, 1990), 9.

③ William T. Cavanaugh, *Theopolitical Imagination* (London: T. & T. Clark, 2002).

④ Stanley Hauerwas, "The State of the Secular: Theology, Prayer, and the University", in *The State of the University: Academic Knowledges and the Knowledge of God* (Oxford: Blackwell Pub., 2007), 168.

⑤ Christian Smith, *The Secular Revolution: Power, Interests, and Conflict in the Secularization of American Public Life* (Berkeley: University of California Press, 2003).

现代大学塑造了现代国家和世俗社会。心理学是作为一门学科产生在这样的大学中。心理治疗的语言（词汇与句法）反映了一种不需要超越心理学解释的文化。用来描述人类行为的措辞有社会力量、环境强化、有意义的内向投射、人格分裂、人格原型、界限、行为、系统，或者时下热门的认知理论，这些术语似乎都不需要包括宗教类别——更不用说涉及创造的上帝或者被钉十字架的耶稣。现世的心理学是自成一格。一门心理学，其辞典中如果不存在"邪恶"这个词，那么就会在诊断和治疗中，聚焦于"机能障碍"或者"病理"。如果世俗思想容不得超越精神，那么人们对灵性的渴望就很难被认可，更不要说被接纳为合理。它甚至会被当作一种病理表现。世俗社会的心理治疗用世俗语言规范治疗对象。这并非中立的做法，而是服务于世俗文化。心理学是一门科学，作为世俗学科，它无异于世俗社会，不需要"教会的存在作为政权的替代品"。[①]

宗教和心理学的整合真的仅仅是将宗教语汇外加到世俗论述中吗？将宗教融入心理治疗不是仅仅把它挖来填补世俗主义的漏洞。世俗心理学与基督教心理学有着完全不同的文化视角。基督教心理学以基督教文化为宗旨，建构于早先教会的悔改及其不断演变的传统之上[②]。毫无疑问，基督教心理学家会流利地运用基督教心理语言，然而他或她不是只讲这一种语言。和平心理学致力于恢复本土民族和宗教方言。

一个世俗社会

世俗主义一般被定义为一系列不含宗教语汇的信仰和实践。宗教与世俗的二元分离完全是一个现代的现象。在中世纪文明中，无论是时间

---

① Hauerwas, "State of the Secular", 170.

② Ellen Charry, "Understanding Saint Augustine's Theological Psychology", Integration Symposium lectures given at Fuller Theological Seminary's School of Psychology, February 19, 2007.

还是空间都不存在世俗化的情形。

　　通常，中世纪被认为是宗教历史上有杰出成就的时期之一。中世纪是一个普世皆有信仰的世纪。那时，西方基督教界繁荣兴盛，宗教信仰得到保护，信奉基督教的各国在超越国家的教皇权威下联合在一起。中世纪教堂得到极大的发展，教会组织进入各个省份、主教区以及地方教区；在当地建起气势磅礴的大教堂、修道院和众多教区小教堂。这些建筑犹如中世纪人们信仰和精神的纪念碑，如今仍然幸存屹立。中世纪见证了人们创作有条理的教会法规正文，随后被广泛接纳，并付诸实施。中世纪见证了人们构建证明信仰与理性的最佳综合知识体系，并以神学作为所有知识之首。这个时代，大学、语法学校以及其他机构的教育内容和方式都由教会主导。这个时代，对于艺术与文化所取得的至高成就，教会被视为其乳母和养育者①。

我们做以上的比较并不是想要复活中世纪历史和基督教文化的黄金时代，而是要指出世俗主义的出现几乎无法避免，并且正是实际的历史和文化演变过程塑造了世俗主义者产生的背景，而对于此背景的产生，许多当代人认为是天经地义的。

世俗政府的运作不由教皇或者伊玛目（清真寺内率领伊斯兰教徒做礼拜的人）领导。教育部门、卫生保健机构以及专业辅导都倾向于反映文化的多元性，因而都以中立姿态对待宗教群体。公共教育不能存有宗派区分，因为学生来自路德会、一神派、信仰伊斯兰教，或者无宗教信仰。向一个宗教的上帝祷告是不容许的。监狱由国家掌控，为的是关押暴力罪犯，而不是贵格会教徒一度想象的悔

---

　　① Glanmor Williams, *The Welsh and Their Religion* (Cardiff: University of Wales Press, 1991), 22.

罪之地。在各种世俗文化里，人们在自己家中或者教堂里谈论宗教，但是在公共场合却很少说起，甚至闭口不谈。专业从业人员是由州立的行业协会监督，而非宗教团体。社工以及心理学教科书的写法都是用世俗的通用方式，以便读者的理解不受任何种族或宗教出身背景的限制。

世俗主义是在信仰和实践里的转折。查尔斯·泰勒（Charles Taylor）认为，世俗主义是在充满纷争的宗教群体里找寻最小"公分母"的方式，也是一种对摆脱宗教特性的政治伦理的定义的尝试①。有数据证明西方社会正日趋世俗化，亦有说法指出其他国家在不断走向现代化的时候，也会变得世俗。布莱尔利（Brierley）将英国的情况归纳如下②：

· 参加主日崇拜的人数由 1979 年的 390 万降到了 1999 年的 240 万。

· 教会成员人数由 1900 年人口的 27% 降到了 2000 年人口的 10%。

· 在主日学校上学人数由 1900 年人口的 55% 将到了 2000 年人口的 4%。

· 过去一个世纪专业神职人员的比例减少了 25%。

· 1900 年 67% 的婚礼在英国圣公会教堂举行，2000 年该百分比降到了 20%。

· 信仰上帝的比例从 20 世纪 40 年代的 43% 下降到 2000 年的 26%。

---

① Charles Taylor, "Modes of Secularism", in *Secularism and its Critics*, ed. Rajeev Bhargava (Delhi: Oxford University Press, 1998), 31 – 53. 有关与我们视角的相似与差异性，参见他最近出版的一本书：Charles Taylor, *A Secular Age* (Cambridge, MA: Belknap Press of Harvard University Press, 2007).

② Peter Brierley, *Religious Trends: 2000/01* (London: Christian Research Association, 2000).

那么美国的情况又如何呢？美国被视为一个特例：其人民有的信仰宗教，但是其国家却为世俗体制。在 20 世纪，去教堂做礼拜的人数徘徊在 40%。① （但是，如果所有宣称去教堂做礼拜的人真去了的话，教堂会被挤得水泄不通！）虽然如此，教会仍存在世俗化的趋势。当被问到参加教会聚会的情况有何变化时，说"不常去"的人比说"经常去"的人多了许多！② 相信圣经在字面上真实无误的人从 1964 年的 65% 降到了 1984 年的 37% ③。

专业人士的情况也与此相似。1969 年的一项调查显示，43% 的物理学家，38% 的经济学家，20% 的心理学家，以及 15% 的人类学家参加过教会主日崇拜④。奈尔·葛罗斯（Neil Gross）以及索伦·西蒙斯（Solon Simmons）在 2006 年做过一项研究，调查结果发表在《高等教育》（Inside Higher Education ）上，其中说到，从事高端博士学位项目的教授最有可能是无神论者或者不可知论者（37%）。总体上，心理学教授以及生物学教授最不可能信仰上帝（他们中 61% 的人是无神论者或者不可知论者）⑤。他们还发现 26% 受过大学教育的人认为《圣经》是一部"关于预言、传说、历史以及道德规范的古书"，与之相比，有52% 的大学教授都认同此说法⑥。

---

① George Barna, *Church Attendance: 2000*, Barna Research Online: www. barna. org.

② Steve Bruce, *God is Dead: Secularization in the West* (Oxford: Blackwell Publishers, 2002), 205.

③ Robert Wuthnow, *The Restructuring of American Religion* (Princeton, NJ: Princeton University Press, 1988), 165.

④ Rodney Stark and Roger Finke, *Acts of Faith: Explaining the Human Side of Religion* (Berkeley: University of California Press, 2000), 53.

⑤ 难怪在心理治疗中宗教很少被提及。

⑥ Scott Jaschik, "Not So Godless After All", http: //insidehighered. com/news/2006/10/09/religion (accessed May 26, 2006.).

作为传统的世俗性

世俗主义不仅仅如上文所描述的那样无宗教，它还是一个独树一帜的传统、一种宣教、一项社会工程。民主自由主义是富于想象力的创造，源于民族国家、科技的崛起、工业主义、城市化主义、资本主义以及多元主义，同时也被它们合法化。这个传统的通用语就是世俗语。作为一种意识形态，它不只是虔诚信仰的丧失，它有着自己独特的历史、传统以及理论，是替代性意识形态的崛起。世俗主义为发端于启蒙运动的自由意识形态服务，被西方政治和机构组织供若神明。

世俗主义是一个源自现代欧洲的政治学说，它重新定义了宗教、伦理以及政治。被标注为世俗的传统关注个体的权利，对公共场合使用的方言觉得不自在，且偏爱可以放之四海而皆准的知识。它信奉一种独特的本体论和认识论。自相矛盾的是，自由主义及其世俗语言并非从石头缝里蹦出来一般毫无渊源。一系列历史决策导致了自由主义构建传统的实践和信仰得以产生①。世俗主义接纳各种"良善"的概念，但是当涉及用这个"良善"的理想来重塑社会的其他方面时，情况就有所不同了。人类的利益成为要务，在公共场合得到非传统的——世俗方式的维护。自由主义相应地成为了一个社会性项目，其标准化语言就是世俗语。

现代世俗主义者没有像他们所标榜的那么中立。他们希望人们能够在公共场合学会使用世俗语言。世俗主义作为一种文化，拥有被社会塑造出来的叙事、独特的仪式以及强大的象征符号。世俗主义有着宪法口吻般的叙事模式、市政会议般的行为仪式，以及邮政局标志一般显著好认的旗帜。与宗教一样，世俗亦是一个传统。两者都有说明各自历史及

---

① 有关自由主义即传统的说法，参见 Alasdair MacIntyre, *Whose Justice? Which Rationality?* (Notre Dame, IN: University of Notre Dame Press, 1988.)

信仰的叙事，都拥有独特的语言以及特殊的语法①。宗教和世俗是行为、概念、实践以及鉴别力。稍后我们会讨论宗教与世俗互相形成对彼此看法的过程。

社会学以及当前绝大部分宗教心理学都接受 17 世纪的基督教观点：私有化、属灵和超验性，同时这种观点也把自然、人性以及社会想象为自给自足的。约翰·米尔班克（John Milbank）认为世俗主义"发明"了自然、国家以及私人宗教②。新理论的开端与新实践的开端相互交织。世俗的社会理论仅适用于其支持维系的世俗社会。我们认为西方社会的历史故事不只是世俗主义的出现，而是两种截然不同的传统的分流：世俗和宗教，彼此渐行渐远，互相排斥。

世俗主义和基督教不只是两种传统，它们也是互相竞争的社会运动，各有自己的文化目的与实践。世俗主义是现代的产物，而基督教源自古代。世俗主义只不过是用另一个传统——民主自由主义替换基督教信仰。康斯坦丁大帝曾认为整个文化都可以被基督教化，基督信仰的道德品质应该被国家权力立为法规。用我们承认的世俗传统使基督教康斯坦丁主义相对化。像再洗派那样的宗教团体对康斯坦丁式的宗教、文化、政权合一持怀疑态度。现世的康斯坦丁主义并非像其宣称的那么兼容并包或者热爱和平。

那么，世俗主义不单是摧毁神圣的过程：剔除表面的宗教元素，留取残余的人性、本能以及自给自足。事实并非如此，我们有的是两种传统。世俗心理治疗师不比有宗教信仰的心理治疗师中立多少。两者都可能把价值观、世界观或一整套相应的实践方式强加给来访者。

---

① Ludwig Wittgenstein, *Philosophical Investigations*, ed. G. E. M. Anscombe（New York：Macmillan, 1958）.

② Milbank, *Theology and Social Theory*, 4.

世俗语的霸权

与竞争的观点不同的是将世俗主义视为自成一格的观点。史蒂夫·布鲁斯（Steve Bruce）从社会历史学角度来解释世俗主义，认为世俗主义是一系列社会力量作用的结果。这是一种很典型的看法。[1]讲述历史通常从宗教改革开始。天主教是中央集权，能够控制教会不分裂。然而新教却容许个人自由选择信仰方式，不一定非要通过教会。这就导致了个人主义的出现，信仰成了私人的单独事务，与公共政治无关。资本主义以及经济发展推进了世俗化进程，人们依靠自己的手段而不再是神的掌管。随着财富的增加，一些禁令（离婚，酗酒）也逐渐松弛下来。其他力量诸如社会分化亦支持了世俗化的进程。旧的宗教社会是等级制，农民归国王管控，教区信徒则归教皇。新的社会阶层流动性意味着个体能够在社会阶梯上上下移动，权力变得相对化。尽管在旧的文明中，道德标准一致，个体在其中要安分守己不得僭越，可在世俗文化中，社会群体却更多的是从自己的喜好出发，来发展其宗教观。

从标准的社会学观点来看，结构上的分化意味着传统的工作得到专业化的发展，从家庭中分离出来。工作被理性化，并且与实用性挂钩。曾一度由教堂掌管的卫生保健、教育以及社会福利工作，转由一群受过专门训练的精英骨干负责。牧师成了需要培训的专业职位，而神父摇身一变成了心理学家。心理治疗师不再向教会负责，而是向政府负责——并且使用世俗的普世价值观。信仰的价值观也许会启迪人们成为专业的助人者，然而世俗社会中这些价值观却不是医治的核心。

有争论认为，世俗意识形态的出现是文化多元性的结果，同时还伴随着多元主义和相对主义的问题，这发生在社会群体移民到新大陆的时

---

① Bruce, *God is Dead*.

候。现代化还创造了新的社会阶级。在现代的世俗社会中，我们在不同的世界生活、迁移。考虑到这种社会的多样化，公共场所被看得越来越中立——宗教色彩日益减少，教区不断消失。文化的多样化使得有宗教信仰的政府无立足之地。教会在极具批判性政治观点的社会关系中被不断边缘化。伴随着多元主义而来的还有竞争的意识形态系统。这种思想对所有的声音一刀切地对待，与此同时就削弱了某个单独声音的力量。相对主义意味着真相并非一个，而是很多。甚至，多种真相都可以被同等接受，都是真实的或者正确的。当世俗的民族国家拥有民众的忠诚度超过他们对当地教会宗教信仰的忠诚时，世俗主义就会增长。当宗教分裂成敌对的派别时，中立的世俗政权便要接管这一切①。

　　科技通常被认为是世俗主义的主要推动力。科学独立运行，不但不依赖，反而脱离宗教的解释。科学如此强大，如此举足轻重，以致可以代替宗教。如今它近乎拥有中世纪教堂曾拥有的无上权力。由于自然现象被证实有规则可循，人们就不再需要依赖宗教的解释。上帝则被征召去解释科学无法理解的现象，变成了"填补科学知识缝隙的上帝"。物质世界的构成，是一系列不掺杂道德元素的守恒的因果关系，这样的信念使我们不太可能如祖先一样对神明有某种程度的敬畏②。但是，布鲁斯认为科学本身也许没有导致世俗主义以及用信仰的真空作为一个替代体系。真正削弱信仰的是世俗语的潜在逻辑。在这个逻辑之下，宗教被打包装箱，变成世俗文化的补丁。

　　科技与追求科技进步的意识同样推动了世俗思维。科技减弱了人们对宗教的依赖。因为知道疾病有药可医，我们就更少地为健康祈祷。因为职业成就可以用心理量表来测试，我们就更少地为智慧祈祷。雅克·埃吕尔（Jacques Ellul）提出，科技的意识包括了构件思维、线形思维、因果关系逻辑、实用主义以及实验复现性③。通过计算，整个宇宙都尽

---

①　Cavanaugh, *Theopolitical Imagination*.

②　Ibid., 28－29.

③　Jacques Ellul, *The Technological Society* (New York: Knopf, 1964).

在我们的掌握之中。

这就是世俗主义替代宗教的老套故事，是人类如何从宗教局限中解放出来的故事，是政府如何将我们从精神鸦片宗教奴役里拯救出来的故事。与其内在逻辑一致，这故事里有一种宿命论元素。许多如此这般叙述的社会学家臆断世俗主义是现代化不可缺少的一部分：随着现代化的进程，世界会自然而然走向世俗主义。世俗化假设认为世俗主义迟早会取得胜利。结果就是，不论是回教高僧、拉丁五旬宗牧师还是西藏喇嘛，他们的思维和举止都无异于西方大学的政治学教授、哲学教授、心理学教授或文学教授。

克里斯汀·史密斯（Christian Smith）有另一种说法。世俗化"美国公众生活实际上更像是一个竞争性的革命过程，而非自然的进化过程"①。这个革命使我们现在所熟悉的世俗社会替代了19世纪新教徒的建制。他认为：

> 在彻底全面地思考美国语境中的革命类比时，我们应该参照19世纪新教建国的历史主线，这样就可以理解目前的世俗革命是如何颠覆政权的。叛乱包括多重政治运动分子的网络，他们大多具有怀疑精神，思维自由；他们是不可知论者、无神论者或者有自由化的神学思维；他们拥有良好的教育背景，在社会上主要从事与知识创造有关的职业；他们通常拥护物质主义、自然主义、实证主义以及私人化的宗教或者无宗教。他们的动力来自对新教体制的复杂心结与反感，认为新教体制独断且过时。他们的动力还来自世俗进步繁荣以及更先进文明的类宗教的观点。他们通常还受到世俗化带来的物质利益的驱动，比如，某个领域似乎越专业化就越需要把宗教排除出去。这些反叛者与新教自由主义积极分子以及其他一些受排斥的宗教群体，包括罗马天主教、摩门教、耶稣再临教教徒，以

---

① Smith, *Secular Revolution*, 1.

及分裂派再洗论者在不同时空，以不同方式形成了有限的联盟。如同最成功的政变一样，世俗革命因新教主流的内部分歧以及其他突发力量和历史事件，如扩张资本主义、政权扩张等，悄然地积蓄力量。在知识上颇为单薄的 19 世纪新教主流也为世俗革命助力。新教倾向于强调大众常识、主观经验以及以大众为基础的情绪上的信仰复兴主义，因而不能针对知识进步以及社会发展，用有力的神学理论来抵御 19 世纪后期与 20 世纪早期精英分子的挑战①。

史密斯认为美国公众生活的世俗化可以被看作是一场革命。在这场革命之前存在着一个业已建立的新教政权，它试图一统天下，也就是将天主教、犹太教等教派新教化。首先，被排挤的群体不断地抱怨这个政权在组织机构上的特权。其次，利益被侵害的群体试图破坏既得利益团体的操控权。再次，反叛者颠覆了原政权。最后，在新旧政权交替之时，出现了一个深刻的文化革命，彻底重塑了思想与实践的文化结构。我们相信，这些转型在大学校园最为明显，大学也的确进一步证实了史密斯的论点。

世俗的圣殿：大学

大学里使用和教授的是世俗语。在学术论坛中，宗教观点在很大程度上被忽视、贬低和抑制。与学术界已经普遍接受的观点相反，彼得·伯格（Peter Berger）不相信世俗主义会占上风，他仍旧认为当今世界的宗教不仅存在且充满活力②。但是，他认为反世俗化现象假设的一个主要例外就是学术文化：

---

① Smith, *Secular Revolution*, 2.

② Peter Berger, *The Desecularization of the World: Resurgent Religion and World Politics* (Washington: Ethics and Public Policy Center, 1999).

有一个国际性的亚文化，由受过西式高等教育的人组成，特别是在人文科学和社会科学中，世俗化非常彻底。这个亚文化是进步开明的信仰和价值观的主要"载体"。虽然其成员相对较少，但是很有影响力。他们掌控的机构能为现实提供"官方"解释，尤其是在教育系统、大众传媒和高级立法部门中。这些人无论在哪里都极其相似，而且有史以来就一直如此（虽然正如我们所看到的那样，这个亚文化中亦有特殊现象，特别是在穆斯林国家）。遗憾的是，我无法在这里得出结论，解释为什么这一类教育背景的人更容易世俗化。我只能指出我们现在所面对的是全球化的精英文化[①]。

这和 19 世纪的情况形成了强烈的对比，当时的大学教育是教堂的职责。16 世纪的宗教改革是一个学者深入洞察的结果，而在接下来的 3 个世纪里，宗教导向下的大学为教会和社会——也就是整个基督教世界——培育领袖。在美国，直到 20 世纪早期，高等学府的校长多为神职人员，信仰基督教新教。他们设计的课程包括了学习新教圣典。大学教师必须是教会成员，学生也必须参加教堂活动。在杜克大学（Duke University），有巨型哥特式教堂伫立在大学校园中心，1924 年所立的章程有言："圣子耶稣的教导和品格将知识与信仰永久契合，杜克大学必竭力维护此合一的信念。"[②] 学术界的主流语言是基督教的语言。

乔治·马思坦（George Marsden）对美国大学展开了一个广泛研究。他记载了 20 世纪初，即从宗教塑造大学的时期到宗教被边缘化时期的转型。他的书名直截了当：《美国大学之魂：从新教的确立到确立的无信仰》（*The Soul of the American University : From Protestant Estab-*

---

① Berger, *Desecularization*, 10.

② George Marsden, *The Soul of the American University : From Protestant Establishment to Established Nonbelief* (New York : Oxford University Press, 1994), 3.

lishment to Established Nonbelief)。① 20 世纪末期，大多数主要新教大学已经不再具备宗教性质，与信仰宗派之间的联系已经降低。马思坦认为，事实上，学术上的宗教派别目前受到了压制，非宗教视角极为盛行。学术交流的主导语言是世俗语。

大学教育的思潮由宗教转为现世的变化是相当引人注目的。宗教服务转化为公共服务，神学成为道德哲学或道德心理学，科研结果代替了教义，学术自由比坚守信仰或教义更重要，职业技能取代了基督教品格。当赞助教育机构的社会重视科学知识的时候，课程就会从该角度进行设置，而不会从古典哲学家或神学家的角度教授。正如各个专业协会为其成员设定的教育标准一样，大学也依法炮制，提供给受过特别训练的专职人士。最后，宗教变得无关紧要了。马思坦评论道：

> 虽然很多宗教机构，以及一些大学神学院依然存在，宗教从大约一世纪前的中心地位沦落到了边缘位置。除了自愿组织起来的学生宗教群体，宗教在大多数大学的重要性与棒球队没什么两样②。

在过去一个半世纪中，设立大学的目的以及广义社会的本质出现了戏剧性的变化。20 世纪的大学校长主观认为，大学为社会服务，而这个社会则被假定是一个基督教社会。在 20 世纪早期，随着移民的大量涌入，以及对美国万花筒式的文化本质的认同，文化一元性不再受到肯定，因而宗教控制已不再可能。在多元化文化中，似乎高等教育机构的唯一选择只能是普遍性或宗教性。拥有任何宗教特性的宗教仪式与道德规范都不可能成为所有人的标准。大学教育成为建造全国性的、非宗派的文化的一个工具。一个统一、普遍的科学被赋予希

---

① Ibid. , 9.

② George Marsden and B. J. Longfield, *The Secularization of the Academy* (New York: Oxford University Press, 1992) , 33.

望来为统一的社会提供基础，而人们认为大学能够为这种想象提供领导者。科学的方法论被认为需要去除宗教信仰。多元化文化知识呼吁的是更加广泛、更少约束、更多技术的知识——换言之，是更世俗的知识。

世俗大学不仅认为宗教无关紧要，更是明确地把它排除在课堂教学之外。如果需要涉及宗教，它要么是人文科学的一部分，要么是社会科学研究成果的一部分，有自己独特的方法论和词汇。就算教职人员有宗教信仰，他们也应该将其作为个人信仰。奇怪的是，这个规则倒没有施加在女权主义者或佛教徒身上，而只是针对传统的新教学者以及天主教学者。传统基督教面对大学或职业世俗化，处在一个弱势的地位。新教的文化体制被教条的世俗主义所代替。

世俗主义不仅仅来自野心勃勃的世俗学术界人士和慈善家。在课堂中为世俗语戴上通用语的冠冕，这种现象的部分原因来自新教徒自己，他们向世俗的进攻俯首称臣。新教领袖自愿放弃教育领域。开放的新教领袖认为传统基督教信仰没有科学依据，因此容忍了 20 世纪大学校园里发生的变化。对科学真理的追求把文化推向前进，因而亦促进了上帝国度的发展。人们设想科学理性主义和自然主义不但不会与宗教真理相矛盾，反而会使宗教真理更完备，因此这二者也获得了自由发展。

回顾过去，新教世界的领袖似乎普遍低估了以自然主义和物质主义世界观为原动力的世俗主义的力量。马思坦指出，大多数人认为他们根据社会形势变化做出的改变，会增加基督教对美国社会的贡献。开明的新教主义允许以科学和职业来定义大学课程，将更高的宗教真理纳为一项选择，以此作为维护"基督教"在大学影响力的方法。但是，就很多大学而言，一旦发生了这种分离，宗教遗产就会失去力量，因此最终退出舞台。最后，基督教和美国文化不再对等 ——21 世纪开明的新教主义在面对这个问题时，不但没突出自己的身份，反而将其身份模糊。妥协，而不是预言性批判或小心甄别，导致在一个已建立起来的世俗社会中出现文化霸权。

民主多元化的国家文化建立后被用以削弱学术界里的基督教声音。新教主义在早期也许是社会的黏合剂，然而在多元化社会中，任何权利层面上，它都不可能行使该项功能。我们承认——新教统治的丧失以及高等学府中的多元化在我们看来并不只有负面影响。它反映了康斯坦丁式政教合一的破灭。但是，宗教在学术场合失去持有意见的权利，这一现象的确令人担忧。自然主义以及政治权利的勾结如此强大，以至于能在学术界将宗教的声音边缘化。

最后我们不得不问的是，大学究竟是否能够实现其目标，即，用建立在科学基础上的知识为统一的文化提供基础，是否真的可能存在这样一种完全中立的、客观的科学？知识探索难道不也是出现在能造就人们最基本责任感的社区语境中吗？自然主义也许能够为某些事实提供很好的解释，但却不能说明自己拥有放之四海而皆准的真理。排除其他观点、宗教和文化的做法没有逻辑根据。马思坦说：

> 今天，那种客观科学的想法似乎不再站得住脚，很多批评家都指出人类的道德理想反映出社群利益的特质，包括那些限制学术自由的因素。在现今语境下，我们似乎更应该将完美的社会理想视作是某种宗派观点，把为这些理想服务的科学家也视为一个宗派。认为"学术自由"是探索真理、开拓思维的科学研究之重要部分，所以应该排除所有宗教观点的影响，这种观念是错误的。它没有一点依据①。

当我们鼓励更多不同的观点时，才会有一个真正开放的大学，而它对多元主义的遵行和对多元社会的需要才会更实际。然而，既成的思维定式不易被撼动。19 世纪的新教主义不可避免地要被世俗康斯坦丁主

---

① Marsden, *Soul of the American University*, 434.

义所取代。

瓦妮塔和她的心理治疗师

在我们研究世俗对心理学以及心理治疗实践的影响之前，我们假设瓦妮塔有一位心理治疗师——戴维逊博士（Dr. Davidson），现代世俗大学的产物。瓦妮塔孩子学校的心理辅导员转介她去看戴维逊博士。瓦妮塔在他眼中看起来很抑郁。她诉说自己带孩子多么不易，自己心里多么悲伤。她说自己常会想家，工作和教养子女的双重责任压得她喘不过气来。她还讲了一些反复出现的噩梦，梦中她看见有人倒在玉米地里。戴维逊博士让她回忆童年，她说她在父母身边长大，他们对她十分疼爱，她也很爱自己的父母。听起来，她的家充满幸福和喜悦，是一个洋溢着爱的家庭。她的父母是福音派基督徒，一生都积极参与教会的侍奉。瓦妮塔是在一间有扩音器的紫色教堂里中被圣灵充满"向前伏倒"的（译者注：一些灵恩派基督徒相信圣灵充满时候的表现就是人会突然倾倒）。

心理治疗师戴维逊博士是一个 45 岁的白人男子。他从小在城市长大，在美国的一所研究性大学受训，成为临床心理治疗师。业余时，他喜欢登山和读小说。他往年的税收报告显示，他的年收入是 12 万 7 千美元。他已婚，有两个孩子，一个 12 岁，另一个 14 岁。两个孩子都在私立学校读书，成绩也都不错。他的妻子是当地一家公司的律师。

戴维逊博士接受过短期心理治疗模式的培训。他的工作主要针对健康保障机构的对象，因此疗程有限。他对瓦妮塔采取的治疗方式是：介绍民主的家教模式，重塑认知来处理抑郁问题，把缓解心理压力的方法描述给她听。他还让瓦妮塔阅读西班牙文的书，内容是用通俗的语言介绍抑郁症，并且告诉人们根据最新研究而得到的缓解抑郁的方法。他建议瓦妮塔写日记，记下自己的抑郁思想。

由于瓦妮塔提到自己有宗教背景，而研究发现又表明了灵性生活和心理健康有关系，于是戴维逊博士便鼓励用宗教治疗的方式，瓦妮塔倒是很高兴，只是发现他的语言一点都不灵恩。瓦妮塔顺从地完成了四个疗程之后就不再来了。她说那位心理治疗师亲切和蔼，可是讲述的内容不能引起她的共鸣。瓦妮塔并不认为治疗师的说法有误，她只是响应不了他，接不上他说的那些压力管理、育儿、内心自我谈话的建议。她感到这个治疗师跟牧师十分不同，治疗师提出的建议更多是技术上的，而非圣灵的启示。

世俗的心理

戴维逊博士的治疗方式反映了他的文化背景。任何学科，不管是美国文学还是社会科学，都不能够逃脱文化特质的影响。无论是形而上学的猜想，还是治疗模式，也无论是认识论的信念、研究方法还是研究对象，无一不受到文化影响——研究对象的文化背景是宗教性的还是世俗性的，会有截然不同的差别。心理学当代教科书不是从作者的脑子里突发奇想自己蹦出来的。它是过去 500 年历史变迁的产物。西方心理学是源自世俗化的历史发展：文艺复兴和启蒙运动，科技革命及美国资本主义。作为现世的当代学科，心理学量体裁衣般地配合服务于世俗社会。

在世俗心理学看来，每个人都是天赋人权，知识当有普世性且当被普天下的人一致认同，而宗教在公众场合则应当是中立的——这些都源自一个更大的政治背景。19 世纪以来，对人性的理解从一种固有的"本性"观念转变为通过一系列的"统计标准"来看待人性的构成，这种脱轨的改变辅助了世俗道德进化的理念——人类的道德进化是由人性来自主和牵引的。现世心理学显示的是对多元的、资本的、技术的、意识形态的——这些碎片组成的社会的需要，这丝毫不令人惊讶。

到底怎样一种思维过程引发了世俗主义，使其能用世俗语建立一个全新的理论系统？世俗的"心灵"（译者注：原文 Psyche 指心理/灵魂/

精神），如世俗政权和世俗经济一样，都是想象力的产物。现代世界，内在的自我是宗教信仰所托之处（如私人化的宗教信仰）。个体由自给自足的"自我"构成，这个自我被称作"人的本性"，本性当然也是独立而不受管辖的。控制个体的自然规律远胜于一切超验性的或宗教性的动力。现在，我们可以自然而然地谈论塑造人格的天生的心理力量，但是，在中世纪，这是不可能的事。当时，个人被视为上帝创世的参与者，而不是自治的自然界的扩展，在自然界中，个人可以决定自己的命运。今天，我们的生命轨道是个体决定的结果，以世俗的自然和社会为背景。自治的自然界替代了神创的世界。自然界有自己的法则。这些知识，经过仔细整理和验证，变得与任何神圣的真理一样确凿无疑。

世俗的霸权在心理学家小结案例所使用的语言中十分明显。写案例总结的时候，我们通常避免特例，对宗族或者种族差别都是如此。我们的总结无意中验证了世俗环境更深的自然主义假设：这是一个缺乏神的存在或神的力量的世界。下面就是一个例子：

评估的结果显示史密斯女士（Ms. Smith）表现出边缘型人格失调的特点：她有着不稳定且紧张的人际关系模式，无法预测且超出正常范围的愤怒，身份障碍，以及不稳定的情感。其他边缘型人格失调表现（自伤行为、自残、长期的空虚或厌烦感）在本次评估中尚未观察到，但不排除存在的可能。因而，针对史密斯女士的诊断，目前暂诊断为"边缘型人格失调（未定）"。

另外一种考虑与之前的结果不矛盾，即我们应考虑的是影响其人格功能的因素，她曾有一段婚姻，前夫酗酒且暴力虐待她。她长期依恋一位虐待她的男人，这表明在其人格功能中可能存在依赖特征。她与他人之间关系上的障碍显示出她有一种消极进攻的行为。

所有这些都可能与边缘型人格失调症共存，失调症中出现的混杂症状很常见，就史密斯女士的表现来看，这似乎就是她的问题。

本评估中的附加信息对史密斯女士的治疗也许有用处。但对她总体智力功能的评估表明，她的智力很可能处于通常智能的边缘范畴内（WAIS - R 词语方面的智商 = 82；执行方面的智商 = 84；全面的智商 = 82）。这种能力水平表明史密斯女士在有问题的生活情况下所具备的适应力不如智力功能更高的人。这亦表明了需要使用何种治疗方案，因为她对谈话治疗的反应不会像语言功能高的人那么直接或正面。这不是说谈话治疗对史密斯女士毫无用处，而是在与她交流时，应该用简单的词汇以及明确、便于观察的方法（比如行为自我记录），这对她也许最有帮助……

史密斯女士接受贝克抑郁量表（Beck Depression Inventory）测试的结果说明她有严重的沮丧情绪。在她总体人格结构中，可能有自杀的倾向（即使没有过明确的报告）。如果没有自杀历史报告，跟史密斯女士在这个问题上清楚地沟通是有必要的。如果在治疗史密斯女士的时候使用了抗抑郁药物，那么应该多次用贝克抑郁测量表监测她对药物以及心理治疗的反应曲线。如需持续监测，其治疗师容易做到。

测验的结果说明，史密斯女士表现出边缘型人格失调症的多种特征，同时还伴有依赖以及消极进攻的特征。她说，她现在极端地不安和抑郁；这种极度的心理困扰可以解释为什么现实中的测试如此困难。如果还没有弄清楚她是否曾有自杀企图，或有明显的精神病症状，那么应该对这些方面进行及时研究。①

注意这份报告的语言，它是世俗精神健康文化特有的类型。报告没说明史密斯女士的文化背景，也没说明文化是如何影响她的行为的。她的自我被当作受各种社会、生理和心理力量影响的自主个体。没有关于

---

① Adapted from R. L. Ownby, *Psychological Reports: A Guide to Report Writing in Professional Psychology* (New York: J. Wiley, 1997), 178.

史密斯女士属于某宗教团体的记录，也没有提及她是否进行灵性操练。报告也完全忽略了史密斯女士可能拥有的传统宗教资源。

世俗心理学中的宗教心理

20 世纪，作为一门学科的世俗心理学不是受到宗教机构而是世俗大学的影响。1901 年威廉·詹姆士（William James）在吉福德讲座中（Gifford Lectures）仍然能够为多种宗教经验进行辩护；[①] 然而当代心理学却没有建构在这位早期心理学家的愿景中。[②] 随着大学与宗教的脱离，宗教心理学被世俗心理学所替代。

以上我们探讨了教育机构根据所服务的公众，在其思想上出现的重大转型。大学为公众服务，而与教堂有关的教育机构主要为基督教团体服务。我们所提倡的心理学会为哪些人服务呢，是基督教人群还是更广泛的社会？如果后者更为重要，那么课程的语言和内容就应当改变，以满足该社会的需要。

心理学从宗教到世俗的转型是巨大的。心理学入门书籍占据了一个有利位置，能让我们权衡世俗语产生的影响：世俗语作为一种语言要反映出自由主义政府要求的世俗意识形态。伊丽莎白·莱尔（Elizabeth Lehr）和伯纳德·斯皮卡（Bernard Spilka）研究了 20 世纪 80 年代出版的 48 本心理学入门书籍中与宗教有关的内容，并将之与 20 世纪 50 年代到 70 年代出版的 200 本书籍做比较。[③] 与 20 世纪 70 年代的书相比，20 世纪 80 年代的书籍中有关宗教的内容明显增多。但

---

① 　William James, *The Varieties of Religious Experience*: *A Study in Human Nature*（New York: Modern Library, 2002）.

② 　Charles Taylor, *Varieties of Religion Today*: *William James Revisited*（Cambridge: Harvard University Press, 2002）. Charles Taylor 对 James 宗教观点的分析说明了在隐含的假设以及宗教在心理学的未来角色之间也许存在更多的持续性。

③ 　Elizabeth Lehr and Bernard Spilka, "Religion in the Introductory Psychology Textbook: A Comparison of Three Decades", *Journal for the Scientific Study of Religion* 28（1989）: 366 – 371.

是，20世纪80年代的书籍中有关宗教内容的引用数量，以及引用长度则有所下降。之后的引用，主要是非研究性质的。虽然作者对宗教资料的评估没有偏见，选择的例子却倾向于负面地呈现宗教。宗教心理学的出版刊物虽已有百年历史，但是就宗教心理学而进行的研究却还是很罕见。

还有一个例子，是近期对戈登·奥尔波特作品的分析。奥尔波特成长于宗教环境中，他开始职业生涯时就对宗教问题持敏感的态度。他的书《个体及其宗教》（*The Individual and His Religion*）被认为是经典之作。[1] 但是，奥尔波特本人反对用"人格"这样充满道德承载的语言来描写个体，而更倾向于使用"个性"这种中立语言。[2]

我们想要进行的讨论不单是要说明宗教在现代心理学中遭到了忽视，而且还要说明论述中出现了转型，意义出现了隐含的转化。举个例子，我们对痛苦的理解就被世俗化了。痛苦不再被理解为来自上帝的惩罚，而被认为是违反自然定律的结果。阿萨德（Asad）认为这并不是因为出现了超出隐喻的替换，而是痛苦的概念发生了语法上的变化[3]。关于罪与罚的论述被丢弃在了一边，另一个把痛苦客观化地放置在一种机械的自然观中的论述得到了青睐。这个变化尤其彰显在（医生）把关于痛苦的问题完全隔离在罪、邪恶和惩罚的问题之外。现状就是，人们不仅抛弃了超越性的语言，还完全倒向那种关于外部刺激和痛苦体验的语言。[4]

世俗的自我叙述就是一个个体，有启动行为的能力。所有的外在力量都是对这种自治的潜在威胁。因而，我们不是启动者就是受害者。受难则是处在一个被动的状态。痛苦被看作是被动的，而不是存在于关系

---

① Gordon W. Allport, *The Individual and His Religion*: *A Psychological Interpretation* (New York, Macmillan, 1950) .

② See Ian Nicholson, "Gordon Allport, Character, and the 'Culture Of Personality', 1897 – 1937", *History of Psychology* 1 (1998): 52 – 68.

③ Talad Asad, *Formations of the Secular*, 46 – 47.

④ Asad，这亦是世俗主义让基督教社区避免成为单纯神义论的例子。

模式中。在世俗模式中，痛苦通常会被消解掉。痛苦是通过某些方式表达出来的，但表达方式取决于与人的关系。真诚地接受痛苦，把它当作受难正是基督徒的信念之一。否则，一个人又怎么会自愿地为他人牺牲呢?①

在世俗自我中，真诚的概念亦有不同含义。阿萨德指出：

> 那个对自己来说是真理的想法不仅被理解为一种道德职责，它还意味着一个世俗自我的存在，而自我的权利可以通过真诚的行动得到证实。自我的世俗存在包含在一个事实之中：它是超验（诗歌的或宗教的）经验的先决条件，而非结果②。

充满讽刺的是20世纪心理学向世俗语论述的转型与新教主义密切相关。凯斯·米德（Keith Meador）指出了开放的新教徒对此的影响，其中就有查尔斯·克莱顿·莫里森（Charles Clayton Morrison）。1908年，他的《基督教世纪》(*The Christian Century*) 成为象征当时心理学智慧的"治疗性"福音的催化剂。③ 米德认为心理学开始"重新叙述"新教神学，将其作为对人类本质和行为在功用上的研究。这个过程包括了与杜威、弗洛伊德、哈尔（Hall）以及詹姆士作品的大规模联盟。对后者而言，宗教被有效地与心理学研究相融。有关救赎的问题被詹姆士重新理解，自我被定义为卓越、自发为自尊和成长的基础。这成为了自

---

① 关于基督教神学中，耶稣的虚己论，或自我倾空论（kenosis），参见 Nancey Murphy, "Theological Resources for Integration", in *Why Psychology Needs Theology: A Radical - Reformation Perspective*, ed. Alvin Dueck and Cameron Lee (Grand Rapids: Eerdmans, 2005), 42 - 45. 有关相同的简介请参考 Randal Lehmann Sorenson, *Minding Spirituality* (Hillsdale: Analytic Press, 2004), 16 - 17.

② Asad, *Formations of the Secular*, 52.

③ Keith G. Meador, "My Own Salvation: The Christian Century and Psychology's Secularizing of American Protestantism", in *The Secular Revolution: Power, Interests, and Conflict in the Secularization of American Public Life*, ed. Christian Smith (Berkeley: University of California Press, 2003), 269 - 305.

助文学的《创世纪》：以应用心理学为名，以新构建的科学心理定义来代替神学词汇。心理学宗教因为《基督教世纪》之类的刊物而影响甚大。

最能被世俗政权接受的宗教必须与世俗最为相容。从诸如社会学和心理学这样纯粹的现代学科的角度，宗教经验被理解为社会和心理学进程的结果，而非来自超验的影响或一个典型的神圣人物。从社会科学的角度来看，宗教是以教会的出席率以及个人宗教的主观重要性来衡量的。如此的宗教观念符合世俗政权：它既是中立的又是被动的。有人可能会说这是已经被驯服的观念。

世俗心理学和平吗？

我们希望本书勾画出和平心理学。现代心理学的建构平台，也就是世俗主义，是否和平呢？世俗主义与基督教一样都是宣称和平的信仰。事实上，自由世俗主义宣告自己比以上帝之名而征战的宗教更和平。对世俗主义者来说，支持这一说法的主要事件是新教与天主教（1618—1648）之间的战争。民主自由主义旨在超越传统，避免传统之间的纷争。在接下来几个世纪里，宗教战争继续发生在爱尔兰天主教和新教之间，以及犹太教和伊斯兰教之间。因而，宗教被认为是充满激情、缺乏理性而且具有暴力的。无宗教的民族国家任务之一就是要抑制宗教狂热主义。

约翰·米尔班克（John Milbank）认为世俗学说与"暴力存在论"沆瀣一气。也就是说，世俗社会理论认为一种力量应该由另一种力量来平衡，这是深深根植于西方社会的观念。他并不认为世俗理性能够抑制暴力。后"9·11"的伊斯兰教徒被指责具有暴力倾向，不接受世俗主义，并拒绝进入现代世界。[①] 自由暴力是世俗理性本身普世化的暴力。

---

① Milbank, *Theology and Social Theory*.

它认为人们有权用暴力将世界从暴力中救赎。自由政治建构在文化一致性之上，企图达到人类一致性。如果理性失败了，暴力就不可避免。阿萨德观察到：

在世俗救赎政治中，没有救赎者通过自己受难从而拯救罪人的说法。亦没有关于邪恶的神学理论用以区分不同种类的受难。（"邪恶"仅仅是罪恶，以及令人震惊的坏事的最极端形式）相反，那些愿意通过变得更有人性而被拯救的人则要准备承受痛苦。不仅仅暴力对象不同，世俗神话还通过暴力元素把乐观的普世性赋能与悲观的人类动机理论（惰性和根深蒂固是其显著特征）连接在一起。如果世界是一个需要被救赎、充满黑暗的地方，那么人类的救赎者，这个世界的居住者之一，必须首先要救赎自己。救赎这个世俗世界的工程需要自我救赎，这意味着丛林终究还是存在于园丁自己的灵魂内。因而，这个世俗神话的结构与耶稣牺牲救赎的故事不同，这个区别使得使用"神圣"二字来同时描述二者可能使人费解。我在这里所说的两种结构各自表达的是不同的主观，调动的是不同的社会活动，援引的是不同的时间模式①。

作为一项工程的世俗主义比表面上充满分歧的宗教更能够抑制暴力吗？世俗政权自认能够保证宽容，消解暴力。据说世俗主义在根本上是和平的，一个在宗教上中立的政权能够抑制暴力。但是，世俗主义又是如何推进自己的目标并且传递信息呢？可以假设是通过和平方式。但是，民主自由主义的记录却推翻了这样的假设。康斯坦丁式的世俗主义并不和平。

考虑到上文所描述的世俗影响，西方心理学可能产生一系列的结果：（a）宗教作为心理学家的研究对象，在很大程度上倾向于将焦点放

---

① Asad, *Formations of the Secular*, 61 - 62.

在个体的私人信仰和经历上，（b）出现的心理学必须被任何理智的质询
者所理解，无论它是宗教传统，还是种族传统，（c）由于受了医学模型
治疗法训练的治疗专家的影响，治疗对象在治疗中学习使用世俗语。相
反地，我们认为，治疗专家对治疗对象的宗教信仰应以尊重来回应，而
不是对治疗对象强加实行某一种治疗法。世俗主义者和宗教徒都有可能
把自己的价值观强加在治疗对象身上——无论事情是有关聆听上帝的声
音、宗教戒律还是宗教用语；也无论是堕胎、离婚或是同性恋。和平心
理学由治疗对象的传统出发，与治疗对象共同探讨传统所带来的是负担
还是馈赠。

希西家王之墙

　　世俗语与宗教特性之间的紧张关系在一堵古墙上展露无遗。再次回
到圣经叙述，我们现在在犹太帝王统治的中东地区（《列王纪下》18 -
19）。希西家王（Hezekiah）品性正直，是大卫的后裔，他现在是犹太
人的帝王，其领土覆盖以色列两个王国的南部。中东的大片土地被亚述
占领，亚述王国是主导宗教事务的军事帝国。由于长期遭受亚述王的威
胁，希西家王为了能够避免与敌军直接冲突，便给予敌军皇宫的金饰以
及其犹太殿宇。但是现在一个不可避免的事情降临在他身上——耶路撒
冷成为入侵和征战的目标。

　　亚述人将城市重重包围。在数月的艰难斗争之后，希西家王发现自
己面临两种对话：一种发生在城墙之后，一种发生在城墙之上。① 第一
种对话针对犹太社区，第二种对话跨越种族和宗教界限。城墙之后的对
话使用的是希伯来语，一种特别的语言被持有不同目的的人使用。城墙
之上的对话使用的是亚兰语，是当权者的通用语。希伯来人尊崇上帝，

---

① Walter Brueggemann, "The Legitimacy of a Sectarian Hermeneutic: 2 Kings 18 - 19", in *Education for Citizenship and Discipleship*, ed. Mary Boys（New York: Pilgrim Press, 1989），3 - 34.

因而怀疑亚述帝国的力量。世俗的亚述人怀疑上帝的存在并且坚称自己帝国具有普世性。

亚述王派遣自己的大将进行了一场心理战，向整个城市宣告一系列政策。亚述王的大将在城墙上以希伯来语，公开质疑了犹太人上帝是否存在，他们是否忠诚。他嘲笑了希西家王顺从神旨、与埃及联盟，以及对亚述国长期的进贡。大将的目的是削弱他们的士气，强迫他们居留，撤出包围耶路撒冷的亚述军队到更能获益的战场去。

希西家王做出回应，派遣了他的王宫总管以利亚敬和几位成员前去城墙与亚述人谈判。亚述王的大将用希伯来语大声地警告整个城市弃暗投明，选择生而不是死，因为亚述王势在必得。以利亚敬请求那名大将使用外交国际语：亚兰语，从而能够让对话在两个政权间秘密进行，不让其他人听到。但是那名大将不予理睬，仍然使用希伯来语。

以利亚敬向希西家王报告了城墙上的谈话。在城墙后面的一座宫殿中，希西家王撕裂自己的衣服，披上麻衣。他用希伯来语呼唤先知以赛亚，以赛亚向他发出一个预言，说犹太不会被敌人颠覆，反而是亚述一方将遭受失败。希西家王发现自己处在不同叙述层次的冲突之中。城墙之上是交战双方的政治对话。聚集地点是公众场合，谈话内容缺乏宗教宽容。希伯来语中强大的宗教与道德意义成了武器，使人民气馁，为亚述的商业语言（亚兰语）打开殖民的道路。城墙后面对信仰则充满激情与活力的探索，包括最为亲密的：交流、分担弱点以及启示。希西家王在城墙后面的努力斗争使用的全是希伯来语。

通用语在公共场合的公开扩张给方言带来了压力，基于普世化的利益将方言的特性减到最小，把需要费工夫学习的特性除去。这种紧张形势潜在地带来了巨大的道德后果。亚兰语是现代世俗语的先驱，如同青铜年代的防御一样，它轻易地取代了当地的宗教以及种族传统。

　　毫无疑问，历史上的世俗主义企图束缚宗教狂热。但是在对宗教的不宽容报以战争的时候，它遮掩了自己的盲点。我们已经表明，我们尊敬世俗的优点，但是同时我们支持公共场合应该存在宗教多样化。① 正如世俗主义将公众生活隔离在宗教教条之外，它也忽略了值得倾听的尊重和伦理价值取向。世俗叙述太有限，不能支持本身所谓的多样性，而神权法制对多样化社会来说又过分独特。在此情况下，基督教不能为公共生活提供有权威的规范。没有任何宗教传统能够规定他人在公共场合应使用何种道德模式，但是每种声音都应该利用其尊崇的道德权威。我们需要的是更为诚心地欣赏多元文化生活中的复杂性和模糊性。

　　我们相信，在公共场合中，由于语言而产生的焦虑对心理治疗有很深的暗示作用。我们认为在心理治疗中，治疗对象对使用母语有所顾忌的原因之一是该语言在公共场合不受欢迎。我们主张，在公共场合应该鼓励种族和宗教对话，治疗对象应该被赋权在治疗中使用自己的宗教语言。这在我们辩论公共场合中"私人"语言所起的作用时是最为重要的出发点。由于对于心理学专门用语在意识形态上的力量有了一个全新的认识，所以赋权给治疗对象，让他们使用自己的语言就更加困难。西方心理学治疗的语言倾向于使当地话语使用者保持沉默，并且剔除当地方言，这个模式也反映了发生在非西方话语者身上的情况，并不仅仅是说公共宗教野心勃勃、充满暴力，或者私人宗教被动而且软弱无力。我们希望的是一个能够出现多种语言的公共场合。并且，在治疗语境中，信仰语言应被放在核心位置，得到重视，而不是仅仅被认可为多样化教育的一项，放入浅薄的治疗课程中。

　　意识到心理学的复杂性，以及世俗主义被认同并得到强化，和平心理学家必须恢复自己的传统。这并不是关于控制治疗对象的问

---

　　① 　William E. Connolly, *Why I Am Not a Secularist* (Minneapolis：University of Minnesota Press，1999）.

题——而是彻底地肯定他人，承认个体多姿多彩的特性。这些色彩为真实的治愈本质提供线索，从而转化治疗对象的苦难。意识到世俗主义语言隐喻所具备的力量，我们将在下一章谈论另一种语言——母语的重要性。

第五章　术语重围之中的母语

哪些东西是属于现实王国的范畴——这些认知来自于我们所使用的语言。我们拥有的概念决定了我们在这个世界上拥有什么样的经验。

——彼得·温奇《社会科学观及其与哲学的关系》

科学如何被应用的问题是一个政治问题……如需应用它（科学），则应该在当地由当地人在当地范围进行，以本地概念中的健康来作为应用标准以及评价准则。

——温得尔·贝里《生活是个奇迹》

缺了一个词，我也许会遗漏重要细节。缺了一种语言，我就不可能理解一个充满微妙色彩与意义的世界。没有语言，我在与别人交往以及通过与他人的关系被认识了解时，便会失去自己的身份。有了合宜的词汇，我就可以有效地建构个人世界与社会世界。掌握一门语言，我便有机会处理与人及与事的关系。在我学习使用不同语言（教会语言和世界语言，基督教语言和心理学语言，世俗语言与神圣语言，罪的语言与病理语言）时，情况便是如此。

无论是孩童牙牙学语，还是作为专业精神保健医师接受培训，我们都在继承语言。上一代用智慧的语言教导下一代关于通奸、金钱与战争的事情。之后在大学校园里，老师教我们心理学世俗语言，以理解精神分裂症、精神发育迟滞，以及抑郁症。在每一种文化中，人们都是通过语言被教导一种看待世界的方式①。语言塑造了我们建构自己的生理世界、社会世界、物质世界及精神世界的方式。语言还使我们形成了处理与其他社群关系的方法。

文化各有不同，其中产生出的语言也各不相同，我们对此不应该感到奇怪。如果一个人只生活在一个单一文化的世界里，那么那个人很可能就是单一语言使用者。如果一个人跨越几种文化，那么此人必定会成为多语言使用者②。本章，我们要探索我们所习语言的相似与差异③。

我们使用的语言对心理治愈有深刻的影响。寻求心理治疗的人会学习治疗师的语言和价值观，而这种语言又会塑造治疗师观察来访者的关注点的方式，以及回应其问题的方法。有证据显示，来访者甚至会开始采用治疗师的语法和句型④，甚至在某种程度上还会承袭其价值观⑤。

如果治疗师只使用来自世俗心理学理论及其概念中的语言，那么来访者会学习使用他们听到的词汇。对治疗师来说，其中的风险就是他/她的治疗语言无意间取代了来访者遵循道德准则的语言，由此也取消了

---

① Benjamin Lee Whorf, *Language, Thought, and Reality: Selected Writings* (Cambridge: Technology Press of Massachusetts Institute of Technology, 1956).

② Daniel Bogert - O' Brien, "Against Global - Speak", *Encounter* 17 (2004): 9 - 13.

③ 我们所说的语言并不是字面上的意义，如西班牙语，菲律宾塔加路族语或者广东话。我们在此所指的是比喻性地将宗教和文化作为语言，认为这些语言有独特结构，能在治疗中塑造交流。

④ Naomi Meara, Harold Pepinsky, Joseph. W. Shannon, and W. A Murray, "Semantic Communication and Expectations for Counseling Across Three Theoretical Orientations", *Journal of Counseling Psychology* 28 (1981): 110 - 118; Naomi Meara, J. W. Shannon, and Harold Pepinsky, "Comparison of the Stylistic Complexity of the Language of Counselor and Client across Three Theoretical Orientations", *Journal of Counseling Psychology* 26 (1979): 181 - 189.

⑤ Timothy Kelly and Hans H. Strupp, "Patient and Therapist Values in Psychotherapy: Perceived Changes, Assimilation, Similarity, and Outcome", *Journal of Consulting & Clinical Psychology* 60 (1992): 34 - 40.

来访者的疗愈希望——因为来访者疗愈的希望总是与他/她的世界观一致，在其世界观中这种希望才是可理喻的。因为考虑到治疗师的语言强加到来访者身上的风险，我们通过包容接纳来访者在治疗中使用的母语来完全肯定来访者的身份。为了使来访者得到和谐和疗愈，应对其母语中所包含的种族和宗教的细微差别仔细思考、转译、评估，并与来访者达成一致。基于上一章的讨论，和平心理学治疗师认为，最好的治愈是建立在来访者的母语和其民族的本土文化上。为了实现这样的治疗，和平心理学治疗师必须要掌握多种语言。

　　本章我们会探索"第一"语言与"第二"语言之间的关系。第一语言或母语，是当地语言，传承种族，传递情感，能表达微妙的诗意。相反，第二语言，乃术语，更具距离感、实用性、契约性和广泛性。"世俗语"以及"心理学语"都是术语的例子，但是这些语言一旦被熟练掌握，就可能成为母语。我们所说的第二语言同时包括字面意义和比喻意义①。

　　这里有两点警告。其一，母语通常是人习得的第一语言，虽然这不是绝对情况。任何第二语言如果被掌握得得心应手，那么在运用时，会脱口而出，就像第一语言一样。宗教人士能很好地掌握宗教信仰语汇，使其成为第一语言。其二，虽然我们建议治疗师尊重第一语言，但是我们反对将母语不切实际地理想化。如本章接下来要解释的那样，第一语言可能与负面经验相关。

　　第一语言与第二语言之间的差别为治疗专家带来了一系列问题。这些语言我掌握得多好？什么时候使用？哪种语言作用更大？它们有相对的优点与弱点吗？这些语言之间是否可以互译，还是它们完全不可对应？由于第一语言和第二语言各自有其句法、语法和词汇，最终语言使用的选择还是取决于治疗师的智慧与洞察。

---

　　① 有关第一语言与第二语言的创造性使用，参见 Ted Koontz, "Thinking Theologically about the War in Iraq," *Mennonite Quarterly Review* 77 (2003): 93 - 108。

我们相信，和平心理学能够使说本族语的人给母语尊荣。在过去的几个世纪中，人们逐渐发现了殖民者的语言输出所带来的破坏性影响。[①] 如果治疗师不能认可来访者使用自己的宗教语言，那么治疗师无形中实施的暴力则会深刻影响某些来访者的心灵。我们主张，在和平心理学中，真正的多元文化主义应该意味着用母语来进行心理治疗——只要来访者有这个意愿——必要时才使用第二语言[②]。在心理治疗的公共领域[③]，是由来访者而非治疗师来决定是否使用母语和术语，还是两种语言交替使用。

我们从探索第一语言和第二语言中影响身份和心理治疗的语义和情感差异开始。我们会再次追溯回希西家王，看看母语和术语在他的生活中是如何起作用的。接下来，我们要考察属于两种不同语群的信仰语言和心理学语言，并用莫妮卡（Monika）的案例（莫妮卡因饮食问题与她的父母产生争执）来证明该说法是显而易见的。最后，我们会勾勒出我们的语群中内含的逻辑，并以帕特里西亚（Patricia）为例，看看她是如何通过回归母语的灵性来让自己的信仰复苏的。

语言与身份构成

布基纳法索（Burkina Faso）曾是法国殖民地，现在拥有万花筒般的文化与语言。外国人把自己的语言带了进来，并大权在握，因而他们的语言便成为官方语言。受过教育的布基纳法索人讲法语，但是，相对而言，法语在布基纳法索人的日常交流中不常使用。往返于

---

①　Edward Said, *Orientalism* (London: Routledge and Kegan Paul, 1978).

②　基于伦理整体性以及明确性的原因，我们必须强调，重点是在接受医治的对象的第一语言上，而不是治疗专家的第一语言上。本章关注的是一种矛盾：在治疗中，必须首先知道治疗师的母语，然后治疗师才能成功地从伦理上肯定治疗对象自己的母语。

③　就心理治疗的公共本质，我们是指心理治疗受到公众准则的塑造。我们并没有说隐私遭受侵犯。

村庄之间的当地人用的是当地的贸易语言——丘拉语（Jula）。而在村里，诸如南内积语（Nanerge）的土语可能才是母语，不过在市集上人们总是讲丘拉语。南内积语就是典型的第一语言或母语，有地区性的本质和当地的口音。南内积语是社区内部处理关系的语言，而丘拉语（第二语言或者商业语言）则为社区间的互动提供便利。商业语言也许能够反映政治权力的殖民式存在，或不同语境中普通词汇意义联想的转换。

母语和术语之间的区别对北美移民着实明显。我（AD）母亲的第一语言是德语，德语是我幼年时的教堂用语和家庭用语。母亲在祷告、做梦和读圣经时，都用德语。虽然我在高中和大学都学习德语，但它却没能成为我的母语。母亲即使最终在子女上学的时候学会了英语，她的发音仍然不标准，语法也是德语语法。她把英语作为商业语言，用来付款、存钱、问路和安排工作日程。德语是信仰语言和家庭用语，英语则是用来应付加拿大文化的语言。

词汇及其意义能表达出自我认知（身份感），这使得语言差异的重要性不言而喻。倘若语言与身份感有关，那么在心理治疗中认可语言差异则甚为重要。举个例子，美国人和日本人在自我描述中各不相同。研究显示，美国人更倾向于详述私下的自我：态度、信仰以及个性。相反，日本人则倾向于把对自我的描述与社会角色、群体归属以及与他人的共生依赖挂钩。西方人更乐意给自己正面描述，而日本人通常较少进行自我褒扬①。此外，情绪（积极或者消极）似乎都由文化塑造。哈泽尔·马库斯（Hazel Markus）以及北山忍（Shinobu Kitayama）发现，美国人表现的积极情绪多于消极情绪，而日本人表现的积极情绪与消极情

---

① Shinobu Kitayama, Hazel Rose Markus, Hisaya Matsumoto and Vinai Norasakkunkit, "Individual and Collective Processes in the Construction of the Self: Self - Enhancement in the United States and Self - Criticism in Japan", *Journal of Personality & Social Psychology* 72 (1997): 1245 - 1267.

绪相当①。个人学到的语言似乎在无意识的情况下塑造了其身份感。

接下来的研究发现了一个很有趣的现象：仅仅通过改变语言，一个人就能够进入上述亚洲式的自我认同范畴。麦克·罗斯（*Michael Ross*）和他的同事让在中国出生、生活在加拿大的双语人士用"我是……"②为开头的句子来描述自己，但是有一个特殊的要求：他们在作答时，要么用中文，要么用英文。结果显示，与用英文作答的人相比，那些用中文作答的人，在自我描述中对身份有更多的集体性描述，他们对自己的中国传统有更多积极的情感，但是自尊心的得分较低。这表明"他们的东亚身份认知与西方身份认知可能是被归在其双重文化的不同认知结构上，每一种结构都由其对应的语言支配"。③对自传性回忆的研究也肯定了这个结论。说俄语及英语的双语者在使用俄语时，能够更好地忆起其人生中说俄语时期所发生的事件④。而当他们使用英语时，他们会更好地记起说英语时期发生的事件。语言和身份似乎紧密相连。

夏洛特·伯克（Charlotte Burck）就双语对第一语言与第二语言谈话本质的影响进行过重要研究⑤。她采访了 24 名双语成年人，并且分析了他们成长以及学习两种语言的自传性描述。这 24 名参与者告诉她，他们觉得自己在讲不同语言时，有不同的身份。一位在英国长大的西西里妇女说：

---

①　Hazel Rose Markus and Shinobu Kitayama, "The Cultural Construction of Self and Emotion: Implications for Social Behavior", in *Emotion and Culture: Empirical Studies of Mutual Influence*, ed. Shinobu Kitayama and Hazel Rose Markus (Washington: American Psychological Association, 1994), 89 - 130.

②　Michael Ross, Elaine Xun, and Anne Wilson, "Language and the Bicultural Self", *Personality and Social Psychology Bulletin* 20 (2002): 1040 - 50.

③　Ibid. , 1040.

④　Viorica Marian and Ulrich Neisser, "Language - Dependent Recall of Autobiographical Memories", *Journal of Experimental Psychology: General* 129 (2000): 361 - 368.

⑤　Charlotte Burck, *Multilingual Living* (Basingstoke: Palgrave Macmillan, 2005) .

　　你会变得很擅长表演，因为你在说英语的群体中这样表现，然后突然处于说西西里语的群体中，你就要有不同的表现，穿着，服装，语言……尤其就语言而言，你就像住在一个无人区。你不属于任何一方……这是你生活中觉得被孤立的一个相当重要的因素。你有这个双重人格，只有在你慢慢长大以后，你才会去欣赏它①。

　　他们表示，当使用第一语言时，他们的表达更富情感，与他人也更觉亲近。他们感到自己在使用母语时更加真实。伯克认为：

　　第一语言通常被认为有特殊的性质，被形容为创造、写诗、游戏以及表达幽默的语言。第一语言使人放松，一个人在第一语言里自然不做作，可以产生"在家"的感觉，相比之下，后习得的语言会带来挣扎感。第一语言能够催生归属感以及真实感。第一语言被赋予的意义对说话者还有构成作用——人们认为自己在使用第一语言时更具表达力、幽默感，更是"自己"。第一语言也可以承载象征意义、民族身份，因而能被用来发表政治宣言②。

　　有观点认为，第二语言更为正式，更使人受约束，因而毫无疑问很难具有幽默感。大多数情况下，第二语言会带来隔阂，这不只针对语言本身，对使用者自己亦是如此。但是，有些人在使用第二语言时感到表达更自由，比如在使用秽语，以及谈论性爱的时候③。一位中国女性就

---

　　①　Charlotte Burck，"Living in Several Languages：Implications for Therapy"，*Journal of Family Therapy* 26（2004）：330.

　　②　Ibid.，321.

　　③　1911 年 Sandor Ferenczi 也对此做出了报告。Sandor Ferenczi，*First Contributions to Psycho - analysis*，trans. E. Jones（New York：Brunner/Mazel，1952）.

认为说英语让她更具进取心，她可以用英语表达一些不被自己文化接受的事情，说一些用普通话——她的第一语言所不能说出的事情。她说道：

> 当然，愤怒也能够用英语表达。特别是在中国文化中，愤怒是需要被压制的，而用英语表达则更容易。即使有时我不必把愤怒表达出来，我会将它藏在心中，通过英语感受到这种愤怒①。

因而，有一些社会政治的意义内含于第一语言和第二语言之中。一位学习英语，但母语是绍纳语（Shona）的津巴布韦男性说道：

> 它产生了一种影响，我个人开始觉得英语比绍纳语高级。这是某种程度的文化帝国主义，对此，我能够意识到，而且我越是能流利地使用英语，我越是想跟那些我明知不会说英语的人用英语交流……我还故意用他们不懂的复杂词汇，炫耀：你看，我的英语比你的好……这很像一种内化了的种族主义：觉得讲绍纳语真的很丢脸。②

双语和心理治疗："弹一架缺少琴键的钢琴"③

双语对心理治疗以及自我身份认知都存在重大意义。在像洛杉矶这样的多文化城市里，常常见到持第一语言为西班牙语、广东话或菲律宾塔家路语的来访者。但是，心理治疗却通常用英语进行。在这样的治疗里，我们遗漏了什么，又收获了什么？

由于母语既有正面作用又有负面作用，心理治疗专家最好能对这两

---

① 1911 年 Sandor Ferenczi 也对此做出了报告。Sandor Ferenczi, *First Contributions to Psych o – analysis*, trans. E. Jones (New York：Brunner/Mazel, 1952)．, 322 – 323.

② Ibid．, 324.

③ 此为一位双语使用者对第二语言做出的评价。Burck, "Living in Several Languages", 322.

方面都进行探索。如果某人的母语有负面作用，那么除非在治疗中该母语得以使用，否则治疗师可能永远不会知道这些负面作用。许多证据显示，可能存在这种模糊关系，而且治疗过程使用母语会带来好处。就弗洛伊德的安娜·欧（Anna O）案例而言，安娜表现出了复杂的症状，包括麻痹、痉挛以及表达性语言障碍。她经常无法使用自己的母语——德语，因此她用的语句由她知道的其他语言的词混合而成。状况好的时候，她会用意大利语和法语。① 拉尔夫·格林森（Ralph Greenson）报告了一名从澳大利亚移民到美国的女病人的情况②。她对很多东西上瘾，并对自己的母亲充满强烈的敌意。她在治疗中更愿意使用英语，这样在她想使用秽语的时候，她不会感到那么下流。她在使用德语的时候更加充满敌意。她说："我觉得，在讲德语时，我会记起那些想遗忘的事情……说德语时，我是一个惊慌失措的肮脏小孩，而说英语时，我却是一位紧张的淑女。"③ 俄多尔多·卡拉夫（Eduardo Krapf）观察到病人在使用第二语言的时候能够调动起自我防御系统，保护自己远离焦虑与恐惧。④ 他鼓励心理学家使用来访者的第一语言与来访者交谈。路易·马科斯（Luis Marcos）和列欧尼尔·乌尔酷沃（Leonel Urcuyo）证实，来访者在使用习得的语言时，可能会发生和自己的情感剥离的现象⑤。库斯托斯·卡萨夫达基斯（Kostos Katsavdakis）和同事将研究发现总结如下：

---

① Kostas Katsavdakis, Mohamed Sayed, Anthony Bram and Alice Brand Bartlett, "How Was This Story Told in the Mother Tongue? An Integrative Perspective", *Bulletin of the Menninger Clinic* 2 (2001): 246 – 265.

② Ralph R. Greenson, "The Mother Tongue and the Mother", *International Journal of Psycho – Analysis* 31 (1950): 18 – 23.

③ Ibid. , 20.

④ E. Eduardo Krapf, "The Choice of Language in Polyglot Psychoanalysis", *Psychoanalytic Quarterly* 24 (1955): 343 – 357.

⑤ Luis R. Marcos and Leonel Urcuyo, "Dynamic Psychotherapy with the Bilingual Patient", *American Journal of Psychotherapy* 33 (1979): 331 – 338.

　　首先，不同的防御机制能分别与母语或习得语言相联系。习得语言可以被用作补充性超我，帮助抑制不想要的性冲动与攻击冲动。与失丧以及耻辱有关的悲伤感亦能够通过习得语言这个媒介，转化为潜意识。但是，有时习得语言具有适应性功用，将无法忍受的焦虑潜意识化。其次，当使用母语的时候，由于其强烈的情感联系，形象会更为生动、真实，特别是在涉及秽语或者与性有关的词汇上。相应地，当个体从母语转到习得语言或者从习得语言转到母语时，就会产生情感转换。再次，个体的自我感，以及与他人相关的自我认知能够依照所使用的语言而发生转移。最终，根据所使用的语言，能够调整传递与反传递范式。①

　　治疗师应根据人种、种族特性、文化以及殖民地化等情况，处理好使用第一语言与第二语言的经验与差异。由于某些问题只能以第一语言交流，来访者应该受到鼓励，在翻译或治疗助理的帮助下使用自己的母语。但是也应该记住，在某些情况下，来访者在使用第二语言时会感到更自由，因为谈论的话题可能是第一语言文化中的禁忌。

　　反过来，母语也许关联着一些资源，它们只有被开启后才能在治疗中出现。雷蒙·卡拉马·阿里（Ramón Karamat Ali）指责上文提及的精神分析理论家将病理与语言联系的行为②。阿里认为，语言代表了文化，使用第一种语言就是进入该语言相关的文化资源：行为准则、内在叙述、情绪规范、共同信仰、幻想、神话等。我们同意他的观点。如果人们的宗教和价值观是用第一语言习得的，那么用第二语言也许就不能对其进行表达。当价值观被认为是更加复杂时，与第一语言相联的宗教经历也许就会被看作是个人的事，或不重要，因而受

---

　　①　Katsavdakis, "How Was This Story Told", 252.

　　②　Ramón Karamat Ali, "Bilingualism and Systemic Psychotherapy: Some Formulations and Explorations", *Journal of Family Therapy* 26 (2004): 340 - 357.

到压抑。

　　如果我们把对第一语言和第二语言话语者的身份进行的研究结果应用在有宗教信仰的来访者身上，会出现以下情况：那些在拥有特定语言和习俗的宗教文化中长大的人可能觉得自己有双重身份。一种身份可以展现在更大的公共环境（包括心理治疗）中，而另一种身份代表自己的本土宗教社群。在第一语言中，作为母语的宗教语言也许承载着相当大的正负情感。如果使用贸易用语，有宗教信仰的人也许会感到与治疗师有隔阂，因此要建立治疗联盟也许会更困难，因为他们可能会更拘谨保守，不会那么轻松幽默。他们还可能使用心理治疗的术语来表达在其宗教群体内不被接受的关注点。最重要的是，如果来访者的母语得不到使用和认可，那么其丰富的叙述遗产以及疗愈资源也许不能被治疗师所采用。

信仰的语法

　　乔治·林贝克（George Lindbeck）曾是耶鲁大学的神学教授，在他生命中的前 17 年，他和做传教士的父母一同在中国生活，"二战"期间他才离开中国去上大学。乔治·林贝克在洛阳长大，这个曾经拥有辉煌历史的古都，现在却很黯淡，这种强烈的对比让他着迷。他讲述了他是如何热爱中国文学，如何通过聆听他的中国通父母与中国访客之间的谈话而吸收中国文化的。他发现他能够在精神上做一名虔诚的基督徒，而在仪态上却深具儒家精神内核。①

　　他说，正是他在中国的生活经历推动了其宗教的文化—语言学观

---

　　①　Ralph Wood, "Performing the Faith: An Interview with George Lindbeck", *Christian Century*, November 28, 2006, 28 – 35.

点，以及教义上的文法准则理论①。他指出，学习神学就像是学习一种语言的语法和词汇。他认为非语言词汇（nonverbal vocabulary）、仪式、道德和其他行为构成了不同的生命形式。这种语言如同一种母语，解读并且演绎着一个族群的历史。

本节，我们要以林贝克的宗教本质本土化理论为基础，来理解心理学文化的本土性。本土心理学文本的出现与宗教的文化性解读同时出现。两种理论都与个人主义或抽象的普世论发生了明显的分离，而转向与语境联系，顾及文化的特定性。林贝克说：

> 比较而言，从文化—语言学的观点来看，我们很难认为宗教拥有单一的类型特质或普遍的经验实质，即特定的宗教是不同实质的表现或变化形式；对于文化或语言来说也是这样。照此观点，个人的语言不是普遍的，其宗教信仰亦不是普遍的。因而，焦点应该在特定的宗教而非普世的宗教，以及二者的组合或并列形式上。②

有宗教敏感度的本土心理学会深深植根于当地文化，使用当地的、惯常的认知、情绪、行为和关系中的规范性语法。内隐和外显的心理同宗教一样，都是阐释性、可理解的模式，体现在神话中，仪式化于表述行为的事件内。当以内隐心理来规范日常生活时，它的功能就是一种宗教。因而，本土心理学和宗教并非只是一系列信仰，更是一套生活中先验的习得技能。它们缔造了一种敏感性，正是因为这种敏感性，才出现了对现实、信仰以及情感的种种描述。

正如宗教教义、宇宙学说以及伦理指示在整体上以类似某种语法的

---

① George Lindbeck, *The Nature of Doctrine: Religion and Theology in a Postliberal Age* (Philadelphia: Westminster Press, 1984); George Lindbeck and J. J. Buckley, *The Church in a Postliberal Age* (London: SCM, 2002).

② Lindbeck, *Doctrine*, 23.

方式相互关联，本土心理学也是如此，它包含了一套形成个人及其社群生活方式的独特语法。拥有宗教信仰，如同普遍意义上的做人一样，需要习得一种塑造人在世上生存方式的语言。林贝克又说：

> 用来构建各个存在维度的完整图式或叙事本不是一系列被奉为信条的主题，而是能让人活动的媒介，也是一套应用在生活中的技巧。它的象征语汇和句法可以被用于多重目的，其中只有一个目的是构建对现实的描述。因而，尽管一个宗教最重要的通常是其所宣称的真理（如基督教），但实际上正是构造概念的词汇和句法或其内在逻辑决定了该宗教所宣称的是哪一种真理。认知的层面，虽然通常也很重要，却不是首要因素。①

进一步来说，对宗教的文化—语言阐释可以帮助我们理解不同宗教传统的不可比性。同样地，拥有不同传统的本土心理也会完全不同，这使得普世皆准的心理学说完全是天方夜谭。依照克利福德·格尔茨（Clifford Geertz）的说法，我们认为，个人对宗教的看法方式与对本土文化的看法方式相关。

理查德·斯蒂尔（Richard Steele）从特殊性角度阐释了宗教情感。他认为来自一个人最首要的所属社群的历史、习俗以及礼仪会形成其各种情感的本质。②

> 神学必须能够且愿意去展示基督教会如何宣讲权威性叙述，以及如何实行相关的仪式、习俗及规范，这样做不光是教育人们其独树一帜的教义信仰，宣传其与众不同的美德，更要激发人们产生一

---

① Lindbeck, *Doctrine*, 35.

② McClendon 认为，弗洛伊德的叙述根据其理论的语法来为情感赋予意义。James Wm. McClendon, Jr., *Ethics: Systematic Theology* (Nashville: Abingdon Press, 1986), 143.

连串无可比拟的宗教情感。①

他反对视宗教本质为表达—经验主义（expressive – experientialist）的普世看法②。他还否认了如下的观点：感情"是价值中立、脱离传统、缺乏信仰的经验碎片，仅仅是碰巧'发生'在我们身上。它们是我们意识流中的片段，而非我们品格的特质"。③ 相反地，是我们生于斯长于斯的族群或我们认同的社群，养成了我们情感的语法。如果一个人关系密切的、首要所属群体是教会，那么其信仰语法就会影响这个人的判断和情感。这样一个群体能够教导我们爱自己的敌人，同情被压迫者，满心欢喜地将财富布施给穷人，并与那些受伤的人一同悲哀。

希西家王城墙之终极归来

我们已经提出了，习得的语言会塑造我们的身份，不只局限于我们心理上对自己的认知。我们还会学习信仰的语言，知道什么是标准的，什么是好的。如果学得好，信仰传统的宗教语言甚至能够成为我们的母语——第一语言。作为基督徒，我们希望信仰的语言能够在我们思考和看待世界时发挥强大力量。有时，这种语言能触摸到我们灵魂的最深处，而最终塑造我们的事业有意义之处。④ 由于信仰语言的特殊性，它在公共场合、世俗学术界或治疗谈话中都得不到合宜的理解。

回到上一章谈到的圣经记述，希西家王遭到了亚述王的刁难。我们

---

① Richard Steele, "Narrative Theology and the Religious Affections", in *Theology without Foundations*: *Religious Practice and the Future of Theological Truth*, ed. Stanley Hauerwas, Nancey C. Murphy and Mark Nation（Nashville：Abingdon Press, 1994）, 163.

② Nancey C. Murphy, *Beyond Liberalism and Fundamentalism*: *How Modern and Postmodern Philosophy Set the Theological Agenda*（Valley Forge, PA：Trinity Press International, 1996）.

③ Steele, "Narrative Theology", 175

④ 正是对生命与梦想一致性的渴望促使了特丽莎母亲的努力，这记录在她的回忆录中。Teresa and Brian Kolodiejchuk, *Mother Teresa*: *Come Be My Light*: *The Private Writings of The "Saint of Calcutta"*（New York：Doubleday, 2007）.

之前已经指出，希西家王发现自己受困于两种对话①。第一种对话使用的语言是犹太族群独有的母语；第二种则是跨种族的术语。两种对话都被用来表达同一种现实状况。城墙之后，希西家王用他的母语——希伯来语谈话。希西家王的官员们则使用术语——亚兰语与亚述将军谈判，且请求他使用亚兰语，从而将政治事务和犹太神圣宗教信仰分开。那名将军拒绝了这个请求，仍旧使用希伯来语。其目的是利用希伯来语强大的宗教和道德内涵，以此作为武器来击溃民心，从而为亚述术语（亚兰语）的殖民统治打开道路。

　　希西家王的城墙是两种不同语言的交会地，也是对现实两种不同诠释的交会地。城墙之后的宗教语言塑造了城墙之上进行的对话内容，而不是反之。城墙之后，包含信仰的母语具有优先权。城墙背后的对话让犹大的后裔能够依照上帝立约的启示——胜利的约定来行动。城墙之上，以赛亚的预言通过术语——亚兰语得到了明确有力的表达，其深厚的种族、宗教以及精神意义在众目睽睽下传递给公众。城墙背后的对话让以色列充满怀疑——帝国假共同利益之名，实为狭隘的自我利益。以色列给亚述人的回答是一个提议：帝国应信任那位永生的上帝，聆听痛苦的声音，看看以色列人在面对压迫势力时的另一种生活。如果城墙背后没有任何对话，那么希伯来语讲述就会被普世性的亚兰语讲述所替代。沃尔特·布鲁格曼（Walter Brueggeman）认为：

　　　　……公共生活中的信仰群体必须是双语人群。他们必须会一种公共语言，从而能在城墙之上进行谈判。同时他们还必须要有一个社群语言，以便在城墙背后、远离帝国谈判者的社群里使用。这样的观点也许对帝国谈判者之类的人过于苛刻或不公。也许他们不总是充满敌意，也许能够找寻到一个大的共识范围。但是事实是他们

---

① Walter Brueggemann, "The Legitimacy of a Sectarian Hermeneutic: 2 Kings 18 - 19", in *Education for Citizenship and Discipleship*, ed. Mary Boys (New York: Pilgrim Press, 1989), 3 - 34.

使用的语言对城墙背后的人们来说不仅是一门外语，还是第二语言，重大严肃的问题不能用这种语言来讨论①。

城墙背后发生的事情有效地许可了城墙之上将要公开进行的事。希西家王在绘制政治路线时，放弃战略或者军事手段，而选择用信仰来重新对待亚述的威胁。城墙背后国王的正直表现在他愿意作为上帝的选民，以犹大支派的身份生活，这个独特的身份会塑造并形成他同其他国家的政治谈话。城墙背后的对话律法严明，表现了犹太信仰的本质。如果没有希伯来语叙述，犹太民族就不能够以忠于自己起源的方式构建起未来的政治框架，并将其表达为与上帝的立约。

对基督教心理治疗师或来访者而言，和平心理学得到城墙背后所使用的信仰母语的认可。这绝不会妨碍世俗术语在心理治疗这个公共城墙上的使用。但是对有宗教信仰的来访者而言，他们身份的力量（这对治疗师亦如此），对治愈和改变的理解，最终都要依赖母语。和平心理学建构在希西家王的模式上，希西家王故意使用犹太信仰母语，从而可以有效地将它翻译为亚述王朝的语言。这种信仰语言包含了上帝的预言和审判。不仅如此，这个国王知道恰如其分地使用每种语言的时机。信仰耶和华并不表示城墙背后的语言应该在城墙之上使用。同样，在心理治疗的语境中，基督徒治疗师要学习信仰语言何时适用，何时不适用。

宗教和心理学：使用不同的语言

希西家王有多种语言可供选择使用。作为心理治疗师，在为有宗教信仰的来访者做咨询的时候，亦是如此。信仰语言和心理学语言从某种

----

① Walter Brueggemann, "The Legitimacy of a Sectarian Hermeneutic: 2 Kings 18 - 19", in *Education for Citizenship and Discipleship*, ed. Mary Boys (New York: Pilgrim Press, 1989), 5 - 6.

意义来说是不同的语言。两者都可以作为心理师或来访者的第一或第二语言。每种语言的词汇、句法和隐喻所反映的文化内涵各有不同。一种是关于信仰、顺服以及饶恕的宗教语言，另一种是探讨概率、内心投射、多元论以及行为主义的世俗语言。在治疗时，可以运用不同的语言（从字面意义及比喻意义的角度讲），但是如果用一种以上的语言来讲述现实，则会导致巴别塔式的困惑。能够使用一种以上语言的来访者有时能够在不同语言之间翻译，有时却连一个词也想不出来。一些本土信仰的常用词在使用术语时，就无词可对应了。

心理学在西方文化中已经变得十分热门，甚至被很多美国人当作一种母语，并在很多情况下被用作贸易用语。由于美国文化中心理学术语无处不在，人们在社交场合的谈话可能会随时提及心理治疗师的建议或引用近期的心理学研究。

心理学作为一门学科有一套独特的理论。科学心理学所使用的语言，其词汇通常局限在"真实世界"的范围内。以心理学语法看来，任何事情都是由于现实世界的事件或刺激所导致。正如我们之前指出的，痛苦现在被认为是已知或者未知刺激的结果，而并非违背道德所致。病理学不再考虑任何恶行的因素，而是从失调的环境或不良基因入手。品格的语言已经被性格的语言所代替。

与任何语言一样，心理学术语拥有一套独特的词汇和内在语法，熟练的使用者能立刻察觉出语法上的错误。比如，"赫伯特（*Herbert*）之所以会得精神分裂，一定是因为他亵渎了圣灵"这句话就违背了科学心理学语法，因为后者认为一种疾病是由现实世界的因果所导致的。仅仅看这些假设本身之间的矛盾，就知道这个例子十分荒谬。心理学是一门语言，在其唯物主义或还原论的框架下，对现实世界的混沌认知必须变得一清二楚。

21世纪，心理学家不断故意地将灵性语言替换为心理学术语，删去了与宗教有关的参考词汇。如前所说，戈登·奥尔波特就是基于这个原因，更偏爱性格的语言而非品格的语言。① 当奥古斯塔·乔丹（*Augustus Jordan*）以及娜奥米·米亚（*Naomi Meara*）重新将美德的语言引入心理学理论时，心理学界的反对声喧然大作。② 现在，尽管心理学家对美德的语言更为接纳，其内容跟原始的宗教内容已经不见得一致了。旧的宗教词汇完全有可能被嵌入民主自由主义术语且为其服务。③ 对公义与公平这些词的定义已经带有功利性，这远离了阿奎那（*Aquinas*）从哲学和神学的角度对这些美德的思考。④公义与公平的概念现在被应用在与个人权利相关的话题里，而不是对人格的表述中。

"心理语"来自塑造美国文化的心理学公会。词汇通过在独特的职业群体里被使用而承载着意义。仅仅用实证科学来解释人类行为，以至于人们对自我的理解越来越世俗化。我（*K. R.*）的幼年生活在越战期间的加州伯克利，那里是民主自由主义道德传统的温床。但是，通常美国大众却比这个极端自由主义者聚集地的人更虔诚。切斯特顿（*G. K. Chesterton*）曾一度把美国描述为"一个拥有教会般灵魂的国度"⑤。奇怪的是，如果你去读标准的心理学教材或心理治疗记录，却连一丁点也不会发现。宗教语言绝少出现在教材或治疗报告中。教科书的语言完全不带任何宗教色彩。来访者大概已经明白，带着伯克利口音⑥的世俗心理学，才是心理治疗中唯一有资格的语言。

———————————

① See Ian Nicholson, "Gordon Allport, Character, and the 'Culture of Personality', 1897 – 1937", *History of Psychology* 1 (1998): 52 – 68.

② Augustus Jordan and Naomi Meara, "Ethics and the Professional Practice of Psychologists: The Role of Virtues and Principles", *Professional Psychology: Research and Practice* 21 (1990): 107 – 114.

③ Al Dueck and Kevin Reimer, "Retrieving the Virtues in Psychotherapy: Thick and Thin Discourse", *American Behavioral Scientist* 47 (2003): 427 – 441.

④ Kevin Reimer, "Agape, Brokenness, and Theological Realism in L' Arche", in *Visions of Agape*, ed. C. Boyd (Aldershot, UK: Ashgate, 2008, 85 – 102).

⑤ G. K. Chesterton, "What I Saw in America", in *The Collected Works of G. K. Chesterton*, Vol. 21 (San Francisco: Ignatius, 1990), 41 – 45.

⑥ 加州大学伯克利分校，以其民主自由反传统的校风出名。——译者

瓦妮塔

我们回到瓦妮塔的故事中，来阐明宗教语与心理学语的区别。她说哪种语言？问题不光在于瓦妮塔的英文好坏，她的信仰还与西班牙语密切相关。当戴维逊（*Davidson*）博士让瓦妮塔讲述她丧夫之后的经历以及她为何有那些感受的时候，瓦妮塔用她的信仰母语作出了回答。

我放弃了上帝，整整一年没有上教堂，没有祈祷。我不断重复地说上帝不存在。我有这样的想法是因为我的丈夫是一个安静的人。他既不参与体育活动也不去社交聚会。他喜欢去教堂做礼拜或去探望病人。进行宗教活动就是他的"运动爱好"。上帝却没有帮助他，太惨了。我很迷茫。我去街上卖橘子，试图调整态度，赚钱养活孩子。但是暴力无处不在。每当有人过世，丧葬队总会从我家门口经过前往墓地。我就会跟上他们，一路号啕大哭。

最后，我在一个营养中心得到了一份工作，我改变了很多。我认识了其他的寡妇，意识到不只是我们家的孩子失去了父亲。我的态度有所转变，因为我要照顾其他孩子。我很喜欢这份工作。我还组织了几个妇女小组，彼此诉说自己丈夫死去时候的事情。之后，我祈求上帝饶恕。我必须同其他妇女分享我的见证。我们组织起来去探访寡妇们。我们给那些家庭送去食物或其他东西来帮助他们。我们在营养中心也受着苦。军队会过来斥责那些小孩是游击队成员的子女，还说营养中心收到的支援来自游击队。他们把这里翻了个底朝天。孩子们被吓坏了。营养中心被迫关闭了一两年。我再次失去了工作，而暴力仍然在继续。

那时我还在一家诊所做健康宣传工作，但是工资太低，一个月只能挣二十美元。我开始和一个危地马拉妇女还有其他寡妇做手工串珠来卖。我喜欢做串珠，而且赚的钱也不少。那些年轻妇女的母亲们则做钩针活计。这个工作简单一些，而且不像串珠活那样费眼。我们是为了要让一些孩子能去上学，得到一点教育。这里有不少孩子都上不了学。

我还和另外一群妇女在一起干活，但难过的是领头的男人一个人把所有的钱都拿走了，一点不分给我们。这就是为什么我们不想让男的跟我们一同工作。男人根本不懂女人吃的苦。我半点假话都没有。有很多男人占女人的便宜，所以我只和妇女一同工作。妇女有特殊的勇气！

瓦妮塔使用的是来自一个特殊语境的古老宗教语言，是犹太—基督教对上帝的公义的解读。正是在上帝的公义面前我们认识到自己的恣意妄为，明白了我们与上帝之间的关系，以及人与人之间的疏离感。从基督教观点来看，如果不承认我们自己的堕落，就无从谈起恩典的存在，更不能通过十字架获得和解与治愈。瓦妮塔的传统里面的词汇包括邪灵附身、灵性软弱，以及把"罪"诠释为与上帝的隔绝[①]。几个世纪以来，教堂就在斟酌罪恶和疾病的关系、灵性的溃败与精神疾病的关系。如果脱离了基督教信仰的系统，或脱离了"活出神的形象"这一承诺，"罪"这种语言就荒谬无稽。

另外，瓦妮塔也使用了心理学的语言来理解她和她朋友之间的工作，她老板的贪婪和女性的苦难经历。但是，她并不知道，我们使用的特殊语言是从心理学的角度来描述及解释病理，这种语言刚刚有一百多年的历史，可以追溯到几个世纪以前。它出身近代，诞生自启蒙运动。这种语言涉及标准差、生化失调、遗传影响、心理创伤以及潜意识冲突。这个语言的语法想当然地认为就是病理原因直接导致症状表现，就如有因必有果一样。

---

① See Eric L. Johnson, "Sin, Weakness, and Psychopathology", *Journal of Psychology and Theology* 15 (1987): 218 - 226; Barbara Brown Taylor, *Speaking of Sin: The Lost Language of Salvation* (Cambridge, MA: Cowley Publications, 2000).

罪，病理与莫妮卡

　　我们将"罪"和"病理"之间的对比作为宗教和心理两种语言的标志。"罪"既没有被心理学辞典提及，也没有被精神病理学的语法暗示。过去，精神卫生界的领袖反对过这种差异。著名的精神病医生卡尔·孟宁格尔（*Karl Menninger*）曾问过："那么罪成了什么？（*Whatever became of sin？*）"他毫不费力地指出了心理与罪的相关性。他评价道："放任症状没有好处，可是不悔改罪就更加有害。反之亦然，光给罪做心理分析的好处可能没多少，然而无视一个症状却会带来极大危害。①"还有一个来自过去的伟大人物，弗兰克·雷克（*Frank Lake*）指出，圣经里有人阐明了现代的病理学②。澳·霍巴特莫里尔（*O. Hobart Mowrer*）点明：有时候，病理是不道德行为的结果③。这三个声音的共同点都认为罪的语言应该如同病理学的语言一样被异口同声地讲述出来。然而，今天无论是在公共场合还是心理治疗室都鲜少有人运用关于罪的语言。

　　关于罪的首要语言和病理学术语都受到时间和空间的限制。由于使用者的本质一直在变，它们亦在产生变化。语言使用者的群体和他们的词汇都会扩大和收缩，于是出现了意思的丧失、加添、重获。在某个时代被看作是罪或疾病的东西，并不一定会延伸到另一个时代。通常，基督徒倾向于认为关于罪的语言是由神圣上帝核准而需要人类在使用中仔细分辨的，而心理治疗师则认为他们的精神病理学语言有实验依据的认可。

　　用一个治疗案例来说明。瓦妮塔的侄女莫妮卡（*Monika*）常年居

---

　　① Karl Menninger, *Whatever Became of Sin?*（New York：Hawthorn Books, 1973，48）.

　　② Frank Lake, *Clinical Theology*（London：Darton Longman & Todd, 1986）.

　　③ O. Hobart Mowrer, *The Crisis in Psychiatry and Religion*（Princeton, NJ：Van Nostrand, 1961）.

住在美国。十八岁生日之后，她的体重开始减轻①。她似乎精力不济，但是同时又加大了在健身房的运动量。莫妮卡的叔叔是一名医师，在最近的家庭聚会中，叔叔说莫妮卡实在是瘦骨嶙峋，担心她患上了她家族疾病史上的腹部疾病。这种遗传疾病会让胃部不能吸收谷物的营养，最后可导致饥饿以致死亡。

　　莫妮卡的父亲是一位危地马拉福音派传教士，他鼓励莫妮卡多吃东西。当莫妮卡不愿意进食，体重也没有增加时，他认为她的信仰在动摇。用他的话来说，莫妮卡的情况就是她"处于属灵的攻击中"。对她父亲来说，罪的问题、无信仰以及个人的情感问题三方面紧密相连。罪包括了缺乏对上帝的信心——就是不信灵性。对他而言，莫妮卡的问题起因于灵性上的软弱，只要她加强自己在正统信仰上的灵性操练，这个问题就会解决。

　　几个月后，莫妮卡越来越无精打采，她的父亲勉强同意去看戴维逊（Davidson）医生。几个疗程下来，医生提出莫妮卡的失调与整个家庭有关。根据治疗专家的话，折磨莫妮卡的病症名字叫作神经性厌食症。从保险赔付情况表可以看到这个疾病有个数字代码 307.51，该数字可以从《精神障碍的诊断与数据手册——第四版修订本》［Diagnostic and Statistical Manual of Mental Disorders（DSM IV - TR）］中查到。戴维逊医生指出，他的诊断是依据如下的事实：莫妮卡的基本体重骤减了 15%，强迫性地爱做运动，觉得自己胖并且拒绝进食。这是病理学的语言。附加说明一下，戴维逊医生并没有要求莫妮卡做全面体检，也没有探索这个问题的宗教背景。

　　当他们关注家庭互动状况的时候，发现莫妮卡认为自己无法满足父亲对自己在灵性成熟方面的期望，同时又觉得母亲的过分保护对她来说是一种压制。戴维逊鼓励莫妮卡更独立一些，因为她和父母是不一样的。于是，莫妮卡从家里搬了出来，住进了大学宿舍。她也把自己的主

---

　　① 莫妮卡（Monika）是根据我们的经验虚构出的人物。

修专业从宗教换成了音乐，还开始交男朋友。

　　我们可以使用不同的语言来解释莫妮卡的疾病。她父亲认为这是个灵性上的问题，她叔叔认为这是医学的问题，心理治疗师则关注家庭成员的关系。她叔叔和心理治疗师共同促进了一种病理学观念，与作为贸易语言的心理学词汇紧密相连。我们想要强调的关键点是，莫妮卡家庭的母语以及治疗师的世俗语言对治愈——这个更大的目标都很有价值。问题是这两种语言在治疗中没能够相互"学习"。因着父亲对灵性软弱的有限理解，他无法看到罪可以是一套实践的行为、情绪依附以及忠于家族的某些表现。治疗师的评估也没有考虑到这个家庭的宗教世界观。

　　在为治疗而进行交谈的公开场景里，存在的挑战是双方（治疗师与来访者）如何汲取各自母语的资源来为疗愈创造空间。[①] 在这个新的空间里，即使说着不同的话，我们也可以超越语言障碍。创造这个空间需要的不只是对不同视角和价值观的容忍。莫妮卡父亲的假设——罪全是因为信心不足或属灵争战，使他无法严肃考虑个人具体的实际行为，也使他无法想象系统性的罪，就是来自那在"空中执政掌权的"罪（《歌罗西书》1：16；2：15）。治疗师在对莫妮卡的诊断评估中鉴定的家庭互动失调，虽然有其临床精确性，却没能更深入探讨这个基督教家庭所拥有的深层神学语言。我们希望，疗愈的恩赐能出现在这个多重语言被使用、被尊重、被理解的超然空间里。

　　在这个案例里面，相关语言社群所面对的失败比直接参与者所面对的失败更大。我们希望神学家能够帮助转译治疗师所描述的病理现象，从而为教会拓展出范围更广、言辞更翔实的关于罪的观点[②]。治疗师不应该忽略宗教层面或将它仅仅看作是多样化社会的又一个人为产物，而

---

　　① 参见 Lewis Aron 就"第三空间"具有创新性的文章，Lewis Aron 认为第三空间超越了治疗对象与治疗专家，在该空间中能够出现治愈。Lewis Aron, *A Meeting of Minds*（Hillsdale, NJ：The Analytic Press Ehrenberg, 1996）；Lewis Aron, "Analytic Impasse and the Third：Clinical Implications of Intersubjectivity Theory", *International Journal of Psychoanalysis* 87（2006）：349 - 68.

　　② Frank Lake 的著作是这个方面的先驱。Lake, *Clinical Theology*.

应该努力从有信仰的来访者的语言世界来理解现存问题。和平心理学家
是在扮演语言学家的角色。他/她能够认知宗教母语和心理学术语的差
异，尊重这些语言的不同，且能够在不同的语言之间跳转①。此外，和
平心理学家能够认可来访者的第一语言，就算不会讲该种语言，至少要
尽力尝试理解该语言。

从和平心理学的利益出发，我们期待治疗师能够熟知这两种语言，
思考每种语言的局限性，由此去扩充词汇的含义，探索另一个语言的宝
库。治疗师应该记住，倘若他们不想给来访者带来任何伤害，他们就需
要学习宗教语言是如何塑造来访者看待疾病的方式。每一种语言都在参
照——有时候也会创造——各不相同的一重现实。为了治愈，每一重现
实都应该被纳入考虑之中②。

因果语言

本节我们提出基督教和心理学使用的语言和方言各有不同。宗教心
理学与科学心理学各自蕴含着不同的逻辑。③ 彼得·温奇（*Peter Winch*）
的研究在这方面很有帮助。④

我们用语言来描述现实。只有通过语言我们才能表达出什么是现
实。在路德维希·维特根斯坦（*Ludwig Wittgenstein*）的哲学观点的基础
上，彼得·温奇构建了一种社会科学的观点。他阐述道：

---

① 参见 Jones and Shorter – Gooden 通过非裔美国妇女的经验做出的说明，这些妇女根据
社会语境来变化语言特征。Charisse Jones and Kumea Shorter – Gooden, *Shifting*: *The Double Lives
of Black Women in America*（New York: HarperCollins, 2003）。

② 学习治疗对象的语言需要时间。如果像我们建议的那样，阅读治疗对象的历史和文
化，那么治疗专家能够帮助多少位治疗对象？

③ Richard Gorsuch 认为灵性和心理学之间有根本的不同，因而两方的交流困难重重。前
者限定特殊事件，而后者探索复现性以及普遍性。See Richard L. Gorsuch, *Integrating Psychol-
ogy and Spirituality*?（Pasadena, CA: Fuller Seminary Press, 2007）

④ Winch, *The Idea of a Social Science, and its Relation to Philosophy*（New York: Humanistics
Press, 1958）.

　　我们的观念中，什么属于现实的范畴？从我们的语言就可见一斑。概念为我们在这个世界上的经验设定形式。有一个老生常谈很值得重视，就是在我们谈论这个世界的时候，我们是通过表达"世界"来说出我们实际的意思；我们无法超越对这个世界的概念来谈世界……对我们来说，世界就是通过概念表示出来的东西。这并不是说我们的概念不会发生改变，只是当这些概念发生改变时，就意味着我们世界的概念也跟着发生了变化①。

　　词汇的意义取决于其出现的语境。② 进一步说，意义取决于每个特定语境的规则。举个例子，荣格所说的"自我"这个词的意义跟托马斯·杰斐逊（*Thomas Jefferson*）的有所不同，与约翰福音所用的意义也不相同。词汇的意义源自语言使用者群体的语境——如果我在一个特定语言事件上的行为与相关群体的期待不符合，就会发生错误，就会违背某个规则。

　　维特根斯坦坚称意义取决于社会关系。他认为，个体的行为只有在语言使用者的背景中才可以理解，因为只有这些语言的使用者才能订立阐释该行为的规则。"所以可以说，需要接受的就是已知的方面——就是生活的形式。"③ 因此，倘若我们要理解世俗心理学，我们就要从世俗社会生活方面进行解释，把它当作规范社会关系的传统。赋予生活在这种形式中的意义的语法系统，倘若被应用于另外一种情景则不一定仍有意义——无论是应用在布基纳比万物有灵学说（*Burkinabe animism*）上还是应用在修女隐修会（*Carmelite nuns*）的虔诚修女身上。当然这并不是说先有语言再有社会；相反，种类繁多的意义正是依靠特定人群间

---

① Winch, *Idea of a Social Science*, 15.

② Ludwig Wittgenstein, *Philosophical Investigations*, trans. G. E. M. Anscombe（New York: Macmillan, 1953）.

③ Wittgenstein, *Philosophical Investigations*, II, xi, 226e.

的社会互动逻辑而产生。

温奇认为科学语言具有意义，是因为作为群体语言使用者的科学家与从实验工作中产生的智性法则之间存在关联。数据观测的语言、因果关系的语言以及效用影响的语言是解读实验结果的基础。温奇提出，当科学语言被应用在个体或者社会领域时，则会出现无法想象的混乱。

心理学声称它是有关人类行为的科学。但是由于人类行为复杂多变，我们只能试验性地做出归纳。虽然如此，我们仍然假设人类生活也有一定规律，就如潮涨潮落有章可循。温奇认为，方法论的问题并非实证研究能怎么去修正数据的问题，而是哪些东西能被哪些语言工具最完美地诠释的问题。他想知道的不是数据能够证明什么，而是使用该数据时，什么才是合情理的解释。他提出，"人类社会这一说法包括了一套概念，这些概念与自然科学中的解释方法在逻辑上不相融"。①

心理学家通过因果关系来解释动机与行为。但是，若问头痛的动机是什么，就不合情理。在这种情况下，一个潜在的生理因素可能就是原因，用动机来解释头痛没有意义。只有在一个人行为反常的时候才需要动机解释。如果一个人买了彩票，并且说是为了希望中奖早点退休，那这个人是把自己的行为合理化而不是为其行为的原因提供证据。② 一个反战主义者用耶稣对待敌人的方式来解释自己的行为，这种行为就变得可以理解，因为在她的解释里，有可接受或有说服力的标准。"对动机的研究属于对左右社会生活的标准的研究，而这又属于学习如何作为社会存在而生活的过程。"③ 因而，动机解释在世俗社会或宗教社会有相当不同。对弗洛伊德而言，要用早期童年经历的因，来解释成年以后的

---

① Winch, *Idea of a Social Science*, 72.

② 大部分人类行为来自习惯或者潜意识。我们是先有行动，再认知到我们所行动的，从而认知上的理解或理性的理解可被用于解释说明。See Darcia Narvaez and Daniel Lapsley, "The Psychological Foundations of Everyday Morality and Moral Expertise", in *Character Psychology and Character Education*, ed. D. Lapsley and F. Clark Power (Notre Dame, IN: University of Notre Dame Press, 2005), 140 – 165.

③ Winch, *Idea of a Social Science*, 83.

果，就需要知道在特定文化中家庭生活的规则，但是该解释不能被普遍化。温奇说道：

> 但是，一个人实际上表现出来的东西，是属于我们对社会生活一些核心概念的理解，而这种理解与我们对科学预测活动的核心概念的理解是完全风马牛不相及的两件事。当我们谈论有关这类社会发展的科学预测的可能性时，我们根本不知道自己在说什么。我们不能够理解它，因为它根本就没道理。①

因而，我们看待社会事件和心理事件的方式，与我们思考属于科学概念来解释的方式之间，有逻辑上的不相容。但是，在世俗社会中，有关个人和社会行为的经验主义表达方式却是贸易用语的一部分。

想要试图从科学角度来理解"会使用法术"（我们给他们的行为的标签）的另一种文化，就必然会对该文化产生误解。要说"使用法术"的个体从事的是没有逻辑的行为，只能说明我们受到自己现有语言的约束。温奇认为：

> 逻辑的标准并不是直接源自上帝的礼物，而是源自生活方式或社会生活模式的语境，并且只在这个语境中才有意义。我们不能将逻辑标准应用于该种社会生活范式。例如，科学是一种范式，而宗教是另一种范式；每种范式各有自身意义的标准。因而，在科学或者宗教中，行为可能有逻辑也可能没有逻辑：比如，对科学而言，拒绝接受一个精心设计的实验所得出的结果，这是没有逻辑的；对宗教而言，认为个人的力量能够与上帝的力量抗衡，这是没有逻辑的。这类例子不胜枚举。②

---

① Winch, *Idea of a Social Science*, 94.
② Winch, *Idea of a Social Science*, 100 - 101.

科学与世俗有其自身意义标准，但是这些标准不是普遍的标准（即使西方试图证明如是）。一个想法只有在其语境中才有意义。温奇认为，接受多种概念系统，从每种系统中找出一个类似的元素，然后宣称这个发现是所有系统共有的概念，这个做法是荒谬的。这或许正是荣格的比较—宗教模式（*comparative - religions approach*）的基本错误。①

这一部分，我们讨论了各种语言的自成一统的完整性，它们都反映了对人类动机的不同观念视角。否认某个宗教语言或者种族方言的合理性，就是在故意无视相关的社会制度安排。不同的语言发展出不同的社会关系。虽然语言存在的时期较长，但是一种语言的死亡毫无疑问会改变关系。反言之，一个强大的足以塑造个人语言方式的新思想，也许可以开创一种新的社会关系方式。现在，我们有请帕特里西娅（*Patricia*）。

帕特里西娅的母语

在我们讲述帕特里西娅的故事时，需要注意其信仰的第一语言的首要地位和逻辑。世俗的心理疗法语言是否会贬损她的故事呢？一个以因果逻辑为假设的治疗方案是否会有效呢？我们的方式是否会引出帕特里西娅的母语呢？让我们想象她是我们的来访者。

帕特里西娅是一位非裔美国记者，快三十岁了，她说她对白种人的厌恶情绪已经爆棚。她在科罗拉多州丹佛市的一个中产社区长大；父亲是一位会计，母亲是一名体育教师。在过去的一年中，她将自己的专栏用作发泄对白人仇恨的工具。毫无疑问，她收到了全国潮水般涌来的愤怒信件。她开始担心仇恨的毒液已经侵蚀了她的灵魂。编辑在没有通知

---

① Carl Jung and Aniela Jaffe, *Memories*, *Dreams*, *Reflections*（New York：Vintage Books，1963）.

她的情况下直接取消了她的专栏。对此她十分愤怒。

如果在第一轮治疗中我们忽略了宗教历史，我们就不会知道她深爱着克里弗斯非洲卫理公会主教纪念教会（*Cleaves Memorial African Methodist Episcopal Church*）的修女们，她们会在教堂仪式中大喊"感谢耶稣！"结果我们发现宗教是帕特里西娅生活中很重要的一部分——她在孩童时就将这部分在白人面前隐藏了起来，担心得不到理解。那是她的第一语言，她的母语。但是，她在心理治疗中如果没有得到直接的邀请或觉得没有安全感，也许不会使用该语言。

在对帕特里西娅的治疗中，宗教用语和历史会带来哪些不同？如果宗教用语没有出现，那么我们也许会错过一个能够带来改变的重要资源。我们可能听不到她坦白的叙述：饶恕、祷告、以甘地和马丁·路德·金作为榜样，对第一位白人朋友的回忆，以及学会反抗，而这些都是她得到治愈的一部分。我们需要建立哪种治疗语境，从而能够让这种叙述成为治疗过程的一个自然部分？

这样的心理治疗须深入了解帕特里西娅生活中的种族、语言和宗教之间不可分割的关系。她信仰的本质对她身为黑人来说并不是偶然现象；她的信仰是她的第一语言。她说自己"试图到达天堂——一个有颜色的、奇怪的东西。就算有白人在场我也不会否认"。"异象和奇迹——是多么让人惊异的彩色的东西，我不会为此道歉。"她认为自己的愤怒出自她的黑人福音信仰：

当然，在唱诗班的歌声与呼喊中，当姊妹们随着音乐摇摆，我终于看到了——几个月之后，事实上是对这些问题担心了多年之后——饶恕对于我来说首先意味着与上帝和好。这是我这个带颜色的基督徒妇女的问题。别人的和解方式也许不太一样。但是因为我不只敢于质问我的父亲，还敢质问上帝，慢慢地我开始明白一些事情。

如果，作为治疗师，饶恕不是我们治疗词汇中的一部分，我们就会错失饶恕在她生活中所扮演的治愈角色。她为她的敌人，即报社的员工祷告。慢慢地，他们达成了和解：

> 我看见复活节演出的主题带有颜色，还有儿童唱诗班以及阳光满溢的主日学堂的教室，里面油毡地面上的蜡闪闪发光，回荡着雅芳女士香水味。
>
> 上帝啊，饶恕他们，因为他们不知道自己在做什么。
>
> 我的眼里噙着泪水，我试着呼求圣灵，我们活着的上帝的灵。一切都全然一新。我想在那间房间里奔跑，然后我又找到了自己——就像我父亲的圣经里面讲述的那样，我将自己与创造我的那个力量，我的创造者，紧紧连在了一起。
>
> 我想要找到耶稣。
>
> 呼求他，告诉他你所求的。
>
> 我想认识解耶稣，因为我觉得在他里面能找到答案——一个策略，为了活在我棕色的皮肤里面，为了与白皮肤的人和解，为了修复我的生命。

自由主义的正义是抽象的。但是在帕特里西娅的词汇中，正义指向的是实际的人，如马丁·路德·金以及甘地。如果帕特里西娅的非洲裔美国人的经历所认定的特定正义感，没有在诊疗谈话中得到体现，那么她的治愈也许会受阻。帕特里西娅母语中的正义充满了奴役的主题，以及对自由的向往。神学解释了她痛苦的特点。如帕特里西娅自己承认的那样，她认为心理学自助书籍对她没有帮助，这一点也不奇怪。大众心理学家的一般治疗方法并不能促进治愈，而"饶恕"这样的词汇却能对治愈起到积极的作用。她意识到只有饶恕，才能够平息愤怒。对有宗教信仰的来访者来说，如果鼓励祷告无法作为一种心理干预方法被接受，那么来访者的愤怒可能无法平息。她说她的祷告十分简单：

上帝帮助我。

　　这着实是一个很美的祷告。我每天都这样祷告：起床的时候，结束了一天辛苦之后。也许我睡觉的时候都在祷告。我在一呼一吸间都在进行这个祷告，祈求神的力量。我毫不隐讳，我就是这样发出请求的。上帝帮助我找到了这个方法，走上了这条路。我有上帝的帮助，即使充满艰辛，即使有邪恶存在，即使来自大急流市、密歇根、芝加哥、伊利诺伊、菲尼克斯、亚利桑那以及哈里斯堡、宾夕法尼亚的咒骂信件蜂拥而至——"你就是个黑鬼，除了这个你什么都不是"——还有在大街上，商店里，高速公路上出现的那些冷酷的、充满猜疑的眼神。上帝帮助我原谅了他人的恐惧，理解了他人的猜疑，当然帮助了我自己。上帝帮助我以同情对待恶毒，理解对待憎恨，宽容对待痛恨，治愈对待伤痕，用爱回赠那些没有爱的人。

　　到此大家都可以猜到这位女性不是假想的人物。帕特里西娅·雷朋（Patricia Raybon）确实是一名记者。她在《我的第一位白人朋友》①（My First White Friend）这本书中，描述了自己的治愈之旅。为她带来转化的语言拥有的潜在逻辑并非直线性或随意的。她回归的语言拥有一张完整的意义网络，有一个丰富的故事能解读她的生命经历。

　　我们用了帕特里西娅的故事来为本章的主题点睛：（1）她的身份被语言——也就是她的宗教母语所塑造。（2）这种语言十分不同于心理治疗中使用的贸易用语——以及种族主义语言。（3）她的故事证明了母语在疗愈中的强大作用。最重要的是，帕特里西娅的信仰作为第一语言或母语是治愈的媒介，这再明显不过。

---

　　① Patricia Raybon, *My First White Friend: Confessions on Race, Love, and Forgiveness* (New York: Viking, 1996).

　　如果我们真的是帕特里西娅的心理师，情况会如何？我们可以认识到她母语的完整性吗？我们能够用她自己的语言方式与她互动吗？我们的治疗能够脱离她的信仰来平息她的愤怒吗？在治疗之中我们应该怎样告诉她，谈论深刻的宗教渴望完全没有问题，因而她不需要用世俗的术语来过滤她的担忧？

　　术语代替母语的趋势，对帕特里西娅这样的来访者来说会带来直接问题。只用世俗语的治疗师也许会认为宗教不相干，属于私人范畴，或者是非理性的心理防卫工具。在所有的可能性下，单一语言治疗师不能创造出一个神圣的空间，让来访者与治疗师用母语互动。如果是这样的话，至少会有一部分能够带来积极转变的声音遭到消音。我们相信，在心理治疗中，只要治疗师能够在伦理上规范如何使用自己的第一语言，同时渴望聆听来访者的第一语言，像帕特里西娅那样的来访者就可以自在地使用自己的母语。

　　在西方，公共场合如同小镇市政会议厅一样。那里，所有的居民都有机会表达自己的心声。心理治疗就像公共场合。我们坚持认为所有的语言都应该在治疗中得到使用 —— 母语、术语甚至两种语言像西班牙语和英语那样交替着使用。有些人最深层的信仰也许寄宿在自己第一语言之中，因而在治疗中使用那个语言着实需要些勇气。多语言的心理学家能够给予来访者肯定，并且能够花时间去学习来访者的基础语言，在适当时候承认自己对该语言的掌握不足。

第六章　深厚的病人与浅表的治疗师*

　　那个特定的现代的自我，那个我称为情绪主义者的自我，
找不到可用于分辨是非的界限，因为这样的界限只能建构在理
性的准绳上。正如我们所看到的，情绪主义自我连一点这样的
标准都没有。

——阿拉斯代尔·麦金泰尔《德性之后》

　　把自我的样子想象成一个人口密集的圆形是最贴切不过了。

——麦克·沃泽尔《厚与薄》

　　杰西·杰克逊牧师、帕特里西娅和瓦妮塔都有个共同的地方。他们
都来自"厚实"的文化。对文化的深厚理解就是认为一个社会能演化
出复杂的象征意义系统，作为语言和行为的背景。这些象征意义的结构
是多层次和内隐的，而当它外显时，就把不太清楚的行为变得熟悉，或
便于理解。提供意义的这些模式并非通用，而是在其文化里有特定的意
义。① 文化并不是以普遍规律在特定社群的运用来定义的。相反，格尔

---

　　* 本章中作者提到的"薄""浅""浅表""肤浅"都是英文 thin，代表一种简单化的概
念化的"文化"。相对的"厚"，原文是 thick，稠、厚之意，不是 deep（深）。——译者注

　　① Geertz 扩大了"厚"与"薄"的文化影响，将它们用作关于文化论述的叙述模式。See
Gilbert Ryle, *The Concept of Mind* (London: Hutchinson's University Library, 1949); Clifford
Geertz, *The Interpretation of Cultures: Selected Essays* (New York: Basic Books, 1973).

茨（*Clifford Gertz*）指出："人类最具启发性的灵感往往是在文化特殊性里——在各种古怪——当中显明的。"① 对社群深度的描绘乃是在历史上详细，在象征上复杂，以及在道德上多元。当杰西·杰克逊牧师在美国心理学协会陈词时，他以耶稣的牧者形象做了演讲的内容。他这样做时则体现了他自己特殊的民族和宗教社团的深厚内涵。他演讲时用的是有丰富内涵的母语。

相比之下，对文化的"浅表"描绘则更多地把焦点放在对行为进行脱离上下文的阐释；他们想当然地认为，在普遍情况下人们的表达都一样，这些人只会抽象地理性思考。特殊的象征系统，如宗教，被认为是文化上的偶然。"浅表"的解释就是一种语言的大同行为，幻想自己的说法可以适用于所有文化且任何人都可以理解。杰克逊在他演讲的开头故意简单化地介绍公共心理健康护理在缺乏良好资本管理的市场如何运行，他并没有指出降低收费，治疗来自恰帕斯、墨西哥的受创伤家庭，或者协助科索沃精神重建等道义上的特殊行动。

本章继续推进上一章的论述。上一章，我们讨论了来访者的母语带有的强烈情感与伦理含义极有可能是治疗的关键。本章我们将从文化角度来扩展此论据。我们提议治疗师尊重来访者深厚文化的特殊性，外显它们，把它们视为合理，并延展它们的意义。这并非说我们从不浅表或者我们不加鉴别地全盘接受来访者的传统。但我们以局内人的姿态从来访者民族或宗教团体的视角去诠释他们提出的问题。健康是以病人的群体的德性语言来诠释的。接下来我们首先以亚夫拉罕为例来说明这个观点，然后再更进一步探讨与个人身份有关的浅表和深厚的解释，以及相应的治疗形式。

---

① Geertz, *Interpretation*, 43.

亚夫拉罕

亚夫拉罕①是被带到北耶路撒冷一间诊所的一名三十五岁犹太教超正统派圣经法学叶史瓦②（*Yeshiva*）学生。③八岁那年，他的父亲，一位著名的犹太拉比（*rabbi*）在一次车祸中罹难。他母亲陷入忧郁，无法正常过日子，于是亚夫拉罕被送进了一家孤儿院。如今的他，是五个孩子的父亲，结婚十五年的妻子与他有相同的种族和宗教背景，家里靠他微薄的学生津贴生活。有一天，正当他在西墙祷告时，恐怖分子往人群掷了三枚手榴弹——导致一人死亡，多人受伤。亚夫拉罕虽然毫发无损，却在这起事件不久后开始自言自语地说起前言不搭后语的短句子，描述炸弹和死去的人。两周后他的食量开始猛增，体重增加了大约四十磅。第五周里，他更是退缩，还长时间地哭泣。他睡得更少，无法照顾自己，最终被圣经法学院开除。

亚夫拉罕初到诊所时，被诊断为忧郁症，也被配给相符的药物。可是，药物的效果微乎其微。在临床治疗中，亚夫拉罕继续表演恐怖分子袭击事件。在叙述与这起事件有关的噩梦时，他描绘了一个红色眼睛，长着公鸡脚的怪物形象。这怪物威胁他说："我杀了你的父亲，现在我要像杀你父亲那样也杀了你。"亚夫拉罕的父亲也在同一个梦境里出现，显得极度悲伤，无法帮助儿子。在治疗师的提议下，亚夫拉罕给他父亲写了一封信，表达他内心极度被抛弃的感受。他的笔迹也倒退到像一个八岁小孩的书写。他开始以"黑东西"来称呼那鬼怪。亚夫拉罕的两位临床治疗师，一位犹太精神科医师和一位荷兰心理学家，通过犹

---

① 虚拟的名字。

② 宗教研究院。

③ 该案例来自 Yoram Bilu, Eliezer Witztum, and Onno Van der Hart, "Paradise Regained: 'Miraculous Healing' in an Israeli Psychiatric Clinic", *Culture*, *Medicine & Psychiatry* 14 (1990): 105 – 127。

太民间信仰，把他所描述的怪物诠释为一种恶魔。治疗师指示亚夫拉罕说，每当那怪物出现时，就把以下的咒语大声宣读三次："走开，走开，走开！因为你不属于我们的世界。"这方法偶有奏效。病人被指导了放松法，此外还被指示去询问那黑色怪物的名字。这种做法再次显示出治疗作用。在轻度的催眠状态下，亚夫拉罕受到鼓励，回到初次与"黑东西"见面的地方。这地方原来是个沙漠。在这个场景中治疗师鼓励他找寻一个安全所在。终于，他在地平线上看到一片绿色，就一面念咒语阻挡那怪物的袭击，一面朝地平线走去。

就在犹太法典编著者兼卡巴拉派教士，拉比哈伊姆·本·阿塔尔的纪念日当天，亚夫拉罕和一名亲戚到他父亲的坟墓前。在那里，亚夫拉罕哭泣，并祈求拉比哈伊姆·本·阿塔尔帮他战胜那黑色怪物。回家后他感觉好多了。那晚，当那黑色怪物又在梦境出现时，亚夫拉罕问他："你叫什么名字？"没得到回应，亚夫拉罕勇敢地声明："我不怕你，哈伊姆（拉比）向我预言我可以把你毁灭，他与我们同在。"当哈伊姆的名字被提起时，那黑色怪物消失了，而他父亲也笑了。这是个转折点。之后，亚夫拉罕重新开始读起诗篇。那黑色怪物再次在第二个夜晚的梦境中出现，借着拉比的帮助，亚夫阿罕把它送回了老家。在梦里，亚夫拉罕可以看到打开的诗篇上写着："住在至高者隐秘处的，必住在全能者的荫下。"（《诗篇》91：1）

在辅导中，治疗师强化了亚夫拉罕对拉比协助的认定。其中一位治疗师评论说："你所做的让我甚是震撼。我认为这极其重要……长久以来我这是第一次看到你脸上有光彩。经上说：'耶和华啊，我从深处向你求告！'（《诗篇》130：1）。我觉得这是正确的方向。你一定要坚持下去，我们会一起渡过难关。"[①] 在催眠状态中，亚夫拉罕感受到父亲以及几位圣者的同在，深受感动。他从他们的手中喝下了更新生命的

---

① 该案例来自 Yoram Bilu, Eliezer Witztum, and Onno Van der Hart, "Paradise Regained: 'Miraculous Healing' in an Israeli Psychiatric Clinic", *Culture*, *Medicine & Psychiatry* 14（1990）：105 - 127。"Paradise Regained", 112。

水。最后这节辅导以后，病人的噩梦以及受害幻觉全部消失了。一年后，这些改善仍然得以保持。

亚夫拉罕的复原，从某方面来说是治疗师不懈地在治疗中结合亚夫拉罕深厚的民族及宗教身份特点的结果。首先是这种身份观，其次是他的品行，一起塑造了亚夫拉罕对疾病病理的认知。抗抑郁药物几乎没起任何改善作用。念咒是一种让他强化自己世界观（包括了恶魔的邪灵以及他们可能给他的生活带来的影响）的方法。在面对他的施虐者时，治疗师开启了他刚强勇敢的品德，并使这种品德与其犹太传统中的美德语言一起贯穿治疗的始终。有一位神圣的拉比在他的挣扎中支持他，这不仅不会被当作妄想，还会通过相关经文，对其进行确认和延伸。大卫·格林伯格（David Greenberg）和埃利泽·威策特姆（Eliezer Witztum）评论道：

> 通过反复试验，我们发现我们需要进入病人和他们家人的世界里，不单单是到他们家中、与他们的宗教领袖见面，而是通过聆听他们叙述宗教生活和经验，了解这些经历对他们的意义。我们认识到任何的心理辅导干预都必须与他们的社会权威与实践相协调。①

亚夫拉罕经过治疗介入的恢复过程是与他的传统相和谐的：诵读诗篇，确信上帝的应许以及父子二人互动关系的忠诚。这里涉及的治疗手法来源于他自己的世界，真正地重视"得到医治"在亚夫拉罕自己的德行语法里是如何被诠释。

浅表的自我

与亚夫拉罕的深厚民族自我身份相比之下，浅表的自我相对不受社

---

① David Greenberg and Eliezer Witztum, *Sanity and Sanctity: Mental Health Work among the Ultra – Orthodox in Jerusalem* (New Haven: Yale University Press, 2001), 9.

区的干扰。它拥有普世主义的视角，在身份上和每个具体社群保持距离，并且把自由当作首要的品格。麦金泰尔评论说：

　　……那个特定的现代的自我，那个我称为情绪主义者的自我，找不到可用于分辨是非的界限，因为这样的界限只能建构在理性的准绳上。正如我们所看到的，情绪主义自我连一点这样的标准都没有。任何事物都可以用自我随心所欲采用的观点立场来判断，包括自我对采用观点立场的选择。自我有能力避免对任何特殊偶发事态进行识别，正是从这一点出发，一些现代分析主义者和存在主义者哲学家可以看透道德行为者的本质。按这种思路，要做一个道德主体，也就恰恰意味着能够从和自身有关的任何一个情境中脱离出来，能够与自身具有的任何一个特质分裂，从绝对脱离任何社会特殊性的角度做出纯粹普世和抽象的判断。如此，任何人都可以成为一个道德主体，因为道德行为者被定位在个体身上而非社会角色或社会规范中。①

　　迈克尔·沃尔泽（*Michael Walzer*）认为，浅表的自我观是线性和有层级的，由一个声音占据主导位置。在最顶端立着一个茕茕孑立的苛刻的"我"。在浅表的自我之内，其他声音不是被压制就是不被听到。在浅表的描述中，沃尔泽断言，人类心灵的上层决定下层：理性高于意志，意志高于激情，文化高于人格，人格高于肉体，依此类推。②

　　对自我的浅表描述趋向于假设人格特征是普世性的，人类本性的基本结构跨越时空而不变。这样的例子在心理学文献里屡见不鲜。弗洛伊德假设他所构造的人格结构［超我（*superego*）、自我

　　①　MacIntyre, *After Virtue*, 30.

　　②　Walzer, *Thick and Thin: Moral Argument at Home and Abroad*（Notre Dame, IN: Univesity of Notre Dame Press, 1994）.

（ego）和本我（id）]具有普遍性①，就如荣格（*Jung*）对其集体无意识的概念所做的假设一样。②行为主义者假设，塑造行为的"定律"在任何文化下都一样运作。③肤浅的构造在道德发展的跨文化阶段中尤其明显。劳伦斯·科尔伯格（*Lawrence Kohlberg*）概括了所有文化的道德发展阶段，④一如皮亚杰对认知发展阶段所做出的论述一样。⑤虽然他愿意在公共场所讲宗教语言，但是威廉詹姆士（*William James*）的吉福德演讲（*Gifford Lectures*）明显地带着浅表、普世主义的宗教观。他的观点是，所有的宗教都有共同的潜在情感，包括：

> 个人在独处时的情绪、行为和经验等，只要是属于与他们认为的神圣事物有关的东西；既然这种相关性既可以是道德的、生理的，也可以是仪式的，很明显借由我们对宗教的理解和感受，神学、哲学和各类教会组织次第而生。⑥

在美国的心理学界似乎有一种无处不在的普世观念，把大自然视作常规模板，而把人性视为大自然结构的反映。美国心理学界制造了"浅表的自我"模式，⑦并把它出口给全世界。

---

① Sigmund Freud, *Future of an Illusion* (London: Hogarth Press, 1961).

② Carl G. Jung and Aniela Jaffe, *Memories*, *Dreams*, *Reflections* (New York: Vintage, 1963). Use short form—you already cited full source on previous pag.

③ Burrhus F. Skinner, *Science and Human Behavior* (New York: Macmillan, 1960).

④ Lawrence Kohlberg, *Stages of Moral Development as a Basis for Moral Education* (Cambridge: Center for Moral Education Harvard University, 1971).

⑤ Jean Piaget, *The Language and Thought of the Child*, trans. M. Warden (London: Kegan Paul, 1926).

⑥ William James, *The Principles of Psychology* (New York: Mentor, 1899/1958), 42.

⑦ See Alvin Dueck and Thomas D. Parsons, "Integration Discourse: Modern and Postmodern", *Journal of Psychology & Theology* 32 (2004): 232 - 47.

浅表的治疗

浅表的自我观和浅表的治疗相互反映。浅表的治疗方式往往会跨文化，且使用泛泛而谈的语言；反观深厚的治疗模式则对传统更有敏感度，它被该特定社群的语言塑造，且由其文化的"治愈观"所决定。如果来访者对自己所带来的治疗性资源的本质缺乏有意识的反思，治疗叙述就可能会出现困惑和混淆。

在浅表的心理治疗中，作为科学家—医生（*scientist - practitioner*）的临床治疗师，大概不会忠于一种既有的理论或某个群体的看法。要达到的目标是保证客观性和中立性。把治疗中的认知建立在与现实的对应上要比建立在常识、见解或信念上更可靠。临床治疗师假定有一个对知识的普世认可的标准，而在治疗环境下，凡有理性的人都可以认同这个标准。虽然来访者带来的问题迥异，处理这些问题的方法却是相同的，即，运用一个比来访者民族社群特殊性更广大的框架范畴。

我们从以下几个方面细究这种空泛的治疗。首先，我们认为治疗是对浅表的自我之空虚的一种回应。其次，我们假设浅表的治疗本是出自厚重的文化背景。最后，浅表治疗可能会强化一种浅表的内部社群。作为本节的结束，我们要举一个有道德敏感性的心理治疗的例子——不过这个例子中的道德观仍旧是浅的构造。

第一，菲利普·库什曼（*Philip Cushman*）雄辩地论述了，浅表心理治疗的建构明显可见于我们的社会观念对"空虚的自我"或没有面孔的身份的建造过程中。① 空虚的自我是市场导向消费行为的一种进化，而后者同样是受现代心理学的影响，一边强化这种空虚的物质主义循环，一边强调唯独治疗程序能够提供解药。空虚的自我要求空泛的治

---

① Philip Cushman, "Why the Self is Empty: Toward a Historically Situated Psychology", *American Psychologist* 45 (1990): 599 - 611.

疗，这样也是为了保持规模经济——一个精心编制的互生关系。目的和意义都沦为对物质的拥有和人际关系里的自我中心体验。

　　第二，从文化深厚的民族宗教社群中脱颖而出的心理学家常常倾向于给大范围的公众创立治疗模型。这些模型可能在含义上构建在本民族叙事中，但在公众场合下却看似与种族和宗教独特性毫无关联。大卫·巴甘（David Bakan）引述弗洛伊德的例子，弗洛伊德有来自东欧的犹太民族根基，并以此为基础创立了一套普世心理学理论①。弗洛伊德在犹太家庭长大，身为犹太医生，他在维也纳受到相当大的歧视。这些经验，都是置于欧洲人对犹太人看法的特殊性上，也就成了日后弗洛伊德的理论和主张所表达的意义的背景。尽管弗洛伊德的著述语言是不折不扣的科学用语，塑造它的却是其被社会边缘化的经历所带来的内心挣扎。肤浅的论述依赖于根源深厚的社区，以及其他深刻的文化元素，这些文化元素为群体认同提供了基础的环境背景。类似的情形也可以解释卡尔·荣格和卡尔·罗杰斯从自己深厚的基督教新教背景跳脱出来创立学说的过程。浅表的心理学其实是化了妆的醇厚心理学。

　　第三，浅表的疗法对于内在的多重声音，有一个与我们先前讨论的民主自由主义相关的特别看法。我们关注的是这两个观点：内心的多元化可能反映了对民族多样性的文化的态度；个人的社群性内心活动可以反映公共场所表现出的中立性。公共辩论中的多重声音会构成内在自我的多重性。沃尔泽明确提出理查德·罗蒂的公开辩论模式对内在对话的影响：

　　　　在精神分析的传统中，本能具有普遍性，而判断本能的关键标准却总是一个特定文化的标准。反观超我，则是一个人工制品、一项社会创造，在不同时间和地点，以不同的严格程度和热情程度，

---

　　①　David Bakan, *Sigmund Freud and the Jewish Mystical Tradition* (Princeton, NJ: Van Nostrand, 1958).

应用不同的规则和条例。但是这些差异只起到轻微的作用，因为超我的功能不是取决于自身的特质，而是由一个一直存在又总是在需要被压抑的普遍性的本我（universal id）所左右。哲学观点扭转了这个论据。正是那个受到谴责的自我形式各异，内容褊狭，是这个或那个地方的历史产品，而那个明断的"我"与普世价值相联系，或至少希望与之有所联系。哲学家的自我批评好比社会批评（对哲学家而言），是一种宁谧的反思，从永恒的角度来看每一件事情（sub specie aeternitatis）。我稍稍后退一步，把自我抽离，去建造一个新的道德执行者，让我们称他为超级道德主体。它凝视着旧我，仿佛我是完全的陌生人似的。这超级道德主体观察与众人没两样的我，并把相同的客观和普遍道德准则①应用于"他们"所有人之上，包括我。

单一的声音有可能（例如，民主自由主义或道德多数派）支配内部的讨论。现代心理治疗师可能会偏空泛泛薄的民主道德论述。我们既不否认一个治疗师会感受到一种特别的声音，也不拒绝一个抱有普世立场的内化的治疗身份。这种声音深切关注道德主体的行为对人性的影响。然而，与临床治疗师一样，强大的内在声音可能会破坏来访者自我的宗教种族特性。按照斯蒂芬·卡特所描述的公共对话的本质来看，述说独特性的内在声音很可能会自卑，需要鼓励才会发言。一个顾及在公共对话进行厚实有深度的辩论模式，意味着某个传统所带来的一切独特行为的原因都会被考虑，被聆听。

沃尔泽正确地指出，在精神分析中，分析师可能对过分严格褊狭的超我做出苛刻的分析。从治疗而言那是成功的，但最终，来访者获得的是一个在历史上和道德上被抹去独特性的自我。人们不禁要问，一位如此醇厚的来访者遇到这么空泛的治疗师，结果会如何？现代心理治疗是

---

①　Walzer, *Thick and Thin*, 89 - 90.

一种治疗实践，用松散的方式鼓励自我统合，在人们天天必须面对的未知社会语境和文化氛围内减少内心的矛盾冲突。人们可能会说心理治疗本身就是一种整合的语言，试图在我们破碎又疏离的内在体验和情感之间，以及多样化种族社区之间搭建桥梁。

治疗师可以选择以他们认为浅表或深厚的文化视角来开始进行治疗。无论怎么看，心理治疗都是一种道德事业。① 如果治疗师的话语空泛，而来访者的话语却是富于内容的，治疗师可能得设法架设桥梁以跨越他们之间文化和道德差异的鸿沟。如果治疗师与来访者的论述同样厚实，治疗师则可以假设他（她）的治疗能建立在彼此的共性之上。

这样的探讨所隐含的意义可能是深远的。我们太习惯于在治疗中完全剔除深厚文化的个性，使得种族宗教信念中残存的道德良知很容易就被无视。在一本普通精神病理教科书所附的一段视频中，② 我们看到如下的一个示例，当来访者用醇厚的道德语言来描述自己的行为时，治疗师对她的话语进行了转述。其转述的方式或许更能被公共语言认可，但却在道德层面表现出惊人的中立。

治疗师：所以，你想要一节单独治疗。

来访者：对，有一些非常重要的事我想要跟你讨论一下，但我还不想和约翰谈。我们今天的谈话必须保密。

治疗师：任何在治疗中的谈话都是保密的，除非有人跟我说他有犯罪的打算。

来访者：好的，那等我后天和约翰回来接受夫妻治疗时，你不必与他讨论我今天告诉你的事，也不要觉得你得让他知道我所说

---

① See Alan Tjeltveit, "The psychotherapist as Christian Ethicist: Theology applied to practice", *Journal of Psychology & Theology* 20 (1992): 89 – 98; Alan Tjeltveit, *Ethics and Values in Psychotherapy* (London: Routledge, 1999).

② "Marital Stress and Extramarital Relationships", Chap. 20, DVD accompanying Ronald J. Comer, *Abnormal Psychology*, 3rd ed. (New York: W. H. Freeman, 1998)

的话。

治疗师：我无权在未征得你同意的情况下与他人讨论你的事情。

来访者：好吧，我想我就直说了吧。我其实背叛了约翰，出轨好几年了。

治疗师：你的意思是你一直与另一个男人来往。

来访者：是的……这是一回事，不是吗？（笑）

治疗师：是同样的事情，但没有道德意味。我只是使用描述性语言而非道德说教。

来访者：嗯，好吧。

治疗师：但我明白你的意思。

来访者：我一直在和另一个男人交往。

治疗师：有多久了？

来访者：大概两年……我只是觉得，与约翰一起来接受治疗，在你面前看起来像是夫妇的样子，但实际上我们彼此的生活在往不同的方向走，又不让你知道我还与另一个人有关系，这是赤裸裸的谎言。

这段视频表现了一段充满道德意味的治疗，来访者拐弯抹角地涉及了她母语中的深刻道德含义。有些来访者所带来的问题裹着一层外衣，就是对现实有着另一番解读的道德立场前提。来访者可能把关系描绘成通奸、外遇、婚外情、相识、情谊、同居，又或者如治疗师暗示的，她只是"与另一个男人交往"。可是她却不是这么说的。她所使用的道德语言不但将自己的关系描述为"背叛"，也把她与治疗师的关系定义成"谎言"。显然，她早就知道欺骗是不恰当的。但是，无论这个来访者是否有宗教背景，治疗师都对她母语中的道德语言明显地感到不安。

出于不安，治疗师对来访者的反应是用自己浅表的（其实是来自于醇厚）视角重塑她的语言。他以自己的身份权威，告诉她，她真正的意思是她在"与另一个男人交往"。他推断来访者虽然使用了"背叛"这一道德语言，她真正想表达的其实是她只是与某人来往。当她表示担心自己与丈夫和治疗师的关系是一个谎言时，治疗师没做任何评论。

来访者会学习治疗师认为在治疗接触中适合的语言。这正是这位来访者所做的。她默许了治疗师的说法，用很浅白的话说："我一直与另一个男人交往。"治疗师以为他只是以描述性的方式与一个明显有道德感的来访者对话。他的世俗语是公共场合的中性语言，而她的却是背景深厚的道德语言。他的治疗招式是以公共语言替代她的个人道德信念。这就是心理学上的康斯坦丁主义（*Psychological Constantinianism*）。

然而，我们不能假设，当浅表的治疗师与醇厚的来访者工作时，其浅表的治疗论述肯定得不到积极的结果。2006 年 10 月 12 日，查尔斯·卡尔·罗伯茨四世（*Charles Carl Roberts IV*）在宾夕法尼亚尼克迈尔市附近的一所埃米什学校枪杀了五名女孩。[①] 由于这起发生在埃米什人身上的暴力事件，他们不再遗世而孤立，他们在物质上和精神上都有了充分的准备。紧密团结的社群为个体彼此提供了支持，且能够帮助爱艾米——施虐者的遗孀，以及她的孩子们。他们参加了罗伯茨的葬礼，还在钱财上资助他的遗孀。埃米什人告诉自己的孩子："我们不应该把行这事的人当恶人看。"[②]

尽管是比较封闭的宗派，埃米什人愿意接受"英国人"，也就是外人的帮助。他们对警察大加褒扬。一个有如此深厚宗教信仰又传统的埃米什团体又怎么会接受来自心理健康组织的通用心理学观点？兰开斯特郡紧急事务管理处仅仅在几小时后就抵达枪击案现场，且整周都留在那里提供支持。他们帮助了惊慌失措的人，无论他们是埃米什人的孩子还

[①] Donald B. , Kraybill, Steven M. Nolt and David Weaver – Zercher, *Amish Grace*: *How Forgiveness Transcended Tragedy* (San Francisco, CA: Jossey – Bass, 2007) .

[②] Ibid. , 45.

是"英国人"。他们就这样建立了关系。一位埃米什工作人员表示："他们做了出色的工作。他们告诉我们，生活不再一样了，我们必须寻找一个新'常态'。"埃米什人就不停地重复着，"一个新的常态，一个新的常态"。① 很显然地，心理学的专业洞察可以跨越迥异的文化——尽管有例外。

一个厚实的自我

一个人自我的厚度可以用包含着多重声音的、复数一般的多元性来理解。这种多元性包含了自我对公开场合中自己各种角色、称呼和价值观的内化理解。在多元文化里，一个人在任何一天中所担任的角色（公民、家长、职业人士）都在内心有所代表。各种角色身份的名字包括父亲、母亲、执事、信徒、男人、女人、平民等，甚至包括专业身份。与这些角色相关联的内在个性也会反映出一个人的道德信念、原则和价值观。②

这种多重声音和自我在波图克（Chaim Potok）的小说《我的名字是亚舍·列夫》③ 中有着细致入微的表现，里面他描述了一个有抱负的年轻犹太画家的梦。他的梦展示了宗教种族心理多元化的厚实精神。一位祖先仿佛冲破历史而来，向否认亚舍艺术天分的保守犹太社区重申他们的价值观与承诺。

一直以来便是如此 ——像一个谜，就如神学家们在谈论如奇迹和敬畏的概念时他们所想到的一样。这当然始于一个谜，因为我

---

① Donald B. , Kraybill, Steven M. Nolt and David Weaver – Zercher, *Amish Grace: How Forgiveness Transcended Tragedy* (San Francisco, CA: Jossey – Bass, 2007), 30.

② Alvin C. Dueck, *Between Jerusalem and Athens: Ethical Perspectives on Culture, Religion, and Psychotherapy* (Grand Rapids: Baker Books, 1995), Chap. 10.

③ Chaim Potok, *My Name Is Asher Lev* (New York: Fawcett Crest, 1973).

的家庭背景没有任何迹象显示我会带着独特到令人不安的才华来到世间。我父亲可以穿越几个世纪，把他的族谱追溯到 1347 年的黑死病时期，当时黑死病使欧洲人口消灭大约一半。我父亲的曾曾祖父早年经营大量的不动产。他的老板是个俄罗斯贵族，喝醉时会杀农奴取乐；在一次酩酊大醉后，他把一个村庄焚为灰烬，生灵涂炭。你看，外邦人的举止就是这样的。我父母常告诉我，不属神（*sitra achra*）的人都是如此的行为。他们邪恶，来自于"另一边"。犹太人的行为却不是这样。我父亲的曾曾祖父由于经营地产为自己和他的雇主赚得巨大的财富。于是在中年时他开始旅行。为什么他不断地旅行？我总会问。为了做好事而且把上帝带到人间，我的父亲如此回答。为了找到需要帮助的人且安慰和帮助他们，我母亲这样说。我自小就常常听到他数不胜数的轶事，多到他开始常常出现在我梦里：一个神话人物般的身形，高大，深色的大胡子，有非凡的智慧和力量；一位杰出的企业家，支持学术研究的慈善家，传奇的旅行者，希伯来书籍《远方纪行》的作者。这位伟大人物会到我梦中用我父亲一样的口吻问我最近作画的白墙在哪里，以及当天我以图画装饰的神圣的边框。梦醒之后我丝毫不快乐。他让我嘴里有炸雷般的余味。①

个人对过去和现在的陈述生动地展现了亚舍的内心世界。亚舍外界与内在感情的合体是他父母的人品、那些拉比、他的导师雅各·卡恩（*Jakob Kahn*）和他父亲的曾曾祖父等的混合。令人感兴趣的不但是他多元的内在心理，还有那些跨越两个文化语境的人格因子。一方面，他有雅各·卡恩，一个毕加索的崇拜者；另一方面，他有着神话般的祖先。前者是浅显的，后者则是厚实的。波图克让第一个人物把亚舍带进普世艺术群体，而第二个则是来加强他的宗教种族群体价值观。

① Chaim Potok, *My Name Is Asher Lev* (New York: Fawcett Crest, 1973), 10.

多元的自我在心理学上是个众所周知的概念。然而它的独特性却蕴含在自我人格多重层面的潜在冲突中，这些人格层面体现着世界普遍性和特殊性的不同方面。沃尔泽认为：

把自我的序列想象成一个人口稠密的圆圈是最为贴切的，我站在圆心，被位于不同时空距离的批评我的人包围（他们却不一定站立不动）。当我愿意接受批评，准备好接受（一点点）苛责，我便会试着将一些批评者拉近一点，好让我更能立即意识到他们的批评；又或者干脆把他们纳入自己的圈子，使他们成为我亲密的忧天杞人，而我的自我也变得忧心忡忡。我好比是一位新当选的总统，召集顾问，形成一个内阁。尽管他被称为最高统帅，他的选择实际上是有限的，他的自由有附带条件；政治的世界充满了变数；政治的历史远比他的选举胜利早。我的内心世界同样是充满了变数，文化的遗留或社会的荷载 ——我在这些多元性允许我的范围内尽量调试拿捏自己。我更大的自我，我忧虑的自我，是这一切的总和。我既是整个圆圈，也是困境的中心。只有这样，才是厚实的自我观。①

一方面，厚实的描述将自我做了微妙的形容，体现了它独特又充满独一的民族特色，另一方面，沃尔泽描述的，各种内在的自我，似乎是无实体的价值立场而不是厚实的自我体现。"厚实"不仅适用于内在自我的构成，也可以直接针对自我的本质个性。我们相信在深厚的内心对话中，蕴含着一份宝藏。通常这内在对话里会不断地涉及宗教。个人内在是否能达成协调取决于厚实或浅薄的一面，那内在轻视或理想化的自我，以及个人如何把自我的各层面与实际的行为整合。然而，厚实的期待也好，浅薄的期盼也好，它们的内在声音在什么程度上可以被听到、

---

① Walzer, *Thick and Thin*, 98 - 99.

理解、融合？

心理治疗中的深厚传统

我们如何才能了解一种深厚、富有传统的心理治疗？如我们看到的，遵守伦理规条的治疗师应该尊重来访者的宗教背景，同时对于任何特殊性，即使是他自己的，也要保持中立的态度。这样做的结果一方面使叙述的本质变得空泛，另一方面，一个有宗教种族背景的治疗师，因为有深刻的跨文化经历，可能反而会与不同文化的来访者产生相当大的共鸣，甚至能讲他们的语言。然而，由于目前的文化偏见反对在公共话语里有特殊性，即便是这位厚实的治疗师也可能会感到极大压力，必须减少他对灵性、感情问题或对治疗本身的深厚阐释，把来访者引入较浅表的、更广义的视角。我们必须仔细思量在治疗中把宗教完全"消音"会带来怎样的后果。如果肤浅和简单化被人们接受作为一种整合性的治疗手段，被定位为解决人类内心矛盾的成功之道，那将会是一种怎样的情景？

在我们看来，自我深植于传统之中，包含叙述性建构，充满层层叠叠厚实和浅显的内在心理描绘。这种观点使心理治疗无法不成为一件跨文化的事，尤其是当治疗师不知道来访者来自哪个社区，或来访者的文化异于治疗师自身文化的时候。治疗师可能吸收了某种治疗理念，注重个人权利、个体表达的自由，强调个人追求幸福、分离个性化的重要性等。这些治疗的意识形态和价值观可能不是来访者自身所属的社会期望的一部分，然而来访者的自我价值观却是由其自身原本的社会期望所构成的。来访者可能是回教徒、基督徒或犹太教徒。对于治疗师所支持的每一种治疗性价值，来访者都可能有不同的标准。

在厚实的文化中，宗教仪式是符号、世界观、情感情绪，以及信仰社群现实责任的表现。例如医治，就是一种深深植根于宗教文化的仪

式。最明显的表现就是现代文明之前萨满教的治疗仪式。① 萨满教巫师
在诊断和治疗中所表达的意义会反映当时社区的宗教视角。因此这正如
理查德·罗蒂（Richard Rorty）所说的那样，宗教不可能轻易地与自我
分离开来。一个人对自己行为所赋予的理由与更大的世界观有关系。尽
管一个人在公共场合也会隐藏个性和自我，但这样的做法就可能会付出
社会和精神的成本。

　　由于来访者期待从自己的临床治疗师那里借鉴到传统美德，治疗性
的对话就不可能是中立的。如前所述，来访者会学着重视和运用治疗
师②的语言。③

　　因此，对传统的敏感性是在谈话治疗中真实地对每位参与者所支持
和实践的独特美德的重新评价。认识到咨访关系中权力的差异——有传
统敏感度的治疗师就会对自己对美德的定义更敏感，继而认识到这对他
们的来访者可能存在的潜在影响。

　　对传统敏感的心理治疗方法详细描述了来访者的道德观，借此协助
来访者从自己的道德传统中重新发现生活的艺术。会面的目标（telos）
首先要基于来访者的历史传统 ——不管是和来自还是有别于这个文化
的人谈话都可以使治疗师获得更多的信息。来访者基于把带到治疗现场
的问题和在治疗中出现的问题的重整，在他们共同的道德传统之下
（治疗师和来访者）重新提出自己对求助问题的看法。然而，治疗师更

① Mircea Eliade, *Shamanism：Archaic Techniques of Ecstasy*（New York：Bollingen Foundation, 1964）.

② Timothy Kelly and Hans H. Strupp, "Patient and Therapist Values in Psychotherapy：Perceived Changes, Assimilation, Similarity, and Outcome", *Journal of Consulting & Clinical Psychology* 60（1992）：34 - 40; and David Rosenthal, "Changes in Some Moral Values Following Psychotherapy", *Journal of Consulting Psychology* 19（1955）：431 - 436.

③ Naomi Meara, Harold B. Pepinsky, Joseph W. Shannon, and William A. Murray, "Semantic Communication and Expectations for Counseling across Three Theoretical Orientations", *Journal of Counseling Psychology* 28（1981）：110 - 18; and Naomi Meara, Joseph W. Shannon, and Harold B. Pepinsky, "Comparison of the Stylistic Complexity of the Language of Counselor and Client across Three Theoretical Orientations", *Journal of Counseling Psychology* 26（1979）：181 - 189.

重视来访者从他的群体所带来的分享意义。正义的本质、真理以及何为"好"，都取决于来访者的本土文化微妙体验。这个模式下进行的治疗谈话并不中立。

　　迈克尔·沃尔泽的方法的应用意义之一是：一位对自己的深厚道德传统有认识的临床治疗师会更容易辨认来访者复杂的道德积淀。他可以辨明当地常用语言和具体道德观念与治疗的相关性。鉴于此，对传统敏感的心理治疗首要的和核心的是对与美德相连的种族与宗教身份的认可。它肯定来访者的诉说中表达出的传统、象征符号以及对表达差异的需要。对传统敏感的心理治疗法是使来访者有能力从符合自己当地美德和实践的社群共享意义中获得解决精神症状的方法。健康这个词可能要包含更多的内容：对自己个人土生土长的群体的美德有所分辨和承诺。如果治疗师对来访者的道德语言有批评的迫切必要，治疗师不能用超越来访者社区的道德原则，而必须着眼于那些出自其社区核心信念的内在道德。当来访者试图停留在本土文化里（甚至拒绝部分主流文化）时，来访者与其社群的"宪章"的一致性就被探讨了。

　　对传统敏感的心理治疗始于两个或更多人在治疗中，从自己的特殊性出发分享他们的历史现实，交流各自道德观上的优先顺序。我们越能脱离大而化之的泛泛之谈，就越能进入真诚的对话。然而，这不是一场预设脚本的对白或理论，抽离来访者的世界观和价值观探讨疗愈如何发生。*共性是从对话中浮现出来，而不是预先设定的。*改变是治疗谈话所乐于见到的结果。

　　具有厚实的传统敏感性的临床治疗师尊重来访者的特殊性，即来访者是根植于原有的历史社会中的，他（她）拒绝那种超然的脱离传统背景看待来访者美德的谈话方式。往往，临床治疗师和来访者会代表不同的传统，但必要时，他们各自都应该能从自己特殊性的角度来发言。对传统敏感的治疗最初的目标之一，就是治疗师不再把自己的特殊性强加到来访者身上，反之，帮助丰富来访者的传统。治疗师尝试学习来访者的道德语言，用对方所期望的道德标准来诠释问题事件或经历。治疗师由此开始认识到自己的特殊性，排除自己的普遍性理解趋向，同时认可来访者的道德语言。让这种治疗取向和其他有所区别的不是其超越一切传统的能力，反而是它愿意向自己的传统之外的来访者伸出双手——这是封闭社会所不具备的一种美德。

瓦妮塔

　　由于瓦妮塔经历了更深厚的治疗形式，现在让我们继续来看由她的经历改编的故事。瓦妮塔代表一个继承了浓郁民族遗产的人，其母语来自基切语（Quiché）和五旬节传统。身为女性，她作为妻子和母亲的自我意识由在桑提亚哥的生活所塑造，在那里的生活既伴有土著人的传统，也掺有西班牙的历史。瓦妮塔的抑郁症状一直持续不退。她所在教会的一个朋友向她推荐了一个妇女救助中心，可能会帮助她处理内战所造成的心理和精神损失。[①] 该救助中心的项目使用了玛雅宗教及文化的象征和叙述，不过其中充满了基督教信仰的主题，以便于推进悲伤和创伤的恢复过程。此外，它还是免费的。

　　当瓦妮塔来到这里，她遇到了许多其他来自危地马拉的妇女[②]。在工作间里中她们做珠饰，而这立即令她联想到在桑提亚哥过去的生活。她安静地坐在一位来自帕纳亚切尔的妇女旁边，这位妇女是几年前来到美国的。之后的几个礼拜，瓦妮塔常常回来和妇女们坐在一起干活，最

---

　　① 　我们在此用来说明和平的种族和宗教心理治疗的方法，是改编自笔者（杜克）在危地马拉的 San Juan del K'iche 所经历的一个事件。"Utz K'aslemal"，在当地印第安方言 K'iche 语中意为"美好生命"。See Bárbara Ford, Roberto Cabrera, and Virginia Searing, *Buscando una Buena Vida：Tres Experiencias de Salud Mental Comunitaria*（Guatemala：Redd Barna, 2000）；Asociación Utz K'aslemal Salud Mental Comuntaria El Quiché, *Construyendo una Buena Vida*（Noruega：Save the Children, n. d.）。在这研究之上，我们增加了基督教主题。感谢 Steven Huett 和 Jenel Ramos 在本章的研究与发展中提供的协助。

　　② 　该方式的独特点在于其没有将焦点放在"心理健康"或者西方的"心理学"上，而是将焦点放在玛雅本土对自我的理解上。参见 Bruce Olson 从对本土敏感的方式来提供治疗建议。Bruce Olson, *Bruchko*（Carol Stream, IL：Creation House, 1978）。

终也做成了自己的项链。

　　瓦妮塔没有自己单独的治疗师。该中心所有的工作都是以小组的形式做的。来自危地马拉农村的小组组长在她们聚在一起时只说基切语，她也曾经历过战争的创伤 ——失去家人、离开家园，并迁移到另一个国家。瓦妮塔看到散置在房间各处那些传统的蜡烛、土炉、玉米、杵和臼、玛雅日历，以及其他她早年在桑提亚哥见过的东西。

　　她们在一起大部分的时间都用来谈论这一周的事情、孩子，当然，也会谈到过去的痛苦。到这儿几个月后，有一回小组长拿出一袋玉米，连同臼和杵。瓦妮塔记起她的母亲曾用这些东西磨成粉来烤家人爱吃的小圆饼。与其他也经历失丧的人同坐一处，瓦妮塔感到悲伤在身体四处蔓延。她把玉米磨成粉，蓦然发现自己在啜泣。她旁边的人伸出手来拥抱她。还有人开始哼起歌谣，这歌谣自从瓦妮塔离开桑提亚哥后就再没听过，那是他们在庆祝圣餐礼拜时常常唱的。这首歌叙述了他们的祖先种植谷物，掰玉米穗，晾干，然后搓掉玉米粒。这首歌回顾了耶稣的一生，讲述他对人绵绵不绝的爱。然后曲调模仿有节奏地压碎玉米的声音，歌词则描述了对耶稣的背叛和他在十字架上的痛苦牺牲。歌曲结束了，同时面团在发酵，烘烤面包的气味四处弥散，面包被掰开分给他人共享，给人带来新生的基督得以复活。瓦妮塔无法与她们同唱，但她的确吃到这温暖的玉米小圆饼，这一切她都不会忘记。[①]

　　瓦妮塔加入妇女小组一年之后，组长提出有可能一起去危地马拉。瓦妮塔已经多年没有回到桑提亚哥了。小组带领者提到，一些在危地马

---

　　① 玉米是本土危地马拉人生活以及属灵生命中非常重要的东西。See Rigoberta Menchu, *I, Rigoberta Menchu*, trans. A. Wright (London: Verso, 1984)。在 Utz K' aslemal 的项目中，玉米象征了基切人的艰难和困苦。对小组的成员而言，磨浆、杵子以及玉米，有了新的意义。玉米原本是不能被使用，但是如果被研磨成粉，便会变得柔软，充满营养。"正如玉米是我们身体的食物一样，这些痛苦和经历也能成为我们成活中的食物。为了将所有的痛苦化为食物，我们需要首先将其软化，研磨，并且捏成团，这和我们研磨玉米一样。但是，这不是一天的工夫，我们必须时常回到我们的痛楚，将它软化，研磨，捏成团，以便融入我们的生活中。"(Ford, Cabrera and Searing, *Buscando una Buena vida*, 69) No wonder the participants begin to weep。

拉城天主教教区的人要前往偏远的山区，从村民那里了解内战期间发生的事。瓦妮塔的一位朋友属于该组织，曾经去过一次，他说，他们挖出大量的乱坟后，给死者再行妥善的葬礼。瓦妮塔想起她失踪的父亲。他的名字在名单里吗？她还模糊记得他失踪的一些细节，但这些信息够吗？她又要怎么支付这一趟的费用呢？她家人会支持她吗？谁会和她一起去呢？

六个月后，瓦妮塔、小组负责人及另外三人一起前往阿提特兰湖（*Lake Atitlan*）地区——瓦尼塔父亲失踪的地方。开始挖掘的前一天晚，小组全体来到善牧教会祈祷和静默思想。瓦妮塔向队友们敞开心扉，说出了自己的恐惧和焦虑。此时此地，黑暗日子的深刻回忆都被唤醒。她的组员们倾听着，并伸出手来拥住她。瓦妮塔说到她的失丧、她多年的哀伤和她所盼望的最终解决之道。她请组员念拉撒路的故事。当他们念到"耶稣哭了"时，她也哭了起来。她拣出来念的是耶稣吩咐拉撒路起来的那一段经文，从中她得到了安慰。小组负责人轻声提醒她，他们有可能找不到她父亲。瓦妮塔听了，静静地没有说话。

第二天一早，在山中凛冽的空气里他们开始掘地寻找遗骸。将近中午，他们仍然一无所获，但就在临近午饭时，有人发出一声尖叫，第一具骸骨——一个年轻的男孩，被发现了。瓦妮塔感到一阵恐惧撞击心房。之后，他们借助蜡烛，工作到深夜，大家仔细地分拣，标注，把零散的残骸放进袋子。瓦妮塔知道法医需要相当的时间才能确定她父亲的遗体。但是，她内心已经起了某些变化。

数月之后，瓦妮塔收到了一封信，说明她父亲的尸体的确在那些残骸中。她是否想要回去重新安葬父亲呢？她决定回去。当她回到桑提亚哥参加葬礼时，留在那里的她的整个家族都过来陪她一起哀悼她的父亲。葬礼后，他们回到教堂。

一张她父亲的遗像安放在台前，有烛光环绕着他。泪水、拥抱、歌声接踵而来。年长的人记得瓦妮塔的父亲，开始诉说起往日的桑提亚哥，那段宁静、幸福的时光。他们记得挺进的守备军、殉道者、失踪者，还有和平的曙光。追思礼拜结束后，瓦妮塔亲自上来见证，称赞父亲如何以身作则，彰显他对上帝和主内家人的爱。回到洛杉矶时，瓦妮塔完全变了个人。她虽然还有悲伤，但那压垮她的忧郁症却已不复存在了。①

对传统保持敏感度的和平调解和心理治疗

对传统敏感的重要性不仅与治疗息息相关，在冲突转化与和解中也起到关键的作用。我们将以一个厚实、反映当地本土性质的调解的例子以及其与治疗工作的关系来作为这一章的结尾。约翰·保罗·莱德里奇（*John Paul Lederach*）在调解和仲裁领域有国际公认的丰富经验。从20世纪 80 年代的米斯基托／桑地诺谈判到促进下列各地和平的努力：索马里、北爱尔兰、哥伦比亚、西班牙巴斯克地区、菲律宾、塔吉克斯坦以及尼泊尔，他曾为许多不同的事态局面提供咨询和调解。他在解决涉及种族、跨文化和宗教问题等冲突，以及与本土人民合作上等方面都有丰富的经验。他也协助设计和开展全球五大洲 25 个国家的培训课程。目前他在圣母大学担任国际和平问题方面的教授。②

1984 年，在危地马拉的一个研讨会上，他讲解了如何做冲突解决工作。他讲到他如何细心地准备，力图不把北美的和解模式强加在参与者身上。研讨会与现场演练都以流利的西班牙语进行。莱德里奇选取了一个危地马拉父亲与成年女儿之间的冲突为例，自己示范扮演调解人。在莱德里奇说完后，有一位参与者直接对危地马拉演员评论说："你们两个看起来像外国佬。"莱德里奇顿时暂停了演示。演员是如何察觉到

---

① 瓦妮塔的这个经历改编自 Denise Becker 的（PBS）纪录片。"Discovering Dominga"，Directed by Patricia Flynn and Mary Jo McConahay（Jaguar House film, 2002）. http://www. pbs. org/pov/pov2003/discovering dominga/.

② John Paul Lederach, *Building Peace*: *Sustainable Reconciliation in Divided Societies*（Washington DC: U. S. Institute of Peace Press, 1997）; John Paul Lederach, *Preparing for Peace*: *Conflict Transformation across Cultures*（Syracuse NY: Syracuse University Press, 1996）.

在这个冲突中有北美文化的成分和性质的？"这个过程中哪里出了问题"，莱德里奇不停地问自己，"将两个危地马拉人变成了外国佬?①"他得出这样两个结论：首先，尽管他希望对危地马拉的情境敏感，但他没有花足够的时间来反思隐含在北美文化中的冲突解决模式的一些假设。其次，他不得不承认，他的方法里仍掺杂有帝国主义思维的残余。

这次经历之后，莱德里奇改变了他的方法。他检讨了自己的用语，且花更多时间认真聆听拉丁美洲人在谈论冲突问题时所使用的语言。与我们的有传统敏感度的治疗模式一致，他花更多的时间去理解厚实的文化本质以及冲突如何从文化中浮现出来。他专注于用常识来了解日常冲突。他也尝试用当地经验来了解冲突，以及如何调解。从研究中得来的有关冲突问题的普世知识倒成了次要的。

在巴西牧师保罗·弗莱雷（Paulo Freire）② 的研究工作基础之上，莱德里奇把自己的方法称为提问式冲突解决方案。他把冲突处理的模式分成了两种方法：处方式（prescriptive）以及提问式（elicitive）。处方式的办法仅仅将知识和技能从一种文化背景转移到另一种。冲突调解员被视作专家，他的知识被当作放之四海而皆准的，而他的手法则被认为不带偏见。援助是以问题的内容为导向，调解人就是模范，整个气氛偏于说教。

莱德里奇采用的是提问式调解。他站在"未知"的立场上，假设自己对问题的性质、言语中关键词的意思、解决问题的策略以及解决方案的条件都毫无所知。他化身为一个非西方人来担任调解员的角色。这样做的目的是促使了解当地文化的原住民用自己的能力来化解或转化纠纷。当地人远比外来的顾问对他们的文化环境有更丰富的理解。他们更具本土文化内涵的知识是来自本地的常识③。因此，促成改变的手段是在来访者的文化背景下展开实验。莱德里奇解释道：

---

①　Lederach, *Preparing for Peace*, 38.

②　Paulo Freire, *Pedagogy of the Oppressed* (New York: Seabury Press, 1970).

③　Clifford Geertz, *The Interpretation of Cultures* (New York: Basic, 1973).

　　参与者和他们的知识被视为训练材料的首要来源，无论他们原先对自己的看法是否如此。我所说的"知识作为资源"（knowledge-as-resource）是指人们对自己处境的深厚的觉察，这种觉察常常是隐藏在意识之外的。这种觉察中包含对冲突如何出现以及它如何在人与人之间恶化的理解，还有对人们如何试图处理、控制冲突的认识。此外，这觉察还包含他们对事物的意义的理解；也就是围绕着事件，语言、认知、诠释和意义是如何被构建的，在语境中又如何相互影响。简而言之，这种方法的基础就是原住民为人处世的内隐性知识，这种内隐性知识是在特定的环境中创造合适的冲突解决模式且长效维护和谐的一种宝贵资源。①

　　当他与哥斯达黎加的蓬塔雷纳斯社区成员坐在一起时（或和其他当地人同坐时），莱德里奇发现学者使用的字眼——"冲突"很少出现在日常对话中。他陈述道：

　　我记得，有一天晚在蓬塔雷纳斯，我们研讨会上的一位参与者谈到邻里问题时，和我有一段极富启发性的交谈。他们在一个真正的节骨眼上，一根钉子，她解释道。她说完后，我问道，蓬塔雷纳斯的人是不是不大用"矛盾冲突"这个词来描述这些情况。她回答说："啊不，我们这里没有冲突。冲突【战争】是在尼加拉瓜才有的。在蓬塔雷纳斯我们有 pleitos，lios，以及 enredos（斗殴、混乱、纠葛）"。②

　　莱德里奇开始收集关于冲突的言语；他能够拉出超过两百个单词的词汇表，都是在日常拉丁语谈话中经常使用的冲突近义词。在墨西哥的

---

①　Lederach，*Preparing for Peace*，56.

②　Ibid. ，74.

一次研讨会上，一个与会者提出 desmadre 这个词（没有母亲）等于冲突。莱德里奇意识到拉丁语中对冲突的理解是更多关于关系而非个体。一个在中美洲常见的冲突短语是 "*Estamos enredados bien*"（我们都被缠住了）。除了个别单词和短语，莱德里奇还研究了原住民有关冲突的谚语和故事。这种方法证实了精神病学家米尔顿·埃里克森（*Milton Erickson*）所建立模式：

　　　　接受病人所带来的。这条规则与大多数心理治疗学派的教导形成了强烈的对比——它们不是对千差万别的病人机械化地使用唯一和相同的程序，就是认为必须先教会病人一种新的语言，然后试图通过这种语言的沟通来促成改善。相比之下，在重构问题的过程中，治疗师可以学习病人的语言，这种方法才更为快速和有效率。①

　　在对少数民族和宗教来访者治疗中要取得转化可能需要以下的条件。治疗师必须以真诚的探索来开始，学习有民族宗教背景来访者深厚的文化和语言。不仅要圈出困难点，也要提出各种问题。在他们的种族和宗教群体中，这困难通常是如何解决的？为什么这困难本身是问题？在他们的社区里，道德术语如公正与不公、正义与不义、疾病与健康有怎样的含义？还有，这群体有什么样的智慧？哪些谚语可能与这种情境有关联？历史和传统上是否有范例可以成功解释这种情境？

　　带有宗教民族背景的来访者本身就是医治与转变最好的评判员。评估要有背景条件。

---

　　① 引自 Paul Watzlawick, J. Weakland and Richard Fisch, *Change*（New York：W. W. Norton, 1974），104。

文化背景下的评估简单说来就意味着参与者在一个特定的环境中，以所身处的环境的标准和价值为根据来评估自己的行为举止，而不是根据外界的标准来判断他们的方法。①

这种方法具有高度参与性和循环性，在探索、实验和语境评估之间来回移动。

莱德里奇所谓的处方式的方法类似我们所讲的浅表、把人和宗教普世化的心理疗法模式。因为他们认为普遍性、处方式的治疗取向能迅速成为促成改善的行动、技巧和策略，文化就成了对通用法则的当地适应性改编。与此相反，提问式的治疗却始于文化——这才是来访者改变的基础。

对于冲突的文化背景和知识，为该治疗模式提供了发展的基础。参与者的常识、他们为人处世的方式、他们当下的处境、他们过去的遗产以及语言都被视为训练和建立新模式发芽的温床。②

认可和促进这些作为资源的文化因子是治疗转化的根本。

莱德里奇注意到这种做法不会排斥更普遍的治疗方法，但它们被圈起来，成了次要的。在晚一点适当的时候才被引进治疗过程。在我们的治疗模型中，普遍化的知识对治疗师的世界而言其实是特殊的；因此，治疗师分享的是来自自己的本土智慧。治疗谈话被塑造为一个跨文化对话，其中来访者和治疗师都分享他们的民族、宗教、文化遗产。

对传统敏感的治疗师可以承载与来访者或相似或迥异的隐藏的美德的叙事。如果来访者和治疗师都能事先接受疗愈会产生在两个或更多的美德叙述中，对传统敏感的疗法就不存在强加价值观的嫌疑。要让来访

---

① Lederach, *Preparing for Peace*, 60.

② Ibid. , 67.

者健康成长，对传统敏感的疗法就需要把治疗师和来访者的传统美德看作成长和变化的资源。一位有厌恶女性的民族背景的来访者，又恰巧处于一个充满冲突的两性关系中时，临床治疗师的叙述如果较少阶级意味，则或许对他有所帮助。一位充满愧疚的基督教原教旨主义来访者，如果发现在自己的信仰叙事中早已存在恩典上帝的概念，那么他就可以得到治疗和愈合。来访者社区所定义的"关系"与"平静"的意思，可能异于治疗师的理解，就算这些词汇很显然地是同时存在于各自的语境里。

如果对传统敏感的治疗法接受来访者的各种天壤之别，那么它就比靠着假设人性的普遍性而冒犯来访者个别性的方法更和平。它比直接采用肤浅的调解程序而更能带来人格上的升华。这样一种治疗方式，触及来访者自己的社会网络以及深厚的文化遗产，它能够协助来访者在属于自己的本土叙事典范中获得处理人生痛苦经验的力量。

我们已经尝试在心理治疗中找寻或深或浅的特质，为今天的临床治疗师勾勒出对传统敏感的治疗图景。这种敏感性无疑在其他应用行为科学里也有异曲同工之处。这种治疗取向要求来访者对自己的道德负责。作为一个道德存在的实体，治疗要特别注意本土传统美德，这意味着治疗不能从一般性的普世模型入手，也不能假设这些普世模型在治疗中适用。当然，我们并非鼓励治疗师彻底无视浅显的叙述——例如，来自不同民族的来访者与治疗师需要建立治疗同盟。我们只是更强调对传统敏感的心理治疗需要治疗师这一端更多努力，在尊重基本差异的同时，建立来访者对群体的归属感和治疗中的共同语言。但这需要治疗师经历他自己传统的厚度，从而抵制那种将开放的普世主义强加在来访者身上的倾向。这样的治疗，能够包容边缘和弱势群体。这种包容的能力——也是我们最关注的部分，是通过对美德在文化语境之内的解读而产生；令来访者和治疗师对能够产生正面治疗作用的一系列素质都更具敏感度。

第七章 道德：抽象和传统

我们对日常语言游戏的惊人多样化程度仍然处于无知的状态，因为语言的外衣抹杀了它们之间的差异。

——维特根斯坦《哲学研究》

在 *HBO* 连续剧《扪心问诊》中，治疗师为一个名叫亚历克斯的一位年轻空军飞行员治疗。[①] 在第一节治疗中他自信爆棚地躺着，在每一点上挑战治疗师，但是结束时却请求治疗师给他点建议。他声称自己就是那个完成伟大任务的英雄——在巴格达城外的（学校）一场圣战，其中有 16 个孩子丧生。对此，他丝毫不感到懊悔。在指定的两秒钟内，就击中了目标，而他之后说自己能够"睡得像婴儿"。回到美国后，一次慢跑时，他挑战伙伴不断加快，但身为医生的伙伴说让心率太快提高可不是聪明的做法。亚历克斯不听，结果跑到 22 英里时，突发心脏病。他被放入一个急冻袋，昏迷了两天，但却活了下来。治疗中，他笑着娓娓道来，而他的治疗师保罗却很困惑。保罗回应道：

保罗：你知道我发现什么有趣的事吗？你刚刚完成这个任务就请假，还不听你医生朋友的建议。你把自己弄得筋疲力尽。这一切

---

① "Alex", *In Treatment*, Season 1, Episode 2, Directed by Rodrigo Garcia（HBO series, 2008）.

很像是你要回避再去服役。

亚历克斯：没有，我对再次驾机没有任何问题。事实上，我渴望再次参加行动。

保罗：嗯。你看不出你的心脏崩溃和之前的事的关联吗？我知道你说自己没有任何愧疚感。但是，难道你不觉得自己有一种强烈的赎罪愿望，想要弥补之前的行为吗？

亚历克斯：（沉默）你这里有咖啡吗？我倒是想喝上一大杯。

保罗：（停顿一下）恐怕我们的时间到了。

保罗谈及了赎罪，这一道德语言，这看似让他把亚历克斯过去的行动和现在的衔接上了。许多族群社区有赎罪的语言，尽管各有各的特殊意义。此外，这里赎罪的语言既澄清也强调出了来访者的问题。亚历克斯很可能有着含有愧疚和赎罪语言的宗教传统，虽然他在很大程度上回避了它。

如果治疗师们都不认为一个人甚至在轰炸一所学校后也不用感到一丝内疚，那么提出赎罪问题就是一种干扰。如果这里有个道德上的问题，那么使用来访者能理解的属灵语言则是临床和伦理上的智慧。心理治疗中灵性语言的一个适宜的角色，就是能够使来访者在治疗中让哪怕微不足道的道德感浮现到意识的层面。

前苏格拉底的诗人和哲学家、部落萨满，以及古代圣人在面对自己的小村讲述道德问题的时候不需要担心考虑面对更广阔的世界。他们的世界就是他们所知道的唯一世界；也没什么其他地方好去对话的。只有能够在地理上随意移动的现代人才能想象自己超越历史，对着多个族群说话——一种上帝般的视角。面对大量多民族和多信仰的来访者，现代心理治疗师得以幸存的方法是假设一种广义的人性观点，以及/或存在有原则的道德观。关于第一部分（人性观点），我们已经评论过了；我们在此所关注的是第二部分。

这一章中，我们要来看看基础主义者（*foundationalist*）的知识的本质和抽象的道德原则究竟是什么。我们要探索扎根在群体信念和实践中的道德的实质。起初，基础主义其实是一项为了维持和平而提出的策略，然而事到如今我们已经不确定它是否还有这种效果了。在这一章中，我们借维特根斯坦对语言社群的观点来对基础主义理论进行批判，我们也推荐以麦金太尔的（*MacIntyre*）的传统一致性的观点作为修正。我们用一个浅显的认识论与深厚的群体主义观点的认识和道德做比较，让两者各有一席之地。

何为基础主义？随着中世纪的没落和摧毁欧洲大部分人口的宗教战争（1618—1648）的肆虐，对一种不证自明的真相以及建立在这上面的新的世界观的需要浮出水面。现代主义者认为中世纪的世界观是迷信，必须被新的无可置疑的信仰和信念基础来取代，以构建社会的一致性。战争，不仅破坏了社会的团结，也给知识的统一带来麻烦。现代基础主义的形成，起因是要去挑战想象中存在的宗教独裁，以及前现代信念中的迷信成分。在充满暴虐的差异中，又如何达成合一？基础主义原本是为了在基督教会敌对派系之间创造和平的一种策略！

不出所料，现代性的焦点全然是锁定在找寻确凿无疑的知识上的。在《大都市：现代性的隐藏议程》中，斯蒂芬·图尔敏（*Stephen Toulmin*）论述到，笛卡尔（*Descartes*）是在三十年的宗教战争中寻寻觅觅，得以形成基础主义的思想。有什么可以代替战争的传统，创建统一的基础？人们只要看看宗教思想对社会形成的影响——分裂和破碎，就会明白。只要是一个天主教堂来支配社会，认识论的问题就会隐藏下去。只要这些传统互相交战，那么一个凌驾一切的意识形态产生的时机就会慢慢成熟。① 图尔敏提出，17 世纪的重大社会转变给笛卡尔的思考提供了

---

① See Cavanaugh for an alternative interpretation. William T. Cavanaugh, *Theopolitical Imagination* (London: T. & T. Clark, 2002), chap. 1.

背景。① 这些转变反映在笛卡尔所提出的对宗教传统冲突的解决方案中，②思想的变迁包括：从口语转向书面的沟通，从特定到普遍，从局域到广泛，从暂时到永恒。

笛卡尔探索不容置疑的知识。他相信如果人们能觉察到自己头脑里"清楚无疑"的思想，那人们就可以确定其真实性，而且将其他知识筑于其上。对笛卡尔而言，一套信仰体系（即知识）可以被设想为一栋建筑。这个信仰系统如同任何稳定的建筑，需要一个基础。笛卡尔认为有必要用毋庸置疑的信念来取代宗教和传统，在这个古老的建筑里作为更稳定的基础。事实上，有一件事是不需要怀疑的——那就是，我们人类是质疑一切的怀疑者。除了这个以外，我们对所有的东西都有疑问。既然怀疑是一种思考的形式，那么理性就成了新的基础。Cogito ergo sum ——我思，故我在。照图尔敏所揭示的，现代性产生于文艺复兴的人本主义和笛卡尔所呼求的"超越环境的唯理性主义"。

自笛卡尔以来，人们想当然地认为存在一个这样的"地基"，其上可以建造庞大的知识结构。理性是人类的共同遗产，是普天下皆有的资源。这就是基础主义，它假设了在人们不断向理性解释的原点回归时，到某个地步就会有一类不证自明的公理性信念③。于是，笛卡尔就可以先从不容置辩的信念——他是一个思想的个体开始，继而论证上帝的存在，再到外部世界的特定知识。基础主义是一种认识论，假设但凡理性的人都能得到一套毋庸置疑的基本信念原则。常识理性，而不是针锋相对的各种宗教意识形态，才有资格成为申诉和争论的最终裁判所。

埃拉斯代尔·麦金太尔区分了两种版本的提问方式：百科全书式的

---

①　Stephen Toulmin, *Cosmopolis: The Hidden Agenda of Modernity* (New York: Free Press, 1990) .

②　René Descartes, *Discourse on Metho; and Meditations on First Philosophy*, trans A. Cress Donald (Indianapolis: Hackett Pub. , 1998) .

③　Richard Rorty, *Philosophy and the Mirror of Nature* (Princeton, NJ: Princeton University Press, 1979) .

与对传统敏感式的①。百科全书范式的知识就是笛卡尔的观念的延伸。以百科全书模式的研究方法为范例，麦金太尔指出《大英百科全书》的第九版，正如大英帝国的文明有自己的"编码"，也假设了理性的单一标准。由于有了对如此理性的确信，任何受过教育的人就都可以和其他受过教育的人达成一致。此外，这种推理的方法和目标可以同样运用在任何其他不同的学科上，无论是神学或天文。区别学科的是科目内容，而非研究方法。

被排除在百科全书式的观念之外的，是对任何已有的特定理论立场的坚持。麦金太尔评论道：

> 对 19 世纪百科全书派而言笛卡尔象征着一个独立宣言——依靠理性，从任一道德和宗教团体的束缚中解放出来。由此，理性从本质上就表明它的客观性正来自它的不和任何群体有瓜葛有偏袒。正因它执着于客观、公正、无私、合一以及普遍性，百科全书派才能吸引其读者和听众。②

按照这个传统就是数据资料可以不证自明。百科全书收录内容的标准也正是数据材料的可科学验证性。

科学研究的过程就是假设知识是可累积的，自然的本质规律可以变得更加明显。把这个认识应用到其他学科——心理学、神学、经济学、人类学等，只是随后而来的一小步而已。麦金太尔说道：

> 百科全书派的概念是一个单一的框架结构，其中，知识与纯粹的信念被区分开来，获取知识进程可以被图解，并且通过运用其规

---

① Alasdair MacIntyre, *Three Rival Versions of Moral Enquiry: Encyclopaedia, Genealogy, and Tradition* (Notre Dame, IN: University of Notre Dame Press, 1990). We will not address the other (genealogical) tradition which MacIntyre discusses.

② Ibid., 59.

则本身为合理性规则的方法，真理被认为是我们的知识和世界的关系。①

从百科全书派的角度来看，问题出现在这个范式之内，也在这范式中得到解决。这是一个公开的、客观的范式。

抽象和极度简化的道德

基础主义的认识论就会生成抽象的道德观。麦金太尔所描述的百科全书式的传统就是他所做的道德探究中其中一种版本的基础。这种研究传统所看的道德就是一个客观的课题，如同任何可被拿来研究的对象一样。因此道德便被仅仅看成指导行为的准则。不仅如此，为了社会的延续，道德要求所有普通人对责任达成共识。最后，道德独立于任何特定的宗教信仰之外。前者更为普世，而后者则对已知的（道德）没有任何增值。事实上，道德理论应该继而能够纠正个别信念和地区性宗教中的败坏与扭曲。非西方的道德传统被当作迷信来嘲笑：原始，又充满了忌讳。麦金太尔声言：

> 相应地，在伦理学中，百科全书编纂者的观念里也有一组概念，如责任、义务、"对的"，还有"好的"——既来自原始的古老道德（包括启蒙运动之前的先贤），却又显示出比原始道德更大的优越性：既有着理性的头衔名分，又能被认可是货真价实的有道德的行为。②

---

① Alasdair MacIntyre, *Three Rival Versions of Moral Enquiry*: *Encyclopaedia*, *Genealogy*, *and Tradition* (Notre Dame, IN: University of Notre Dame Press, 1990). We will not address the other (genealogical) tradition which MacIntyre discusses, 42.

② MacIntyre, *Three Rival Versions*, 42.

　　道德极简主义的意思是：一项道德规则"不服务于任何特定的功利目的，不代表任何特定的文化，它为了普世的好处，或为了显而易见的善，来调整制约每个人的行为"。① 当形势需要跨文化的相互认可，这样一个浅层次的抽象道德就以极简主义的形式表现出来。迈克尔·沃尔泽（*Michael Walzer*）举了一个例子，如同我们看电视里报道，布拉格人民为了正义上街游行。在我们对他们的标语牌所能达到的理解程度上，存在着跨文化的道德正义——必须终止党内精英的特权以及任何擅自逮捕民众的行为。② 最低限度的基本道德不是谈判劝说的结果，而是不同厚重文化的成员之间的彼此认可的结果。

　　道德哲学试图为道德极简主义提供哲学基础，并且设法在此基础上建立道德的上层结构。人们对极简主义寄予厚望，希望从中得到几条所有人都可以分享的生成规则，并通过这些规则构建起复杂的道德系统。然而，麦金太尔反复指出，启蒙时期和随后的理论家们从来也未能就这些普世道德最低原则是什么达成一致意见。③ 肤浅的平等观点虽然有用，却无法用来处理特定的社会环境下公共资源分配的问题。

　　沃尔泽论证到，浅表的道德只是复述了一些深厚的道德系统的共同特点。那些指望普世道德适用于所有文化的人的失败之处就在于没有发现它其实无法反映我们的道德经验，同时，它必须为自己强加在深厚的本土文化上的限制付出高昂的代价。沃尔泽评论道：

　　　　盼望极简主义能够生根发芽，进而服务于普世的评判需要，这是空虚的盼望。尽管有重要性，也令人振奋，但极简主义只能成就局限的团结。

　　　　它无法孕育一个丰富充实的普世理论。所以我们与它短暂同

---

①　Walzer, *Thick and Thin*, 7.

②　Ibid. .

③　Alasdair MacIntyre, *Whose Justice? Which Rationality?* （Notre Dame, IN: University of Notre Dame Press, 1988）.

行，然后各回各的阵营。在这些短暂的时刻里，道德极简主义的想
法时时都起着作用，不只是在最初。这就解释了当初我们为何能同
心合意，同时也注定了日后的分道扬镳。正是它的肤浅，使我们可
以合情合理地回归自己的厚重和复杂。基础道德所从属的整个道德
范畴——这仅仅能维持短暂的抽象归纳的范畴，是我们唯一靠得住
的纯正道德观念。在某种意义上，最低的道德标准是必须存在的，
不过一旦有了它，其他的事情都可以尽情任意。我们应该加入布拉
格的游行（要求正义），但我们一旦这么做了，就能为任何符合自
己更广的道德观念的事情辩解。那看似一个游行，但其实是很多个
（抑或，世上有时有许多游行，但骨子里只是那么一种）。①

极简主义是简化的和单一头脑的道德。对于对社会和自我持着较初
级且尚未分化的理解的人，它是管用的，因它从确实和详尽的认识中只
提取了梗概。极简主义观点是一个站在远处的观点或危机中采用的观
点，让人从而能够识别显而易见的不公正。"极简主义无法帮助我们触
摸到广泛的社会意义，或特定形式的复杂社会分配。作为社会分配的执
行者和细节的批评者，我们发现唯有从最高的道德观里面出发才可以公
正处理。"②

心理学里的基础主义认定动机可以决定道德规范。也许有人会为了
避免心理治疗理论界普遍使用的道德中立语言，而开始参考"被道德
原则所塑造的心理治疗"观点。让我们假定存在一个道德基础，可以作
为心理治疗的积极的目标。玛丽·尼古拉斯（Mary Nicholas）设想了以
下五种原则或美德：正义、平等主义、诚信、利他主义以及责任。③ 她
指出，科学的唯物论、个人主义和实证主义会妨碍人们在治疗中认真对

---

①　Walzer, *Thick and Thin*, 11.

②　Ibid. , 39.

③　Mary W. Nicholas, *The Mystery of Goodness and the Positive Moral Consequences of Psycho-therapy*（New York：W. W. Norton, 1994）.

待这些美德。①

尼古拉斯开篇就举了一个例子。一位来访者用一大笔现金来支付他的治疗费。治疗师尼古拉斯怀疑他是个毒贩，她的督导建议她面质他的不道德行为。然而，令尼古拉斯吃惊的是，来访者接受她对自己贩毒的担忧。他答道：

> 既然我现在有了孩子，我这么做也对不起自己的自尊——我从来没有尊重过自己，真的。要是有人向我的孩子贩毒，我会怎么想？我干的事情太恶心了。我想我需要你说点什么。我会就此罢手。②

他真的洗手不干了。尼古拉斯对这位来访者采取如此的干预手段，是基于她深信后者侵犯了上述的原则。不义之举和心理健康是对立的。

尼古拉斯认为治疗师是一盏道德的灯塔。进一步在维克多·弗兰克尔、戈登·奥尔波特、埃里克·弗洛姆、佩里·伦敦（*Perry London*）、罗洛·梅（*Rollo May*）的论著基础上，尼古拉斯主张我们把治疗师看作一种道德向导，而治疗就是在创造善良。对于多数当代治疗师，在治疗处理中，最首要的任务是改善来访者的情感表达，帮助其自由和自主性的实践，以及发展其适应策略、自我感知和成长。③ 然而，尼古拉斯认为，治疗是一个来访者的重新道德化的过程。它可以帮助他们理解适当和不适当的内疚之间的差异。如果来访者曾触犯了某些个人或社区的守则，在治疗中让他为其行为负责任可能会引发其内疚感。这样可能会

---

① 虽然这可以被视为更厚实的心理治疗，但是其道德仍然属于康德伦理中的普世性原则。这似乎表示了道德的个体不需要道德上的叙述或者道德群体。

② 同上书，v – vi。

③ Allen Bergin, "Mental Health Values of Professionals: A National Interdisciplinary Survey," *Professional Psychology: Research and Practice* 3 (1988): 290 – 297.

导致来访者需要祈求宽恕，然后做出补偿。

尼古拉斯报告了一个项目：让越战老兵从事公共服务，通过这样的机会来面对战争的影响。例如，团体治疗在传统上就鼓励发展平等主义、利他主义和坦诚。治疗把来访者的美德剖面改变得更美好——增强被忽略了的德性，使偏颇的部分变得平衡，且把这些德行的表现均匀体现在私人和公共场合。① 做不到认真对待道德领域的成长，治疗师就会被连累进去。对于一个艾滋病毒呈阳性，且进行无保护性行为的来访者，尼古拉斯来自道义的愤怒是很适当的回应。②

尼古拉斯觉得困扰的是治疗师把治疗上的问题主要看成心理问题，而不是还有逾越道德的可能。试想一位母亲在女儿要嫁给她不认可的人之后，改变遗嘱。尼古拉斯认为母亲破坏了她原本顺理成章地对女儿继承财产的承诺。这是一个道德问题。治疗师应当鼓励来访者为自己的不义之举负道德责任。

尼古拉斯认为道德问题与许多病症有相关性，但并不能说明品行败坏直接导致了病理症状的出现。她承认生物和文化环境因素对心理病症的作用，但也提出在处理抑郁症时，必须注意到新型的自恋症状。那些有边缘性人格障碍的来访者之所以在理想化和诋毁他人的两极间来回摆动，正是因为多年以来担心被遗弃或被控制。其症状可能包括情绪解离、暴怒、偏执以及恐惧性焦虑。所有的这些心理倾向和症状，都使得边缘型人格障碍患者不容易活出美好善良，因为他倾向于把自己的问题不公平地归咎于别人（公义问题），他完全不知不觉别人的感受和需要（欠缺利他主义精神）、违背承诺（不负责任）、动辄表现出优于别人并羞辱别人（破坏平等），还常常提供和事实极端矛盾且不准确的信息（不诚实）。③

尼古拉斯坚信，治疗不止培养自由和平等的关系，它还可以孕育善

---

① Nicholas, *The Mystery of Goodness*, 22.

② Ibid., 82.

③ Ibid., 192.

良。治疗可以使被压迫的来访者鼓起勇气去面对压迫。治疗必须是对真理的一种求索、对生活的一种追寻和一种日益增长的爱的勇气。当来访者张手行善时，有道德的治疗师由衷喜悦，毫不掩饰。治疗师所追求的不是道德上的中立而是公平、富有同情心、道德上敏感，且善于鼓励。他可以帮助来访者不以自己的心理疾病为借口而行恶。尼古拉斯引用精神病医生理查德·鲁宾（*Richard Rubin*）的话说：

> 我用两个假设作为开始：归根究底，比起权力，爱是一种境界更高的互动；而与宇宙取得和谐与平衡的生活，要比起试图与万物分离和/或尝试控制万物更好。
>
> 我并不想以此劝诱别人。而我的为人处事会受此影响，我不断地质疑。例如，如果有人说，"我的目标是权力和钱"，我就说，"为什么你想得到权力？它会给你什么？你想在什么事上得到权力？为什么？"一直追问下去直到他们的信念瓦解，这时他们意识到自己真正的想要的其实是更高境界的关系——爱。如果他们都挣扎着去赢得、去操控、去报复，追问后我总能发现，他们真正想要的是那挣扎之后的和谐美满。
>
> 我用我的信念帮助他们对自身的困难提出质疑，帮助他们澄清自己的哲学立场；虽然我鲜少会说出自己的哲学，但是，几乎无可避免地，他们的想法似乎总会向我描述的方向改变。我不相信这是由于我引导他们到那里，而是当人们挣扎于生活的目标和意义时，这些结论多多少少其实不可避免。[1]

尼古拉斯做出了重大的贡献。她展示了道德如何在理解病理和指导心理治疗中发挥重要的作用。我们同意她的论断：美德存在于由私人到公众的连续系统里面。她坚持认为美德必须不断体现在个人、关系、家

---

① 引自 Nicholas, *The Mystery of Goodness*, 225 - 226。

庭、社会和全世界各个层面之中。此外，她把道德视作人格框架理论中的一个组成部分。我们不但赞同，且要强调一个人必须保持公共与个人道德的内外一致——这一标准同样适用于心理治疗师。

虽然我们同意尼古拉斯的许多论点，但我们也有所保留。现代社会所急需的道德责任（如肤浅的治疗中）所用的规则形式不仅与环境无关，且脱离了宗教个别性。来访者的信仰由纠正其民族道德的基础主义道德观来评估测量——而且有时这样的事的确发生。在这个治疗模型中，道德基础主义就是全部的可能性。正义就是把治疗师与来访者二元对话所代表的两个社群的道德做个平均。这种道德的浅薄形式——基础主义——也许是根源于治疗师自己的文化圈里所蕴藏的高度道德性，也或许是来自治疗师和来访者同时处于的文化里面，在危机或混乱的时刻可以派上用场。诚然，有时治疗师唯一能够利用来敦促来访者改变的就是一点点浅薄的基础主义道德信念。

尼古拉斯的方法是简单地设想这五种美德为实。我们并不知道它们的意思在我们的文化里面是否有共识，以及在不同宗教种族团体中它们是否仍有相同的含义。这些道德原则的合理性建立在标准的康德道德哲学基础上。如此一来，她的做法反映了在自由社会里解决道德冲突的手段——阐明有理性者皆可认识且认同的权利与义务。

她同意劳伦斯·科尔伯格（Lawrence Kohlberg）所称，作为道德原则的正义是跨文化的，但也批评他未能涵盖她所强调的其他美德，忽视道德发展的社会语境中的情感性，在对道德的理解中忘记了叙事的重要性。① 她原则性的道德观反映了一种深厚的道德，这种道德来自启蒙传统里的自由民主精神。浅薄原则的治疗掩盖了蕴含在西方自由主义理想中的深厚道德和文化设想。虽然我们赞赏她对治疗伦理的关注，但道德共识似乎并不是在与来访者的对话中产生的。看起来这些道德原则都是

---

① Lawrence Kohlberg, *Stages of Moral Development as a Basis for Moral Education* (Cambridge: Center for Moral Education Harvard University, 1971).

事先设定的，是一种先决条件。

结果，当某些发展心理学理论描述道德模范时（例如，科尔伯格），像马丁·路德·金（*Martin Luther King Jr.*）这样的人物被认为是展现了最高水平的道德理性，然而却没人提及金的非裔美国人的文化继承、基督信仰或神学训练。他的道德社会背景的个别性被遗忘了。①

查尔斯·泰勒（*Charles Taylor*）论道，正是在如此的个别性中，我们才能找到道德的源头和是什么在支撑我们成为有道德的人。②崇高的道德标准需要许多强有力的源头。当道德从赋予它们意义的合乎规范的传统中被抽象出来，从丰富它们的实在内容的语境中被剥离出来，那么所剩的仅仅是情绪化的"价值观"——对个人偏好的表达。詹姆斯·戴维森·亨特（*James Davidson Hunter*）把这称为浪漫的现代主义，其本身是对传统基督教神学的一种转化。亨特评论道：

> 从它们最基本轮廓来看，现代浪漫主义哲学和文学是起源于传统神学。这种运动寻求维持基督教继承的文化秩序，但没有其教条基础。问题当然是，在不断前进的人本主义和思辨理性统治的时代，正统神学已不再占据主导地位。在都市化且有良好教育的社会阶层里，传统教条和相应而来各式各样的虔诚必须被扬弃。然而基督教遗赠给18、19世纪末的道德理想——如仁慈、文明和公正——都保有着深邃的存在相关性。我们剩下的任务便是要重构道德哲学，使它在智性上被认可，且在情感和灵性上都不与时代脱节。为了达到这一点，传统基督教叙

---

① James Wm. McClendon, Jr. *Biography as Theology: How Life Stories Can Remake Today's Theology* (Philadelphia: Trinity Press International, 1990).

② Charles Taylor, *Sources of the Self: The Making of the Modern Identity* (Cambridge: Harvard University Press, 1989).

事以及其核心概念里带神话性的叙述被剥除及重构……特别是在 19 世纪，浪漫主义演变成新柏拉图式的基督教，其所有的圣经神学核心概念都变身成为普世伦理。"天父"上帝被一种去人格化的"首要原则"取代——普遍被称为"心灵"或"精神"。神性完美则等同于自然、自足和与宇宙不分彼此的天人合一。同样地，传统的邪恶观，例如对圣洁神祇的叛逆，转变为"分歧"和"疏远"两种隐含的意义。在这点上，现代浪漫主义与其说是舍弃旧的神话，不如说他们是将其转化为不可知论和人本主义直觉的概念框架。①

对传统敏感的认识论

当一个人真正经历到另一种与自己迥异的文化时，其与自己文化本源的关系就显得格外突出。这个新遇见的文化可能不止在语言和习俗上与我不一样，甚至在反映道德与何为生活常态的神话上也大相径庭。如同我们在前面章节中指出的那样，在极其多样的文化差异面前，我们可以找到能超越各种观念的共性。然而，像柏拉图那样"单单"从外观来把思想"蒸馏"的做法，只能是在一个单一语言环境里，假设其词汇只有一种"意义"。苏格拉底对何为正义的人的定义，产生于一种特定的语言内，出自一个特定的，视正义有荣誉价值的文化（arête）。②

有相当多的声音反对笛卡尔的理性主义的基础主义。大家都怀疑既有的传统，理所当然地认为理性的疑问可以建立在一个无可置疑的基础上。他们的出发点是在个人之前的历史群体。我们先看看维特根斯坦

---

① James Davidson Hunter, *The Death of Character: Moral Education in an Age without Good or Evil* (New York: Basic Books, 2000), 217.

② Werner Wilhelm Jaeger, *Paideia: The Ideals of Greek Culture* (New York: Oxford University Press, 1965).

（Wittgenstein）的语言观，再深入探寻麦金太尔（MacIntyre）的以传统为取向的知识观。

迈向对传统敏感的知识或心理治疗的重要一步就是认识到语言是从社区群体中诞生的。维特根斯坦对语言的分析是一种深厚的分析，相应地也有助于理解各文化中语言的区别。普通的语言理论假设，如果我们能明白单个词语指的是什么，那么整句话就会其义自现。

在他的《哲学的探究》里，维特根斯坦假定词汇的确是反映现实。①但他旋即指出我们在请求、报告、推测、假扮角色的时候，都要使用语言。一个词的含义是要实现一种语境的功能，是对社区群体的语言使用者有用。对维特根斯坦而言语言不是私人的事，而是一种群体的实践。在社区群体中语言和其运用是有规则性的，使用者都要依循。一句话的含义取决于它被说出时的情境。意思和作用跟语境和社区群密切相关。

维特根斯坦将这种互文关系称作"语言游戏"。他提出，每个语言游戏都自为完整体系，就如部落的语言一样。要跨越语言社区进行对话是艰难的，因为没有一个能超越语言社区来开始对话的"支点"。那些塑造游戏的规则（或语法）在不同社区各不相同。没有人能预先知道两种语言游戏的可比性。

在他第一部的主要的著作，《逻辑原子论哲学》（*Tractatus Logico – Philosophicus*）里，维特根斯坦把语言描述为属参照性。②当他详细描绘参照的性质后，他总结道，至于一个人无法说话，那他就必须保持沉默——另一种的现实是一个神秘的现实。两者是不通约不可比的。但在他后来的著作中，维特根斯坦主张从某个既定的语言社区内部来理解语言和含义的重要性。这些语言游戏，对维特根斯坦而言，是一种生命的形式。对传统敏感的心理治疗也可以是一种生命的

---

①　Ludwig Wittgenstein, *Philosophical Investigations*.

②　Ludwig Wittgenstein, *Tractatus Logico – Philosophicus*（London：Routledge & Kegan Paul，1922）.

形式。

当人们需要反思什么是怀疑的本质，什么是公共对话，什么是道德的质疑，甚至何为自我时，"传统"并不是一个受青睐的思想基础。毕竟，对传统的着迷已经带来了偏执，种族清洗以及宗教战争。然而阿拉斯代尔·麦金太尔希望刷新何谓传统这一概念。正如我们已经看到的，他提出了案例，说明"百科全书"和"传统"皆代表不同的合理性的模式。[①]

有传统敏感度的方式指出对任何事件都存在一种以上的解读。百科全书编纂者是如何决定哪些要包括而哪些得排除？传统派辩称，这是"前理论"的功能和"理论"所要承当的。以传统为导向的理性则力图在传统内与过去保持延续性。因此，麦金太尔认为，理性，需要一个先决社会的成员身份，一个传统。

对麦金太尔而言，百科全书的功用就是为所有其他知识提供单一的知识基础，通过统一运用的理性，人人对知识都唾手可得。从百科全书编纂者的角度来看，在范式内部所发生的问题也要在范式内部解决：通过由共识推动的、带普遍性的应用规则使问题在内部得到解决。麦金太尔注意到，在决定该把哪些数据囊括在特殊领域的知识内时，这个做法是有问题的。更糟的是，百科全书可能会面临互相矛盾的信息，无法仅靠内在共识就化解。

麦金太尔认为，作为"目的"的知识基础要在产生它的传统中才能被更好地认识和理解。在某一传统中的理性，会不断寻求自己在活生生的历史中终极的生命延续。例如，一位中世纪的演说家，与听众分享信仰的背景和假设时，他的听众和他都有共识：他所说的内容是有权威的——这权威来自他本身的传奇和传统继承。

麦金太尔的立场是："先决的承诺是必须的，随着提问的深入而来

---

① MacIntyre, *Three Rival Versions*.

的结论自然会在某些重要的方面被先决承诺的性质所影响。"① 这承诺的性质就如同学徒把自己投身于学习一门技艺，愿意委身于体现在师傅身上的传统智慧和权威。

> 学徒必须即刻就学会区分他人和自己期望自己达到的卓越性，而最终的卓越是学徒和大师双方的最终目的……因此学徒开始了解自己身上有什么是必须被转变的：什么恶习需要被根除，哪些知识和道德需要培养。②

（就百科全书编纂者的传统而言，这种对权威的依赖是非常令人厌恶的，因为独立思考才是为人的首要美德。）延续亚里士多德的论述，麦金太尔补充到，学习一种技艺是不够的。被理智所唤起的渴想必须被引到某个目的地；那个目的地就是道德群体所定义的"终极"。此外，传统的历史就是用来解读和批评当下现实的。麦金太尔使用阿奎那的观点进行阐述：对传统敏感的方法不是一个封闭的范式。阿奎那把亚里士多德和奥古斯丁的心血综合归纳起来，编写出伟大的《神学大全》，但阿奎那仍视这本著作为不完全。

道德的最高标准和最低标准

看到我们前面对麦克·沃尔泽（Michael Walzer）的评论，读者当不会意外于我们更多引用他对道德的社群主义的诠释③。跟随克利福德·格尔茨（Clifford Geertz）④，沃尔泽采用厚—薄之分，来分析道德问题。深厚的道德是"有丰富的出处、文化的共鸣，深植在一个本土

① Walzer, *Thick and Thin*, 60.
② Ibid. , 62.
③ Walzer, *Thick and Thin*.
④ Geertz, *The Interpretation of Cultures*（New York：Basic Books, 1973）.

化的符号系统和意义网络里面的"①。在沃尔泽的视角里，公义的观念是生长在一个社会意义（即深厚的）交织的网蔓里面的。

> 但任何针对社会资源应该如何分配的完整理论，都应当显示出道德的最高标准：语言上它是流利道地的，文化典故上它是特有所指的，此外，它还是随机应变（包含这个词意的两个方面）的：既依据历史又凭借事实。它的原则和程序都是经过漫长的时间和复杂的社会活动才被制定出来的。②

这样一个过程无法从一个单个的世界性通用原则开始。它也不能假想一个孤立的自我可以做出理性的决定，在考虑他人的时候从一个完全忽视个体性的立场出发。反之，沃尔泽的出发点是一个已经有历史和一整套共享意义的社群。"对差异的捍卫正是公义的要求——出于不同的原因，不同的货物在不同的群体进行分配——正是这项要求使公义成为厚重的或最高的道德理念，反映出特定文化和社会实际的深厚复杂程度。"③ 基础主义是行不通的，因为它假定一种简单的"善"可以被普世适用于沃尔泽所称的"不同的层面"里。任何社会性的善，都被框在一个特定的疆界里，被它的领域的原则所固定。因此倘若超越其疆界滥用，就会出现问题。例如，金钱用于市场交易可以，但用在政治领域，即成贿赂。

区分道德的厚和薄与认识它们之间的关系，同样重要。对于厚和薄，我们可以参考沃尔泽的术语：道德的最高纲领和最低纲领。它们的关系可以如此概述：最高纲领在时间和内容方面优于最低纲领。最低纲领假设人们有同样的终极价值的共同点；最高纲领则不然。对厚和薄道德的二元论，沃尔泽评论为：

① Walzer, *Thick and Thin*, xi, footnote 1.
② Ibid. , 21.
③ Ibid. , 33.

这种二元论，我认为，是每一种伦理系统都有的一种内部特性。哲学家们最经常将它描述为（薄的）普遍原则，适应性地运用在（深厚的）各个不同的历史环境。过去我曾提出一个图示，反映了一种核心道德在不同的文化中以不同的形式表现出来。在我看来，"表现形式"这个概念比"适应性地运用"更好，因为它暗示这个过程更少受情境制约，而更具自由创造性：同时受理想和实际考量的支配。这更符合人类学和比较历史所揭示的事实的差异。但这两个描述都错误地暗示道德发展的起点在不同的情境下是一样的。无论是哪里的人，刚开始都是先有了一些共同的想法、原则或一套思想，然后这些人把这些想法发展成不同的行为形式。他们从"肤浅"开始（就好像起初就该肤浅一样），随着时间而变得深厚，（好像道德会按照我们最深的直觉自己知道什么是发展和成熟一样。）但这里我们的直觉是错的。道德从一开始便是厚重的，和文化完全交融共鸣，只有在某些特殊场合它才以肤浅的形式显现自己——当道德语言指向某种特定的目的时。①

最低纲领和最高纲领在不同情况下，为了不同的目的，都各有益处。回到前面所提到的布拉格人民为了正义游行的例子。在某种程度上，我们理解他们的标语牌所宣告的讯息，某种程度上，这里也有一种跨文化的道德正义——就是要制止任意逮捕行为且取缔政党内部高层的特权。然而，当捷克公民就他们的医疗保健系统展开辩论时，正义这个字眼就更少带有世界普遍性，而更多反映出他们的历史和文化。后者在时间上出现得更早；前者建立在它之上。

最低纲领本包含在极高主义里。对沃尔泽而言，肤浅到深厚的道德的关系是，在每一个厚的特殊性道德中，就有形成肤浅道德的基本

① Walzer, *Thick and Thin*, xi, footnote 4.

因素。

最低纲领的意义是植根于极高主义的道德里的，表达上有同样的俗语，分享相同的（历史、文化、宗教、政治）源流。最低纲领脱离了它的根基而貌似独立，只有在个人或社会危机或政治对抗的过程中显示出不同的浅薄程度。[①]

正义的定义，对墨西哥恰帕斯州的印第安人，对巴尔干地区科索沃的阿族人，还有南非索韦托的黑人来说，必定是比联合国里的官员或那些只顾国际利益斗争的国家更为深厚。犹太人或基督徒可能比其他人更能透彻理解到希伯来语中正义的含义。可是另一方面，从这当中出现的底线道德会尽一切可能来接近一个社群的核心道德。深厚（的道德）总是趋向限制、妥协、复杂化和引起分歧。

最低纲领不能取代极高主义。沃尔泽会避开把外在的价值或原则强加在一个深厚的群体上。他还设想，在一个社会里，没有任何一个特定的群体的道德可以独断决定资源如何处置。然而，每个有着极高道德的社群都处在自己与其社会的密切关系之中，这种关系间的对话既可以是描述性的，也可以是批判性的。其伦理是厚实的，其理想主义也带着独特的社会意义和理想观念。一种浅薄的平等观虽然有用，却不能处理诸如资源在社区里分配这样的复杂问题。

沃尔泽不同意那些认为薄的跨文化道德是完全无用的角色这样的论调。最低纲领可以批判特殊主义。在这里，它主要扮演一个批判的或消极的角色。沃尔泽相信，从一个批判和制约其他深厚道德社群的群体里面，能产生出一般性的正义感。一个人若从自己的社群道德的最高标准出发来论证自杀行为的合理性，就会受到以生命价值道德原则为基础的批判。

最后，最低纲领不是极高主义的基础。最低纲领的道德是仓促建构的，像游行者边走边举的标语牌——只略带暗示自己背后的深厚道德。

---

① Walzer, *Thick and Thin*, xi, footnote 3.

最低纲领可以帮助极高主义的文化和道德相遇。当一种正义有跨文化的必要，那么道德最低纲领就被启动；但是如果所需的正义是当地性的，那么一个更具微妙差异的道德理念就应该作为讨论的基础。

麦金太尔将百科全书式的知识与传统式的知识加以区别，他把"基础"和"传统"的问题放置在了一个与我们基督信仰有关的框架里面。百科全书式的知识的来源被局限于作为化解争端和疗愈的力量。然而，讽刺的是，传统也可以变成偶像崇拜，脱离外部的审查与验证，膜拜自身的神话遗产。不同的是，麦金太尔所坚持的，是顺服在权威之下的纯正传统。况且，人类追求普世信念基础，乃是一种企图，要窃取神在基督十字架里的特权，代之以人类的"团结合一"。一个基督教心理学，能辨别最低纲领里几乎全然霸权主义的实质，它妄图掩盖神对一切知识的尽头所拥有的特权。我们相信，正如圣经叙事中所揭示的那样，这些的尽头，毫无疑问就是基督论。

第八章　神圣秩序和“百忧解上帝”

> 宣扬基督教是一个非常危险的反转，并非因为它真实，乃是因为它可能是有益的。
>
> ——T. S. 艾略特《基督教和文化》

威廉·詹姆士认为宗教是心理学家应当学习的正当科目，除了他以外，过去一个世纪的大部分人跟随的是西格蒙德·弗洛伊德。对弗洛伊德而言，宗教是一个幻象，既是对自己的牺牲本能的补偿，也是严厉宗教的心理残留[①]。但是到了 20 世纪末，似乎出现了解冻的迹象，即使像阿尔伯特·埃利斯（Albert Ellis）这样的绝对行为主义学者也改变了主意。起初他认为宗教信仰是非理性的，而且对人的情绪有害。但后来他站到了一个较温和的立场，赞同宗教可能对心理健康有用。[②]

近几年来，做学术研究的心理学家开始对宗教在人类行为中的角色

---

① Sigmund Freud, *Future of an Illusion* (London: Hogarth Press, 1961).

② Albert Ellis, "Can Rational Emotive Behavior Therapy (REBT) Be Effectively Used with People Who Have Devout Beliefs in God and Religion?" *Professional Psychology: Research & Practice* 31 (2000): 29–33.

重新燃起兴趣。[①] 现代主义者认为，宗教是造成精神病理的温床，然而当前的研究却获得了与此看法完全相反的成果。宗教从各种不同的层面上都与健康有着密切关联。事实上，研究表明在某些变量上，有宗教信仰的人比无宗教信仰的人更健康；因此，心理学家被鼓励在治疗中采取灵性这一重要干预手法。

表面上看，这些发展似乎是积极的成绩。然而隐藏的问题，应该让我们暂停一下。在这个研究中，宗教是如被何定义和理解的？这里所指的宗教是把宗教团体所宣称的教条稍加修改就用到治疗里面，还是指那种张开双臂接纳一切的宗教包容，但是最后落得一个伦理上的虚空？宗教究竟是包容性的还是排他性的？它是一种感觉吗，还是一系列的信念？是公开还是私下的？宗教是否仅仅作为来访者的一种社会习惯被他带进治疗谈话里面？宗教是所有的宗教团体共性的一种抽象、普遍化概念吗？健康又是如何定义的？有没有可能，灵性和宗教的意义一旦被导入研究设计的框架，就变了质吗？当今的心理学界已越来越重视宗教，这些问题就变得越发重要。

在前面的章节里我们已经阐述过，文化、宗教和语言之间有解不开的联系。我们强调了对于治疗中有宗教信仰的来访者，应该给予他们权利，让他们运用自己的母语。这一章，我们会先批判后建立。在举出一个关于宗教和健康的研究的例子之后，我们会论述这些研究项目中的所谓"宗教"，相对于许多宗教群体能够认可的灵性，是一个很浅薄的版本。我们默许了世俗社会以符合自己目的的方式给宗教做了定义：一种被驯服的虔信。我们认为"宗教"这个通行的标签是一种社会的构建，并不能反映特定信仰传统的现实。

---

① Harold Koenig, ed., *Handbook of Religion and Mental Health* (San Diego, Academic Press, 1998); Harold Koenig, Michael E. McCullough, and David B. Larson, eds. *Handbook of Religion and Health* (London: Oxford University Press, 2001); Everett Worthington, Taro A. Kurusu, Michael E. McCollough, and Steven J. Sandage, "Empirical Research on Religion and Psychotherapeutic Processes and Outcomes: A 10 - Year Review and Research Prospectus", *Psychological Bulletin* 119 (1996): 448 - 487.

现在让我们来看看这个事实，就是宗教和灵性现在都被认为是有用的：他们能促进健康。由于情绪改善类药物的普及，美国公众仰赖科技来解决情感和精神的问题。就像百忧解（译者注：一种抗抑郁药物）能够改善情绪，上帝也能变成喷洒健康的机器，只要一个人兢兢业业虔诚崇拜。人们还是主要从个体的心理学角度去看待宗教和灵性。很显然的，这样的疗愈并非产生在社群的背景下。这可能是一个严重的错误，特别鉴于温德尔·贝里的论点，认为社区是最小的"疗愈单位"。[①] 本章后半部，我们要呼吁把传统的宗教作为治疗的一部分。我们要特别来研究菲利普·瑞夫（Philip Rieff）近年来关于神圣文化的著作——它是针对"百忧解神"信仰所形成的深刻对比。

宗教和健康

我们首先简要浏览一些探讨宗教和健康之间关系的文献。在某一项研究中发现，患有精神分裂症的美国非裔住院病人，如果其家庭鼓励他们在医院里继续保持自己的信仰崇拜，那么他们再次住院的可能性就相对于那些没有家庭宗教信仰的病患要低。[②] 另一项研究发现，比起只有外在宗教动机的病人，有较高内在宗教动机的患者的抑郁症状更快地（70%）消退。还有另一个案例，2/3 被研究的病人表示，宗教信仰对他们应对医药问题和生活危机有所帮助。[③] 有宗教信仰与酗酒现象的减

---

① Wendell Berry, "Healing is Membership", in *The Art of the Common - Place*: *The Agrarian Essays of Wendell Berry*, ed. Wendell Berry and Norman Wirzba（Washington, DC: Counterpoint, 2002）, 146.

② Chung Chou Chu and Helen E. Klein, "Psychosocial and Environmental Variables in Outcome of Black Schizophrenics", *Journal of the National Medical Association* 77（1985）: 793 - 796.

③ Harold Koenig, Linda K. George, and Bercedes L. Peterson, "Religiosity and Remission from Depression in Medically Ill Older Patients", *American Journal of Psychiatry* 155（1998）: 536 - 542.

少有相关性。① 以信仰为取向的心理疗法治疗焦虑和抑郁，或光是其中
的一项，具有显著和良好的短期效果。有宗教信仰的人口不仅自杀率较
低，寿命也更长一些。②

　　丽贝卡·普洛斯特和她的同事开展的一项较早且知名的研究，探索
宗教的仁慈影响对心理治疗的效果。③他们采用了两个版本的认知行为
疗法 ——一个有宗教信仰而另一个没有。病人的诊断都属无精神症状、
非双相症的单纯性抑郁，而且所有五十九位病人都是有宗教信仰的。分
为两组：一个对照组，另一组接受标准的教牧辅导。结果显示，那些接
受宗教认知疗法或教牧辅导的患者在抑郁症的程度上得分低于对照组。
而这个差异，在三个月后的复测时，继续保持；两年后再次复测，结果
仍然维持。不只这样，接受了有宗教信仰的认知疗法的有信仰的病人，
表现出更大的社会适应性和总体更轻的症状。同时，贝氏忧郁量表的测
试显示，接受教牧辅导的病人的情况有明显改善。传统的认知疗法将个
人自主性与自我效能感联系起来，而有宗教信仰的人则看重信靠神。普
洛斯特和她的小组论述到，这两者之间可能存在一个文化冲突。

　　所以我们能得出什么结论呢？宗教是否会促进疗愈的进程？当然我
们不能总结说因为这里面使用宗教语言，所以上帝直接参与到治疗过
程。至少，我们可以得出结论，在治疗中接受宗教语言不一定对来访者
有害。也许，使用信仰的语言可以帮助治疗师与来访者有建立治疗联
盟，从而帮助来访者接触到自己内心深处坚持的价值和信念。如果朝拥
抱信仰的方向靠近意味着心理学和医学正在放弃只用实证主义的角度看
待身体和心灵，那我们认为这个发展是朝向正确的方向。如果这个理解

---

① 　Richard L. Gorsuch, "Religious Aspects of Substance Abuse and Recovery", *Journal of Social Issues* 5 (1995): 65 - 83.

② 　M. A. Azhart, S. L. Varma, and A. S. DhArap, "Religious Psychotherapy in Anxiety Disorder Patients", *Acta Psychiatric Scandinavica* 90 (1994): 1 - 3.

③ 　Rebecca Propst, Richard Ostrom, Phillip Watkins, and Terry Dean, "Comparative Efficacy of Religious and Nonreligious Cognitive - Behavioral Therapy for the Treatment of Clinical Depression in Religious Individuals", *Journal of Consulting and Clinical Psychology* 60 (1992): 94 - 103.

宗教在个人生命的作用的变迁意味着我们将用更整体的方式回应来访者，回应他们的宗教信仰、实践以及社群，那么我们就会对这种发展予以肯定。

但是，宗教和健康之间的这种关联意味着什么呢？这研究是否会强化这种信念——对上帝或神圣力量的虔诚是健康的直接原因？① 这应当不是那些研究者的假设。但是在我们的文化里，相关性常常被等同于因果关系，人们自然会认为这个研究就表示个人的虔诚敬拜会带来神的插手干预。毕竟，有人可能认为敬拜"百忧解上帝"，自己就会被回报以疗愈和健康。

更深层的问题是涉及宗教的本来性质——现在已经被宣讲成为有治疗性的。在信仰和健康的研究中所人们所看到的"宗教"，并非圣经里的那位上帝。神学上，我们一直对宗教和精神健康两者之间的结合不加批判地旁观。我们同意舒曼（Shuman）和米德尔（Meador）的见解：

> 作为神学家和临床实践者，我们相信，作为科学的医学对宗教信仰的重新发现有很多可圈可点的地方，但是，我们对这个发现迄今为止所形成的趋向仍然保持怀疑态度……不管实证研究是如何显示宗教与健康之间的相关，从纯正的基督教门徒带领的角度看，暗示宗教信仰或行为在某种程度上能够有效地促进健康都是错误的暗示——尽管我们的同事们有时似乎就是这样认为的。②

在思考中包括宗教因素是一回事，提议宗教可以作为一种治疗工具

---

① 切记维特根斯坦的这个告诫对我们是有帮助的，"我们必须去除辩解，唯独采用描述"。Ludwig Wittgenstein, *Philosophical Investigations*, ed. G. E. M. Anscombe（New York：Macmillan, 1953），109.

② Shuman and Meador, *Heal Thyself*, 6.

却要另当别论。①这项研究中的前提假设是认为科学可以用完全中立的
视角来看待任何宗教。这真的可能吗？个人以自身健康为终极宗旨来追
求，这个投射本身岂不是反映了我们在不知不觉中表现出了一个特定的
宗教吗？②这种宗教的表达与正统基督教有不同吗？这份研究文献里隐
含的对宗教的看法是工具性的、私人的和商品化的。

从世俗角度看宗教

如前所述，宗教和世俗主义是现代世界中的两大分歧。所以首要问
题就是，由哪个社群给宗教下定义，是世俗社会的科研人员，还是信仰
群体？甚至，"宗教"一词是最好的术语表达方式吗？麻烦就在于，把
某种信仰传统直接称为宗教，这种做法本身就可能已经使我们偏向世俗
主义了。一概而论地泛泛而谈宗教，是假定了人们可以鸟瞰所有宗教，
然后进行纯客观的比较。请注意这个定义里，宗教是多么抽象和空泛：
"……信念、行动和组织基于假设中存在的实体的力量（也就是神），
或客观的力量，具有道德目的的过程（如印度教的因果报应），可以决
定人类所处的环境或插手干预人间的事务。"③

在世俗的学术文化里，人们有可能把一个宗教群体的文献当作神性
的语言。然而，正如阿萨德（Asad）所指出的，在古典伊斯兰著述中，
阿拉伯语的《可兰经》从未被称为"神圣语言"，只有在现代世俗话语
里④。这个"神圣语言"的概念首先要假设存在一个称为"语言"的

---

① Richard Sloan, E. Bagiella, and T. Powell, "Religion, Spirituality, and Medicine", *Lancet*, 353 (1999)：664 - 667. 最近的文章参见 Richard P. Sloan, E. Bagiella, and M. VandeCreek, "Should Physicians Prescribe Religious Activities?" *New England Journal of Medicine* 342 (2000)：1913 - 1916。

② Shuman and Meador, *Heal Thyself.*

③ Steve Bruce, *God is Dead：Secularization in the West* (Oxford：Blackwell Publishers, 2002), 2.

④ Talal Asad, *Formations of the Secular：Christianity, Islam, Modernity* (Stanford, CA：Stanford University Press, 2003), 55.

概念，然后才把"神圣"所谓一个定语加诸其上。

我们从一开始就强调本土文化，且以特定的信仰传统——基督教开始我们的论述，而非一般宗教。我们以一些人形容自己信仰的普通语言来开始。然而，在社会科学研究领域，宗教通常被定义为私人信念或宗教活动的参与。人们认为宗教是一种神圣实体，在日益崛起的世俗主义下不断衰残。因此当世俗主义给宗教下定义时，它就变成了一种普世的本质，普世但却带有隐而未现的特质。神圣成为了一种神秘的神话特质。我们附和阿萨德的理论，认为没有普世可用的本质道理可以定义神圣语言或神圣经验。在某种程度上神学不加鉴别地采用现代世俗心理学的思维方式时，后者就会开始重新定义前者。约翰·米尔班克（John Milbank）站在强硬的立场上说：20世纪神学也已经屈服于这种世俗逻辑的自主自治。基督教学者会论述为何基督教元话语（Christian meta-discourse）应当享有优先，那是"基督教标志本身就有的说服力"。① 有可能，我们太容易把我们对上帝的了解与一些固有的知识领域连接。据米尔班克的看法：

> 我们看到这样的需要：在没有争议的情况下，发掘如何在当代社会履行基督教训言中所教导的慈善。这包括与大多数非基督徒公民合作。据称，科学的诊断和医嘱恰好可以充当这个角色。②

神学领域想当然地认为社会科学能够提供一个关于宗教的相当深刻的解读，且应当被自己考虑到。米尔班克的提醒正是反对这样的神学。与深刻解读恰恰相反，世俗的论述相对于正统基督教来说是一种异端邪说。科学主义的社会学理论是蒙上了伪装的反神学。特别就社会学的文本写作来说，米尔班克认为，当神学与社会学相遇的时候，它所遇上

---

① John Milbank, *Theology and Social Theory: Beyond Secular Reason* (Oxford: Blackwell, 1990), 1.

② Ibid., 2.

的，只是另一个"神学"，另一种化了妆的"教会"，这个"神学"和这个"教会"致力于推广某种世俗共识。[①]

我们都同意米尔班克的论点，社会科学已经完全被世俗化了。重要的是要理解这意味着什么，以及这如何影响一门学科对社会的功用。我们有必要把基督徒对自我的认识与世俗的自我认知并列对照。这样做需要彻底排除世俗学科吗？不见得。世俗的部分也可以被视作我们双方可以共享的部分。[②]我们的意思就是强调个人的神学不需始于一种世俗传统。当我们从我们忏悔的信念开始时，我们就可以自其他传统中汲取与我们信仰一致且有助的论述。这是卡尔·巴特（Karl Barth）已经清楚解释过了的概念。[③]然而，这将要求我们理解世俗的词汇和语法，正如前章节所论述的。

作为类称的宗教

如果我们能用分类法来描述自然界的植物和动物，那么我们在比较宗教时大概也可以采取同样的方法。我们担心的是这样的假设，在宗教和卫生领域研究所带来的后果。不同宗教之间固然有一些明显的差别，但它们也被认为有统一的共通点，比如相信一位神明或某个终极力量，神圣的经文、原型人物等。既然现实在本质和形而上学上都是同质的，那么所有的宗教都在基本的层面上类似，只有些历史造成的偶然差异而已。然而，我们认为宗教，作为一个"类别"则是出于理想主义者的杜撰。

对宗教和健康的研究认为，比起"相信什么"更为重要的，是相

---

① John Milbank, *Theology and Social Theory: Beyond Secular Reason* (Oxford: Blackwell, 1990), 4.

② A. Robert Markus, *Christianity and the Secular* (Notre Dame, IN: University of Notre Dame Press, 2006).

③ Karl Barth, *Church Dogmatics*, Vol. 3, ed. G. T. Thompson (Edinburgh: T. & T. Clark, 1949).

信自己这一行为本身。赫伯特·本森（Herbert Benson）说，

> 在这本书中我虽以大写的 G 字代表"上帝"，但仍然希望读者
> 能够理解我指的是所有的神祇，包括犹太—基督教、佛教、伊斯兰
> 教、印度教传统，对男神和女神，灵界中受膜拜的，还有世界各地
> 古今中外所有被爱戴的人物。以我的科学观察来看，不管你给所崇
> 拜的"无限绝对"什么名字，不管你接受的是什么神学，信神的
> 结果都是相同的。①

我们创造了一个叫作"百忧解"的神，把对神圣存在的认识简化
为几条属性，而并不注意从历史来看上帝的救赎之举。是否有可能，
那位被宗教和健康学术研究所引用的"上帝"，不是耶稣基督的上
帝？人们可以随便地把一位"神"塞入宗教和健康一目了然的方程
式里吗？

在这个研究项目里，宗教被假定是一个全面且中立的类别。宗教是
比伊斯兰教、犹太教或者基督教更带有限定性的类别。重点不在于信仰
的对象，而是愿意主动相信这一行为。舒曼和米德尔评论说：

> 一种宗教信仰，如果主要功能是为了实现普遍的人类自主性，
> 那么自然而然，相应于其他任何特定宗教信仰传统，它的神学理论
> 就会是中立的。原因是当代社会的融合至少有一部分是来自近年来
> 社会科学和流行病学研究。它们的典范式学术标准把人们指向对信
> 仰的一个更宽泛、通用的理解，超越了任何一个信仰传统能够许可
> 的范围。既然笃信之举本身能够跨越文化和时空，那么信仰对健康
> 所具有的影响力，就应该远远超过任何特定宗教历史传统给它的

① Herbert Benson, *Timeless Healing* (New York: Scribner, 1996), 200.

限定。①

　　因此"信仰行为本身，因为被认为是人性可被科学论证的一部分，于是就变得更为重要，相应地，比所信仰的内容更为"实在"②。

　　与学术研究者所探索的宗教形成对比的是，许多美国人所拥有的信仰是很具历史性的。事实上，信实忠诚通常被解读成：与宗教传统所表述的世界的某个方面保持一致。然而，在宗教和健康学术的研究中，信仰的定义是被彻底地私人化的。在一个强调个体自主的文化里，宗教只是实现个体心理健康的一种私人的方法。在崇拜技术的文化里，有一种特权意识开始浮现：人们认为自己理所当然地不应该有任何生理上和情感上的问题，于是宗教就成为一个候补策略。看起来现在塑造宗教定义的已经不再是任何特定传统，而是我们周围的"大文化"。是应该由实证研究来示范什么会带来完整和健康呢，还是该由某一信仰传统的神学观念来定夺？对大多数的历史宗教而言，是传统塑造了真、善和健康的意义。

宗教的工具性

　　不管是在讲台上还是在辅导室里，宗教都看起来越来越有用。当医疗和心理干预措施达不到预期效果时，人们总还可以祷告。宗教和科学可以成为合作伙伴。如果心理科学和精神药理学是可靠的手段，那么"百忧解"之神就有可能成为"填补缝隙的神"。这是对宗教的一种工具性观点。如果宗教对你的健康是有益的，那么这个处方就符合逻辑——去拥有信仰！如果某些宗教信仰经实证证明对健康有害，那就应该阻止它们；但如果它们能增进健康，那么显然就该得到加强。

---

①　Shuman and Meador, *Heal Thyself*, 35.

②　Ibid. , 37.

　　然而，历史上的宗教不大在乎教人如何长寿，而是关注信徒如何过敬虔生活。从 T. S. 艾略特的观点来看，依宗教的有用性来估算它，在神学上就可以视这种思想为一种偶像崇拜①。相信同一种信仰的某一群人比较长寿或较少医疗花费是一回事，但因为这个就说人们都应该去信这群人的宗教，又是另外一回事了。当宗教和健康之间的关联被当成临床治疗的某种基础时，伦理问题、神学问题、道德问题都跟着层出不穷。这里的逻辑是，因为流行病学数据显示有宗教信仰的人更加健康，那么宗教行为就该被宣扬成一种有效的临床干预手段。

　　信靠"百忧解之神"所带来的心理影响是相当大的。对于那些带着深厚宗教认知前来的病人，工具性地使用宗教也许会有用，但很可能更削弱他们对自己所信仰真理的深信。隐含在宗教—健康等式的宗教是一种要掌控历史进程的强迫执迷。但舒曼和米德尔指出，基督徒可以"活得有盼望，对历史的终极意义心有确信——包括每个个体个人化的病史和健康史——它并不取决于科学的或宗教的因果关系，而取决于十字架和基督的复活"。②

　　宗教和身体/心理健康已被消费主义塑造成把健康当成一种商品，医疗人员成了供应商，卫生保健组织（HMOs）成了经纪人。健康的意义被社会群体分裂，货物链中只见疾病和健康，不见健康的意义。在消费主义风气里，宗教只是众多商品中的一种，供人选择、购买和交换。务实的美国文化要的是一个"有用"的宗教，特别是当人们遇到危机时。对卫生保健组织而言，用宗教手段来解决不断上升的医疗成本是个很划算的方法。

　　当宗教被驯化，上帝就成为一场交易中的元素。③若一个人参与某种信仰行为，如定期上教堂、读经冥想或者祈祷，结果就是越来越健

　　①　T. S. Eliot, *Christianity and Culture: The Idea of a Christian Society and Notes Towards the Definition of Culture* (New York: Harcourt Brace, 1968), 46.

　　②　Ibid., 17.

　　③　Richard Wentz, "The Domestication of the Divine", *Theology Today* 57 (2000): 24 - 34.

康。如此一来信仰生活就沦为一种可以带来特定结果的技巧。在这个契约关系中，神必须按合同履行义务以健康回报信徒的虔诚。

但这种处理方法要付出巨大代价。我们失去的会是孕育宗教实践意义的社会环境。如果病人受的苦，是因为自身多行不义的后果呢？我们是仅仅帮助来访者消除承担后果的痛苦吗？有些人受苦是因为他们的宗教信念，但这一点似乎没有被宗教—健康等式考虑在内。

宗教的私人化

与"百忧解上帝"这一概念相关的是宗教是个人私事的这个理念。宗教的私人化意味着宗教语言、宗教的世界观以及符合宗教的道德原则，是属于保有这些内在信仰的少数一群人。然而，世界上大多数文化与这些宗教的观点有异。上百万的人过着公开的信仰生活，以他们的属灵生活为中心建立其他日常作息。穿着、职业、饮食习惯、性别关系，还有消费行为都在一张神圣的帐篷遮盖之下展开。世界上许多文化中，政治和公民社会都与宗教色彩交织。要把公共道德从宗教常规中剥离出来，不管在基督教、犹太教还是伊斯兰教，都会被视为一种诅咒。对于许多人而言，他们的社交世界的中心便是教堂、会堂或清真寺。我们又如何能争辩说宗教必须一直是"私下"的？

正如我们一直强调的，道德最低纲领对宗教的公共角色的观点会给那些有宗教信仰的来访者和治疗师带来负面的后果。在公共场合废弃宗教，对临床互动有重大的影响。如果宗教是一个品格（character）的问题，我们若明智，就应当思考宗教有何功能保持这种品格，不仅作为一种私下的现象，且是一个公共界面。我们已经看到理查德·罗蒂（Richard Rorty）认为宗教层面可以被单独筛出，被在公共场合噤声。①那些在公共场合感受到了对宗教有偏见的文化的来访者，在治疗中就会

---

①　Richard Rorty, *Philosophy and Social Hope* (New York: Penguin Books, 1999).

不愿意带进他们的宗教性自我。倘若这些人进入治疗，那么他们的人格只有一部分会在治疗中呈现，且愿意接受治疗。

克利福德·格尔茨从文化人类学家的角度提出，宗教，在人类的经验体系里是一种卓越的整合力量，甚至有可能是人之所以为人的意义中最重要的一方面。格尔兹论述道，宗教不仅仅是作为"文化的存在"的人类的一种特质，它本身就是构成文化的一部分。是宗教来合成一个人的精神和世界观。宗教把理性和行为、情感和关系、公开和私人结合在一起。格尔茨解释说：

　　在宗教信仰与实践中，一种群体的精神如果要被认为是有理性的智慧，那么它就要表现出能够完美地适应其世界观所表述的实际生活方式，而其世界观若要被认为具有情感上的说服力，就要作为一幅实际生活的图景被呈现，且这个图景是被专门安排来配合这种生活方式。这种对质和互相肯定有两个本质的影响。一方面，它把道德和审美的根据变得客观，把它们描绘成加诸生活之上的内隐条件，属于特定的体系，在难以撼动的现实面前它们不过是一种常识。另一方面，它支持这些关于世界的本身的信仰，深深唤起人们内心对道德和美的直觉与经验，作为真理的佐证。宗教符号，能制定一种基本的和谐：某种生活方式和特定的（许多时候，也是内隐的）形而上学，如此这般用向对方借来的权威彼此支持。①

宗教可以解释混乱的事件，减少对人的威胁和打击，帮助人们超越个人无知、虚弱和道德困惑。宗教正视重大问题如无知、痛苦和正义。宗教仪式反映的是符号、世界观、情感情绪，还有宗教人群对现世的承诺。②

---

①　See Clifford Geertz, *The Interpretation of Cultures* (New York: Basic Books, 1973), 89 – 90.

②　See Mircea Eliade, Shamanism: Archaic Techniques of Ecstasy (Princeton, NJ: Princeton University Press, 1964).

　　我们主要关注的是重视来访者的信仰的群体维度 ——验证、培养并肯定它。把宗教当作是一般性或普世性的东西似乎是最普遍的视角。出于我们本来就有的信念，我们对有信仰的少数民族来访者的公共宗教表达特别负有承诺的使命感。宗教对我们而言，并非世人皆有的一种无形存在。它是一个看得见的历史群体表达的特定的忏悔。

　　如果来访者拥有一个健全的宗教团体，重视它，从中得到安慰和支持，那临床治疗师干吗不出于病人本身而肯定这个团体，何必仅仅从工具性的好处来看它？这并不代表治疗师认同该宗教团体的观念，而是他承认这个宗教群体就是来访者所选择的自己生活不可或缺的一部分。如果一个来访者和治疗师发现他们信仰上有共同点，那么从他们的信仰传统对健康、兴旺和疾病的观点出发，一起探讨疾病或压力的意义就很重要。我们觉得更关键的是去深入探索一位来访者的个别性，而不是为某一种个人化、工具化、商品化的宗教摇旗呐喊。

　　我们不相信"百忧解上帝"能够履行它的保证。宗教不是必然带来健康。对许多人来说，有信仰就意味着有经受苦难的可能。不幸的是，从工具性宗教观点来看，并不是所有的信仰和实践都会带来积极的好处。违背一个被深深持守的信念，可能（如果我们可以这么说）造成忧郁症。①一个先知可能为他的明显的立场付出生命的代价。在萨尔瓦多殉道的天主教心理学家伊格纳西 · 奥马丁巴罗（Martin – Baro Ignacio）就曾打趣地说："在美国，学者的命运就是——要么发文章，要么就灭亡。但是在这里，不是要么发表要么灭亡，而是先发表文章然后就被灭了。"对于 16 世纪再洗礼派教徒如像康瑞 · 格列伯（Conrad Grebel）、菲力 · 曼兹（Felix Manz）和乔治·布劳洛克（Georg Blaurock）等人而言，宣布自己的基督信仰意味着被淹死或烧死在火刑柱

---

① See Merle Jordan, *Taking on the Gods*: *The Task of the Pastoral Counselor* (Nashville: Parthenon Press, 1986). Jordan suggests that sometimes depression results when the false gods we worship let us down.

上，再不然就是遭遇割舌之刑。如果当时有来自外科医生的对宗教和健康的警示标语，那么它就会写成这样："信教有害健康。"对于一些现代的宗教分子，公开显明他们激进的信仰导致了更严重而不是更少的抑郁，在这种情况下，宗教根本没有带来良好的心理健康。

在许多信仰社群里，健康不是商品，而是一份礼物。因为资本主义文化倾向于扮演商品交易的掮客角色，宗教于是就成了一种私人商品可供选择、购买和交易，无须附带任何经院的信仰负担。①但躯体的和精神的健康难道不是一份礼物吗？抑或这是"百忧解神"必须履行的合同义务，以奖赏人们对"健康"忠诚地顶礼膜拜？

作为传统的宗教

通观本书，我们提倡的都是对宗教性的更具文化和群体性的理解。某种程度上，拥有信仰就是学习某个宗教文化的语言，且过着与这种习得语言的语法一致的生活。②从这一脉络来看，宗教就是关于重塑渴望及满足它们。因为考虑到宗教崇拜的无数方式，我们并没有逐一探究各种宗教的不同观点，只是研究塑造了我们的观点的一些信念。我们没有假设普世的"宗教"，因为我们不相信宗教有"普遍"的功能。它们（不同的宗教）有不同的历史、记忆、仪式和符号。因此我们就从个别的宗教宣言、承诺、确信与实践开始。约翰·卡普托写道：

> 任何书名里包含"关于宗教"的书，必须首先向读者承认一个坏消息，就是这种主题其实是不存在。"宗教"，以单数而言，作为一样东西，是根本无处可寻的；它令人疯狂地多价，又无法控

---

① Vincent Jude Miller, *Consuming Religion: Christian Faith and Practice in a Consumer Culture* (New York: Continuum, 2004).

② George Lindbeck, *The Nature of Doctrine* (Philadelphia: Westminster Press, 1984), 18.

制地多样，以至于我们根本无法把它们置于同一屋檐下……事实上
宗教信仰难以控制的多样本身，就是一个伟大的信仰真理，一个印
记——信仰的本质就是不被禁锢、约束、控制的。①

　　比较宗教学的方法宣称所有宗教都有类似的主题。也就是说，所
有宗教都力图以某种救赎为目标。比如，救赎是一个从自我中心到以
他人的利益为中心的转移。说所有宗教均寻求救赎，也就等于说没有
一个宗教可以声称自己有与众不同或具有规范性的地位。因此我们要
避免得罪笃信其他宗教的人，我们愿意所有宗教都能够被允许有积极
的贡献。

　　我们采取的是明显不同的策略。我们认为个别性并不是对他人的冒
犯，而是对其他的信仰或无信仰的人抱有真正尊重的前提条件。我们同
意奥古斯丁（J. Augustine DiNoi）说的，跨宗教对话常常没有充分考虑
到的就是宗教信仰的极端特殊性。② 不是所有的宗教都把救赎定义为自
己的核心。基督教也许是这样，但是泛灵论并不以为然。说救恩是信仰
的核心，这可能是基督教对其他信仰的揣测。对许多基督徒而言，在基
督里的救恩是与造物主上帝、救赎主、生命的维系者建立新的关系，在
世上得到生命的神圣转化，以及成为一个公开可见的新属灵群体的成
员。这个意味是非常特殊的。

　　如果来自另一个信仰的人维持对另一种救赎的信念（如佛教的八
正道、伊斯兰祈祷或印度神像），人们可以选择跟从或不跟从他们的群
体崇拜仪式。但如果我无意跟随，那么在他们眼中我就得不到救恩。事
情本应如此，我们不需要觉得被冒犯。每个宗教传统都会发展自身包罗
万象的世界观和一套仪式，使人转变为这个信仰的理想状态。每个传统
都会对一个关键性问题提出自己独特的答案。奥古斯丁引述一位犹太拉

---

①　John D. Caputo, *On Religion* (New York: Routledge, 2001), 1.

②　J. Augustine. Di Noia, "Jesus and the World Religions," *First Things* 54 (1995): 24 -
28.

比朋友的话说："耶稣基督这个答案所回答的问题，我从来没问过。"①
基督教所相信的救恩不是这位拉比所寻求的。

但是，如果那人是基督教徒，那么基督教社群所提供的问题和答案
就显得突出了。一个来访者若力图被造就成他所信靠的群体的理想人格
时，治疗师调用来访者自己的传统，要他对自己宣称的信念负责，这样
做并不是把理念强加于来访者。对于基督徒来访者，诸如三一真神、基
督的死亡和复活、圣灵在教会持续地做工这类语言常常被视为叙事的一
部分，属于母语。以爱和饶恕为中心，爱仇敌，培养属灵恩赐在教会生
活中是突出的部分。

我们并不清楚为何对信仰的个别传统化视角会在公开场合被视为一
种冒犯。由于他们深厚的历史性和特殊性，宗教群体本来就是排他的。
人格的转变是通过认同群体的理想、语言、确据和信条。如果一个人没
有选择成为某信仰传统的一部分，那他的生命就不会被其他认同该信仰
者的生命所影响。如果一个佛教徒认为，除非皈依，我们就不可能涅
槃，我们是同意的。如果一个穆斯林认为作为崇拜真主的人，若我们不
能活出穆斯林的生命式样我们就不能得到拯救，我们也会理解。他们的
救恩之路和我们一样是有历史特殊性的。认识宗教之间的根本差异就是
一种尊重的体现，尤其当我们希望展开有意义的对话时。这是友善接纳
的基础。②

我们可以理解宗教和心理治疗师所假设的——人们可以从一般性宗
教开始，做一个浅层次的调停，但是我们会进一步地批评它缺乏个别
性。我们拥有个别特殊性，并且是从特殊性观念来在治疗中探讨宗教的
角色。相信我们再洗礼派的传统，在心理治疗的宗教讨论中会有所贡
献。我们的传统重视信仰的公众性，同时也信守和平。好消息（译者
注：又指福音），无论是来自一个国家还是一个治疗师，只要带有一丁

---

① Di Noia, "Jesus", 25.

② See Amos Yong, *Hospitality and the Other: Pentecost, Christian Practices, and the Neighbor* (Maryknoll N Y: Orbis Books, 2008).

点的胁迫就算不得是好的。

再洗礼教派对 16 世纪宗教改革者的一个回应。它出现是为了抗议马丁·路德（Martin Luther）和茨温利（Ulrich Zwingli）——这两者致力于教会和政体更进一步结合。再洗礼派教徒对这种政教结合持有异议，于是选择当成年人决志的时候才给他们施洗。康斯坦丁的政教合一在那时导致了逼迫和死亡。再洗礼派教徒支持公共信仰，但绝不诉诸强迫。这就是为什么我们既不惮于支持治疗中有信仰，也不畏惧拒绝宗教把自己强加于人的倾向。基督徒在世上的任务是做见证人，不是十字军。①

强调了这么多的特殊性，其实犹太—基督教传统中并不缺乏非常明显的普世性。基督徒相信有一种公义是普世的，因为上帝是唯一的。如果上帝是各族各民的上帝，那么这公义就对所有人都适用。上帝的公义，超越各种文明自己所构建的正义与和平（《弥迦书》4：2 - 4；《以赛亚书》2：2 - 41）。真正的公义不是一个药方，它是一种希望。每个国都有自己的神祇与自己的正义观。况且，审判列邦的是上帝，不是我们，因此我们只能寄望于对我们所认为的上帝公义和国家正义之差别有不完全的认识。毕竟，基督徒处在一种特殊的文化里，他们的公义观也被这种文化特殊性所影响。教会视自己为潜在的普世群体，不是一个宗教集中窟（译者注：ghetto 此处有犹太聚居地、贫民窟的含义，译作窟字取其形象）或少数被拣选者的避风港。被呼召聚集的是一个大公群体。在教会的特殊性之内的是普世又平和的异象。在上帝对末世的掌权里，我们看到了上帝从各族、各国中兴起一族属神的子民（《启示录》7：9）。再次强调的是，如此的召聚不是靠强迫，而是敞开的邀请。

必须指出的是，耶和华上帝使所有传统都变得相对。②使徒保罗预

---

　　① James Wm. McClendon, Jr. , *Witness*, Vol. 3. *Systematic Theology* (Nashville, Abingdon Press, 2000).

　　② 此处的用意不是以相对主义观点来看待传统，语言以及宗教信仰。我们观察到，对那些想要维持民主自由主义的普世性的人而言，"相对主义"是一种有意思的批评。

见到一族全然分别为圣的子民,而他们当中却不分犹太人或外邦人、或男或女、为主为奴的(《加拉太书》3:28)。保罗对普遍性与特殊性之间的矛盾的解决方法就是把焦点放在上帝的普世性上。上帝的普遍性意味着人人平等,而人人平等意味着上帝的祝福对人们机会均等,无论家谱如何。

然而,这不是否认特殊性。亚伯拉罕的信心之旅诞生了一个朝圣的民族,而其特征就是反映他们的上帝。保罗视亚伯拉罕为多民族社会奠基,终将带来万民的蒙福(《加拉太书》3:8)。道格拉斯·约翰·霍尔(Douglas John Hall)和罗斯玛丽·路瑟(Rosemary Reuther)指出:

> 上帝普世时代的实现必然意味着上帝的特殊性。特殊性始终是一个"羞耻",但它也是通往普世的唯一途径。[①]

黛薇

在他们的著作《遇见心理治疗的圣性》一书中,詹姆斯和梅丽莎·格里菲斯(James and Melissa Griffith)阐述了进入来访者的宗教和种族的世界的重要性。[②] 在一个高度多元的文化里,在某种程度上治疗师无可避免早晚要遇着像黛薇和她的母亲这样的来访者。本章选用这个案例来诠释宗教传统的个别性,以及在心理治疗的背景下,个别性如何被尊重的问题。这是一种友好接纳的行为。

黛薇第一次来时,她不得不检查寻呼机是否开着。她解释说,治疗谈话中可能会有打断,因为她的丈夫如果传呼询问她在

---

① Douglas John Hall and Rosemary Radford Ruether, *God and the Nations* (Minneapolis, MN: Fortress Press, 1995), 107.

② James L. Griffith and Melissa Elliott Griffith. *Encountering the Sacred in Psychotherapy: How to Talk with People about Their Spiritual Lives* (New York: Guilford Press, 2001).

哪里，就要求她立刻回应。她希望得到帮助让她离开这段婚姻。虽然她不是为了移民而结婚，但如果她离婚了，她即将得到的公民身份就会岌岌可危。虽然她在学业和工作上都很成功，能流利地说三种语言，黛薇却相信丈夫对她的侮辱，说她又蠢又没用。她说自己现在完全没有食欲，连活下去的欲望也几乎没有了。"我觉得我在慢慢消失"，她说，她羸弱消瘦的身体和眼睛里的茫然也在说明这一点。我（梅丽莎）是她见过的第三个治疗师。这对夫妇曾尝试婚姻治疗，黛薇也曾试着多方改变自己，取悦丈夫，但她再也无法忍受他的贬低和威胁。

黛薇和母亲从家乡印度来到美国，好让她接受美式教育。她在学校里表现优异，说一口几乎完美的英语。一个句子的中途，她停顿了一下，为一个微小的语法错误道歉。我根本没有注意到。我对她的流畅性感到惊叹，但同时也好奇，如果她可以用母语来说说婚姻中的纠缠，这谈话会是怎样。正这样想着，她告诉我，丈夫不允许她用母语，即使是跟她妈妈通电话。他认为她的文化和种族比较劣等，要她尽量掩饰自己的种族。我提出帮她找一位可以说印度语的治疗师，但是黛薇不想再找别人。她不介意在治疗时说英语，但她确实很想在她家和她的妈妈打电话时说印度语。

两周后黛薇再来见我。她仍然感到被困。尽管她在家里的情况更糟了，但她还是无法出走。她已经找好了紧急情况下可去的安全地方，但坚称自己目前人身安全没有问题。若存在危险，她说，那就是她可能会放弃自己。现在唯一支撑着她的就是朋友和母亲。他们很担心她，每天打电话恳求她离开家。

我请她约妈妈在下一次的治疗会谈时一起来。她的妈妈，乔杜里太太身穿纱丽来到这里，垂着头，漫长的沉默之后，她只以微弱和敬畏的语调说了一句略带恳求的评语。我无法完全明白她说的，因为是印度语和英语的混合，但我不需要翻译也能听出她声音里强烈的爱、无助和恐惧——乞求女儿离开丈夫，跟她回家。"我妈妈说她不希望我成为另一个妮可·布朗·辛普森（Nicole Brown Simpson）"，① 黛薇解释说。乔杜里太太点点头，又再次对女儿说印度语。黛薇轻轻地谴责说："讲英语。"这时，我敏感地想到黛薇之前说到过她丈夫要她与母亲用英语交谈。

"拜托"，我说，"用你们自己的语言说话吧。不用为我翻译，除非你想要的时候。我会问一些有帮助的问题，你们俩可以用你们想用的语言交谈。我有信心你们会找到一种方式，来谈谈什么对彼此是最重要的。如果你们能用自己的母语，你们的对话就会更舒服，更有效果"。

她们的谈话似乎很顺畅，我开始对黛薇与乔杜里太太能取得一致感到乐观，相信她们会把她的安全视为第一。但是，在治疗快要结束时，我却惊讶地发现，黛薇坦白说她仍然感到困惑，我开始担心。她说她会再留在婚姻里一段时间，直到她经济能力和移民身份都更安稳一些。乔杜里太太弯下腰，把脸深深埋进双手里。我询问为何如此悲伤忧愁，以为她会说自己是为了女儿而悲哀。不料她以印度语回答，黛薇翻译说："我妈妈叫我告诉你，她悲伤是因为她想家。"

"如果她在家乡，她会怎么处理这种严重的问题？"我问。

"如果她有大麻烦，她会去庙里"，乔杜里太太回答。她们用印度语又多说了几句。然后黛薇转身对我说："我妈妈说，她之所以那么想家，就是因为怀念寺庙。她以前每天都去那里祈祷。"

我请乔杜里太太描述寺庙和她在那里时的感受。"安宁"，她回答说。我大声地说如果我们现在就在寺庙里，不知会觉得怎样："那么这份安宁能为黛薇带来答案吗？"乔杜里太太和黛薇变得安静。我感觉到此刻的神圣，再问问题就变成一种打搅。然后我想，就连我的存在可能也是一种打搅，好像我是他们的寺庙里的游客，

---

① Griffith and Griffith. *Encountering the Sacred*, 1 - 4. Reprinted by permission.

当她们需要祈祷时，我在旁边，他们不想要被游客的关注分心。于是我溜出办公室，告诉她们我想给她们一些私人的时间，等她们谈完可以把门打开示意我。

大约十分钟后，她们请我回去。黛薇和她的母亲看来很平静，她妈妈看起来也没有那么伤心了。黛薇已决心离开她的丈夫。我们定了下次约谈的时间。黛薇第二天打电话告诉我，她是和母亲一起离开了我的办公室，决意再也不会在丈夫家过夜了。她为我主持的治疗向我表示感谢，感谢我鼓励他们用印度语，以及我离开房间，好让她和母亲祈祷。她认为这些是与之前治疗不同的地方。对我来说，这也是全新的，我心想。我们又聊了一会儿，谈到我们对她温柔又有智慧的母亲的共同钦佩。

很快地，在印度和美国的朋友以及移民律师的帮助下，黛薇成功离婚。我最后一次和她联系时，她说她正有兴趣创办一个小组，支持被困在暴力关系里的移民妇女。①

格里菲斯夫妇观察到，当黛薇和她的母亲进入她们的信仰传统的平安时，黛薇就能够有所行动。请注意，治疗师并没有把宗教当作工具。她把它作为来访者的世界的一部分来尊敬。我们也要注意到到黛薇的信仰的特质；它不是私下个人的而是有关系性的，与她的文化紧密相连。格里菲斯的宗教传统不是这个，但是，治疗师梅丽莎竟可以开辟一个神圣的空间，让疗愈产生。我们对宗教和民族的双重关注都回荡在黛薇对疗程的反思里："能够说我们自己的语言真是太好了"，她说，"能和母亲一起祈祷也是好的"。

① Christopher Lasch, *The Culture of Narcissism: American Life in an Age of Diminishing Expectations* (New York: Warner Books, 1977); Peter Berger, Brigitte Berger, and Hansfried Kellner, *The Homeless Mind: Modernization and Consciousness* (New York: Random House, 1973); Charles Taylor, *A Secular Age* (Cambridge, MA: Belknap Press of Harvard University Press, 2007); Peter Gay, *Modernism: The Thrill of Heresy* (New York: W. W. Norton, 2007).

作为神圣秩序的宗教

我们已经从好几个角度探讨了宗教：作为保健工具、作为类称、作为私人事务，以及作为传统。黛薇的故事说明了，宗教作为传统不仅是为了保持一贯性，也是为了本身的神圣。菲利普·瑞夫（Philip Rieff）在他的著作《死亡事件中的生命》（My Life among The Deathworks）也如此认为。瑞夫既是犹太人，也是一位社会学家，他以一种介于预言和哀歌之间的风格写作。瑞夫对现代性的批判与这些人属于同一传统：彼得·伯格（Peter Berger），克里斯托弗·拉什（Christopher Lasch），查尔斯·泰勒（Charles Taylor）和彼得·盖伊（Peter Gay）。①精神上的无家可归、肆无忌惮的自恋、毒害人的世俗主义和异教的现代性通常是现代性批判的主题。瑞夫却比他们更早提出批判，而在某些情况下可是称得上是他们的鼻祖。20 世纪 60 年代，他以对弗洛伊德和美国文化的"泛心理化"提出批判性分析席卷学术舞台。他坚称，治疗会让来访者被社会化到一种新文化里面，从"浆过的白领子"一样的传统文化中获得自由。在他的两本书《弗洛伊德：道德家的心灵》以及《治疗的胜利》中，瑞夫警告我们治疗的个体和文化将会出现。② 许多文化观察家恐怕都会认同他可怕的预言已经应验。

宗教，瑞夫哀叹说，已经沦为了自我满足。③ 在最近的一次《卫报》采访中，他斥责了"心理化"的宗教分子：

　　　　我认为所谓的正统是角色扮演。你信教，是因为你认为这对你

---

① Philip Rieff, *Freud: the Mind of the Moralist* (New York: Viking, 1959); Phillip Rieff, *The Triumph of the Therapeutic: Uses of Faith after Freud* (New York: Harper & Row, 1966).

② 富勒神学院心理学系的博士生，Elizabeth Welsh 为本章的这部分提供了协助。

③ Philip Rieff, *My Life among the Deathworks: Illustrations of the Aesthetics of Authority* (Charlottesville: University of Virginia Press, 2006).

有好处，并非因为信仰的内在因素。我认为最悲惨的就是"正统"因着治疗的缘故而"故作"正统……所以从治疗的意义上，基督教变成"耶稣对你有好处"。我觉得这简直是可悲。①

经过三十年的沉默，我们又听到他的声音了。虽然尖刻一如往常，这次他声音里却有一种哀叹的味道——一个犹太人的哀叹。

瑞夫悲伤的是什么？是神圣文化的逝去，那些出自亚伯拉罕的文化：犹太教、伊斯兰教和基督教。在神圣生活中，生命是回应上帝的诫命、恩典和爱。这种文化看上帝高于人的权柄，而上帝的启示对人是有要求的。瑞夫提醒我们，耶稣对那少年财主说："遵守我的诫命。"个人身份在神圣文化里是个人回应神的一种方式，以及"不为我"，乃为他人的需要。在他看来，我的"个人"可有的范围是受限于我与神圣权柄的关系的。幸福意味着正确生活，而不是随心所欲的自由。人格的塑造乃是通过顺服禁令，以及接受恩待和宽恕。当奥古斯丁听从一个小孩的命令，开始阅读圣经，他读到一篇关于禁止的经文。亚伯拉罕·赫施尔（Abraham Heschel）说过："存在就是服从。"②我们与神圣权柄的关系已经被现代文化的破坏性力量边缘化，这是瑞夫的批判的主旨。

瑞夫认为，创造文化就是创造世界的过程，这个过程登峰造极的时刻，就在于通过非暴力途径，潜移默化地教诲社会共同价值观。规范调理文化的力量是权威，某种特别的权威。就像弗洛伊德的矛盾人格，文化是关于生存的挣扎，以消除或抑制其他文化来取代它们。文化是文明的使命，而其任务是将神圣的异象翻译成看得见的社会秩序。文化冲突——文化斗争（Kulturkampf）——不应该让人惊讶。文化是人类的

---

① John Sutherland, "The Ideas Interview: Philip Rieff," *The Guardian*, December 5, 2005. Retrieved from http://www.guardian.co.uk/ideas/story/0, 1657860, 00. html#article_ continue.

② Abraham Heschel, *Who is Man*? (Stanford: Stanford University Press, 1965), 97.

常态，只有在自身特定的象征里面才具有普世性。① 他指出："文化是在还未开始之前的交战形式。每一种文化都宣称和平，只是免不了要透过自己的政治语言来说。"② 这将会是怎样的战争？

　　交战的双方，会是那些断言真理并不存在，只有解读，即各种故事版本（对真实做极其短暂的假设从而否定它）的人，以及剩下的附属的文化精英：祭司、犹太法学博士和其他教学/领导精英，致力于主张真理已经被显示，因此需要我们在特定历史背景光照中，不断去重新诠释和应用。③

虽然大型分类学已经不再合乎学术规范，瑞夫却大胆地提出了三种冲突的文化。原始的第一类文化具有自然的野性力量，被命运塑造，由反复无常、充满激情却没有道德是非之分的神主宰。神圣的第二种世界文化，瑞夫指出，体现在回应神的诫命。虚构的第三种文化，通过否认神圣，寄生在神圣文化中。我们同时生活在这三种世界里：万物有灵论、神圣信仰论和现代/后现代思潮。他们分别是多神论、一神论和无神论。塑造道德的力量，在第一种文化中是社会禁忌，在第二种文化里则是神的启示/诫命，最后的是人文构建的规则。从本杰明·富兰克林（Benjamin Franklin）到托马斯·杰斐逊（Thomas Jefferson），《独立宣言》起首的一句话中有个变迁：杰斐逊原本写着："我们认为这些真理是神圣的。"但在富兰克林的坚持下，他把"神圣的"改成了"不言自明的"④ ——这正是从第二种文化到第三种的转变的缩影。

我们这里着重来看的是第二种文化——瑞夫所设想的本质为神圣的文化。这种文化认为上帝凌驾于人类的权力之上，且上帝的启示对我们

---

① Rieff, *Deathworks*, 2.
② Ibid., 1.
③ Ibid., 17.
④ Ibid., 176.

是有要求的。瑞夫以一个短称 VIA（也就是 Vertical in Authority，权威轴）来描述这一文化。在顶点的是那位"自有永有的"（《出埃及记》3：14），一个以诫命和恩典行事的神。在第二种文化里，自我身份，是一项功能，来回应神的命令。神圣的自我无法用语言来传达；它远远大过自我身份这个概念。

当今世界有什么是新的，瑞夫表示，就是现在这种后现代的文化，是以前从未有过的野蛮文化。"以前的每一个世界文化，直到这第三个之前，都是对终极权柄的回应。"① 但这第三种文化全盘否认了神圣，假定中心的权柄是不必要的。它的统治精英是解构第二种文化中真理的大师。在这个本质上都缺乏自我身份一致性反神圣文化里，真理已被故事叙述所取代。这是一种被毫无节制的欲望渗透整个社会的文化。瑞夫又说：

> 第三个世界中，神圣的信使的继任者，是艺术家——明知自己除了聪明地故弄玄虚之外没什么话可说。第三世界的闹剧就在于神圣的原初已沦为虚无。因此艺术家虽是桥梁，却通往虚无。这些神圣的使者不受苦；他们笑。②

第三种文化拒绝神圣文化并且希望免受惩罚。这有可能吗？瑞夫说不。这种行为会带来深远的社会、心理和文化后果。因为它拒绝上帝的真理，它只会制造更多的荒唐。它创造了一个自恋的世界文化，自我和世界之间的界限变得模糊。幸福就是逃脱真理诫命的自由。神圣的秩序被移走了，就像哈姆雷特，第三种文化的人们可以参与无尽的创造和娱乐。若没有"人类是依照上帝的形象和样式被创造"的真理，人们可以奴役黑人、欺压女性、屠杀敌人。第三

---

① Rieff, *Deathworks*, 4.
② Ibid., 193.

种文化更信奉自然而不是神的话语（《约翰福音》1）。"在我所称的第二种文化里，偶然是不存在的，哪怕一只麻雀的掉落都不是。机会在第三种文化里是一种假冒的原始东西，一个充满诡诈的空的神话，就如影片《富贵逼人来》（1979）中主角加德纳一样。"① 第三种文化是殖民者；第二种则是被殖民者。

第三种文化总是充满着"死的作品"（瑞夫的新词）。如果第二种文化是靠信心和顺服，那么人们在第三种世界中得到的文化滋养则是靠从讽刺漫画的荒诞中来的虚构和想象力。他们的艺术作品是"死的作品"，因为他们诋毁神圣文化。瑞夫有个很长的单子，列举了僭越之作。当中我们看到弗洛伊德解构道德和宗教的杰作，《摩西与一神论》，在这里头犹太传统上最德高望重的人物"被改造成一个开明的埃及人，死在一些把'命运掌握在自己的手中，摆脱暴君'的'野蛮的闪族人'手上"。② 我们还发现华莱士·史蒂文斯（Wallace Stevens）的诗歌宣告诫命只不过是"多一个真理，在无限混乱中的一个真理"。③对瑞夫来说，詹姆斯·乔伊斯（James Joyce）的《芬尼根守灵夜》（Finnegans Wake）是对犹太上帝语汇的一种谐谑式的侮辱，是对"犹太人的认知的否认，是这世界的创造者……与被造物完全不一样"。④ 另一个"死的作品的伟大艺术家"，毕加索，在他的绘画《阿维尼翁的少女》中，创造了一个回归表现形式的作品，通过使用"女人的肖像为一个具威胁性的罪人"来解除基督教的图像里的女人世界（玛丽）。⑤ 从瑞夫的角度来看，这幅画描绘的是一个看起来又像躺着又像站着的正在排便的妓女。

第三世界的作品，如安德烈斯·塞拉诺（Andres Serrano）的"撒

---

① Rieff, *Deathworks*, 19.

② Ibid., 89.

③ Ibid., 71.

④ Ibid., 95.

⑤ Ibid., 107.

尿基督"，也具有反神圣的主题，以及对观众的蔑视和鄙夷。"第二世界的神圣使者们，在最高权威柄之下运行，传递一项让世界顺服得救的信息；第三世界信使们传递的则是一种主观到几乎自我憎恨的信息。"①例如，在罗伯特·梅普索普（Robert Mapplethorpe）的同性色情的"自画像"里，他的姿势——手里握着从自己屁股延伸出来的鞭子；抑或皮埃罗·曼佐尼（Piero Manzoni）的"艺术家的大便，第31号"，图片中有一罐艺术家自己的粪便。与第二世界神圣信使相比（摩西、耶稣、奥古斯丁、巴赫、林肯和杰斐逊），第三世界的使者们是祸害第二种文化的一群。瑞夫列出终极第三世界的"死亡之作"，它不仅是灵魂死亡的标志和事实，也是神圣自我的剥离：纳粹死亡集中营。

如果我们对第三种文化态度偏执，瑞夫说，那是本该如此。他重复前面的论点，指出第三文化本质上是纵容的，无法遵守"不可"的诫命（译者注：这里用的是圣经十诫上帝说"你不可"的原文）。这文化没有体验真诚的内疚，因为没有能让人产生真正愧疚感的诫命。本质上他们反文化，因为"当没有什么是神圣的时候，一切都成了虚无"。第三种文化是"无"，是反文化。② 第三种文化所剩的只是人营造的、抽象的道德规则。这是一个自由想象的虚构世界。对于瑞夫，这个文化除了看见可怕的虚空，看不到任何异象。它们逐渐失去的神圣历史记忆，以及驾驭万物的真理的知识。在第三种文化里，"地又再次变得空虚混沌，渊面黑暗"。③

治疗师在第三种文化里面成了大祭司，协助流亡者从第二种文化过渡到第三种文化。在这个意义上，治疗师是缺乏神圣根据的第三种文化的卫士。他们帮助从神圣文化中出来的来访者重新诠释他们的罪疚为虚假的惭愧，把他们的疏离孤独感理解为症状，且把天启的要求解构成模糊的、虚构的社会心理构造。像荣格这样的心理学家，回收利用第一世

---

① Rieff, *Deathworks*, 198.

② Ibid., 1.

③ Ibid., 128.

界的神话为一种新的正典，皆因第三种文化无法提供绝对的真理。在评论自我描述从第二种文化到第三种文化的挪移时，瑞夫表示："身份的变化导致了新的偶像崇拜。"①他继续说：

　　　　没有人了解自己或他人。能够被理解的是，在权威轴下，一个人处在什么位置，他人在什么位置，他们总是在移动的。这种对人的定位的理解，使每种心理学富有本质上的道德和社会学特性。唯有知道相对于他人的关系，我们才知晓自己存于何处；唯有相对于那些决不可触犯的诫命，我们才能知道自己所在何处，无论这些命令现在看来多么无所谓。这两者（他人和诫命）保证了我们的自我意识和他人意识。我们在哪里，我们就是什么。一旦每个人都恢复了自己神圣的秩序意识，我们的行为在神圣的秩序里就是有章可循的……身份被某种典章定义：主宰世界的真理都是已知的。身份不过是一种确认：和一个正典相联系，容许一些小的偏斜，因为它是对着全世界说话，活在它的盛衰变迁和动乱反叛中。②

　　瑞夫对压抑与秘密的联想是很富洞察力的：压抑是拒绝神圣真理所付出的心理代价。著名的《露西小姐》（Miss Lucy R.）的例子里，她充斥着烧焦布丁的味道，弗洛伊德告诉她，"其实你真的爱上了你老板，主管，只是你也许没有觉察到而已"。③那女人同意并解释说为什么她不告诉他，是因为她知道，但不想知道。弗洛伊德称之为压抑。瑞夫则有不同看法："压抑是终极和否定的无意识表现出拥有权柄，而这权柄曾属于意识的启示。"④ 同样地，瑞夫指出在弗洛伊德著名的多拉的例子里，她父亲的外遇和多拉的被吸引，这里面的道德和伦理问题没有

---

①　Rieff, *Deathworks*, 10.

②　Ibid., 13, 17.

③　Ibid., 133.

④　Ibid., 134.

被摆上台面。① 弗洛伊德因此反对创造神圣文化而不是纪念它（《传道书》12）。自尊疗法不能根除一个人在回应真理上的失败所带来的影响。

压抑，只不过是弗洛伊德用来解释"对自己撒谎却丝毫没觉察到"的词汇。内疚和其相关的饶恕，则不属于第三世界的治疗文化。然而，在神圣的第二种文化里"被压抑的东西是保持在意识里的，而否定也不是以神经症为代价，而是自觉有一股内疚。指向内省的自律，成为众人都接受的一种自我状态——认定自己有所不足，从而依靠圣约"。② 与瑞夫的观点相反的，宽恕是越来越多的医疗调解的全套设备的一部分，而当代的医生们也获悉这趋势。在缺乏真理的情况下，如果没有关于什么是值得内疚的共识，宽恕将变得肤浅。显然，把所有的症状都说成压抑的代价，隐藏创伤都是为了减轻痛楚，都是夸大其辞。然而，瑞夫明明白白地揭穿了部分心理学与一个危险的反神圣计划两者是如何串通一气的。

我们对瑞夫论点的某些方面当然也有些担忧。瑞夫把现实意识归功于神圣文化，而批评第三种文化是虚构的。事实上，瑞夫的第三世界里还有现实主义者，而神圣文化里则有建构主义者。芭芭拉·赫德（Barbara Held）举例说，我们太轻易就驳斥了现实的概念，许多后现代治疗师也暗地里采取适度的现实主义。③ 为什么神圣的品德要求现实主义而排除建构主义？神圣文化难道就没有适当的虚构的分寸吗？难道在第二种文化的真理背景下没有炼净的想象力吗？难道所有的艺术都违反了偶像禁令吗？为何动员神圣文化的力量来支持现实主义呢？瑞夫对现实的强调是一个纠偏，但稍微矫枉过正了些。

有些人会对瑞夫的宗派主义有异议。他的第二和第三世界之间的区

---

① Rieff, *Deathworks*, 136.

② Ibid..

③ Barbara S. Held, *Back to Reality: A Critique of Postmodern Theory in Psychotherapy* (New York: W. W. Norton, 1995).

别是如此两极化，我们难免要问，除了十诫所塑造的神圣世界外，难道
其他世界就没有真善美吗？透过神圣的镜片，难道我们就不能辨别在第
三种文化里，一个父亲是否爱他的儿子吗（《路加福音》11：11 – 12）？
是否有种可能，几千年的共存之后，神圣文化在异教文化中，至少已经
留下了一个淡淡的印记呢？这难道不是值得肯定的善吗？

有时我们不清楚瑞夫反映出来的是《耶利米哀歌》中的忧伤还是
一位希望破灭的社会学家的叹息。有时候他判断社会问题的话语出现在
他对神圣和虚构文化的分析中，我们听到的是叹息的回声。瑞夫的写作
特点是极度的动人与深刻的反思，但同时他也较为宿命、主观和悲观。
后者的特征很明显地出现在他重复的杂乱无章，绞痛似的语气，以及好
几个傲慢和任意批评同性恋、女权主义者甚至废奴主义者的评论中。①
然而，尽管读者或许会因他偶尔的怨天尤人、激烈、不满、反复无常而
否定他，但我们又完全能感受到他对神圣文化在当今文化凋零下的伤逝
的那种深切关注和切肤之痛。

换句话说，瑞夫给了我们值得基督徒好好思量的，犹太人的文化批
判。它将使我们重新思考一些概念如人格、身份、完善、美感、权柄和
建构主义。当前的文化战争是可以解释的：在某种程度上，它是一个离
弃神圣身份，进入自我建造的戏剧化角色。在第三世界的文化舞台上，
被视为进步和启蒙的，无一不充满了悲剧的含义。对超越的解构，那些
"不是我"的神秘的他者，既是一个新兴文化的产品，也是这种文化的

---

① Rieff 对女权运动不加区别的批判也许会让女性读者感到迷茫。这个主题来自他对消
解创造性的艺术作品的讨论，这些作品降低了性属的异质性，并且将其抽象到一个融合了的
雄性形象中。如 Marcel Duchamp's *The Bride Stripped Bare by Her Bachelors*，这位艺术家对男性与
女性身份差异这个现实毫不在意。为了回应这种对虚假的抽象世界的艺术创造，Rieff 认为
"普遍性是一个虚构，强加于那些在简化中受到破坏的，不能被简化的身份。我们一旦将自
我，从作为抗力的他者中抽象出来，我们就破坏了那自我中，受到阻碍的现实，并且将它变
成虚构。不存在既非男性、又非女性的自我或者灵魂"（Rieff, *Deathworks*, 125）。通过这个批
判，Rieff 似乎赞成本质论的性属观点，反对女权主义对性属角色进行质疑与解构。这个假设
是双层的：一方面，他似乎在暗示，性属差异与角色区别是同义的；另一方面，父权社会中
的性属角色更加符合神圣秩序，而平等社会与当代社会则不是这样。

后果。这文化被无尽的"自我肯定"的需要推动，也被日益增加的执迷所牵引，这个执迷就是推翻全部的权威，除了现代人自己。这是一种以内在而不是超越为根本的文化，一个自恋者组成的社会，如瑞夫所言，一个偏离真正民主的文化，一个以自证的道理取代神圣真理的社会。"真正的民主必须不断声明他所依赖的是超越政治之上的：肯定的神圣秩序，垂直的权柄。"①　瑞夫意识到真正的民主不能建立在起源于人类建构的本体论原则（自证的真理）上，只能立于道德的根基之上，只能在"人类属于一个神圣的秩序"这样一种理念之上。

　　瑞夫，一个犹太人，相信基督教能为可持续的文化提供最好的发展条件，但是，正如他在接受采访时表示的，这是不可能的了。②他并不认为真正的宗教文化可以复活。瑞夫的论点，让基督徒治疗师和临床医生都非常不安。没有公众对我们的神圣经典的注意，我们就会不知不觉地支持和鼓励反对神圣秩序的第三种文化的构筑了。更糟糕的是，我们披着辩护和自以为义的斗篷工作，仿佛承接工具性宗教的圣职把来访者从神圣世界结构中带离，就是那使治疗有重要的道德可能性的结构。如果我们无法认识到第三种文化与周围串谋的迹象，那我们所拥有的就只剩一个百忧解上帝——它的唯一目的就是帮助我们泛滥成灾的自我偶像崇拜。

---

① 　Rieff, *Deathworks*, 175.

② 　David Glenn, "Prophet of the 'Anti – Culture'". *The Chronicle of Higher Education*, 11 （November 2005）. http：//chronicle. com/free/v52/i12/12a01501. html.

第九章　和平心理学

　　耶稣叫了他们来，说："你们知道外邦人有君王为主治理他们，有大臣操权管束他们。只是在你们中间，不可这样；你们中间谁愿为大，就必作你们的用人；谁愿为首，就必作你们的仆人。"

——《马太福音》20：25 - 27

　　对我们许多人来说，从萨尔玛到蒙特高马力的跋涉，既是抗议也是祈祷。腿不是嘴唇，走路不是跪着。然而我们的腿哼着歌曲。即使没有话语，我们的徒步就是一种崇拜。我觉得我的腿在祷告。

——亚伯拉罕·约书亚·赫施尔《我们这一代的老师》

　　从工具性的宗教观点转移，我们进一步来看致力于和平的心理学家和临床治疗师，以及深刻影响和塑造这种心理学观点的神圣文化。让我们从一个和平的心理学家的实例开始，他的生命示范了上帝拣选世上愚拙的人，叫有聪慧的人羞愧（《歌林多前书》1：27）。他是一位特别关注矛盾和解的中美洲心理学家，一位新起之秀。荷西①在贫困中长大，

———————————

　　① 假名。

危地马拉城的破烂垃圾堆中有大约另外五千人和他一样艰难糊口度日。① 他有五年之久在吸有毒气体和嗅食强力胶的瘾君子当中打工，常常要与秃鹰和狗抢夺食物。当有一家人提出愿意帮他得到读书的机会时，他担心的是他父母和兄弟姐妹的日子怎么过——但是那家人愿意弥补他不去打工而损失的收入。他们让他明白，他是人。接下来的三年，他早上去学校，下午在垃圾堆。16 岁时他参加了一个保守福音派教会，他们把他的情绪状态说成被鬼附身，提议为他赶鬼。他们对他要吃东西的简单需求视而不见。

他的父亲出生于洪都拉斯，由于国籍身份原因在危地马拉被绑架、虐待，最后被警察驱逐出境。荷西成了家里唯一的生活支柱。危地马拉民兵因为他有洪都拉斯身份证件一再骚扰他，他也曾被绑架，被剥光衣服丢在一边等死。他死里逃生活了下来。过了一段时间，当他在与好朋友玩耍时，一辆没有牌照也没有头灯的车冲进街道，架着机枪对着人群扫射。荷西的六位朋友被打死。看着朋友惨死，他被愤怒吞没，想到了加入游击队来为朋友复仇。然而，一位牧师邀请他参加了一个门诺教派的聚会，他听到了关于和平与公义的福音。他发现上帝眷顾的是那些受苦和贫穷的人。他听说了一个名叫耶稣的人。

在随后的几年里，他为无辜的人申冤 ——但是付出了代价。一枚炸弹在他家外爆炸，他和他的家人在枪口下不断受到威胁。每一天，他都问自己："今天他们要杀我吗？"但在读到再洗礼派殉道者的故事后，他说："死亡不是终局。就像耶稣从死里复活一样，总有一天我也会重生。这给了我信心和盼望。"荷西最后完成了大学学业。本科阶段，一百六十名学生和他一起报读历史专业，但最后只有两位毕业。其他的被流放、暗杀或因受不了危险的大学学习生活而辍学。但荷西继续坚持，研究生阶段，他的学习焦点放在了创伤的心理影响；在这个过程中，他

---

① See J. L. Peachey, "Anabaptism on the Line in Guatemala", *Gospel Herald* (1992): 1 - 4.

发现自己是硕士项目里唯一的基督徒。当全班在课堂上再次听到一个家庭受战争蹂躏的故事时，讲师询问，谁能说出一些安慰和盼望的话。整班的人都指向了荷西。他最终从硕士课程毕业，现在是一名和平心理学家，在一个还在暴力中挣扎的国家工作。

这一章，我们提出基督徒心理学家有办法拥抱和平。当务之急是，如果鼓励在治疗中对宗教信仰持更开放的态度，就一定要强调相关的权力让渡。否则，恐怕一种强权的康斯坦丁式心理治疗会吞没来访者。

首先，我们先来看看康斯坦丁主义，从上帝不是专制君王，而是钉十字架的基督样式来到人间的视角开始。我们面向奥古斯丁，思考他是否能够超越他当时的康斯坦丁主义。之后我们会介绍其他心理学家，他们的研究方式，所问的问题和他们所期盼改变的文化，都体现了他们对和平和正义信仰的承诺。作为治疗师，他们是攻克己心、自我表露软弱的模范。至于心理学家的"权力"（power）这个问题，我们主张权力的出让，无论是在世界上还是在治疗室里。对于前者，我们鼓励给本土心理学家权力。在心理治疗背景里，一位和平心理学家会更加倒空自己，更加透明。

柔弱的力量

让我们继续先前的讨论——让宗教和权力这两者共同协作，从而创造一种文化，这种"协作"本身就是有问题的。康斯坦丁主义之所以会发生，是当国家的力量参与用宗教方式把文化同质化。把"普世"的心理学强加在某一族本土的人民上，这种做法与康斯坦丁有惊人的相似之处。康斯坦丁主义的宗教迅速导致了审查、十字军东征、大屠杀和战争。宗教与神权政治的野心结合，导致了以传教士为伪装的殖民扩张行为。英国的清教徒将十字军心态带进了新世界。强权政府诱惑宗教人士纵容，乃至祝福他们的暴力行为，可见一斑的例子有斯大林/列宁主义时期的俄罗斯东正教，第三帝国时期的德国教会，还有美国教会对奴隶制的允许，对女性的压制，或者对两次海湾战争的支持。

为了使自己的行为合法，国王们、总统们利用了一个潜能巨大的神的形象，一位康斯坦丁式的上帝，是那被求告来强调男人高于女人、富人高于穷人、军事强国高于弱小国家的神。这是耶稣门徒曾经想象的神，罗马帝国皇帝才是那隐含的至权的形象。当神的国降临时，他们想要坐在征服者身边。这是奥古斯丁的神，让他依靠皇帝的力量来解决多纳图派异端的问题。这是路德的神，他觉得教会依然得服从于地方法官的意志。这是我们拒绝和不同信仰的人讨论上帝时所举的"神"，这是美国总统竞选演讲和就职演说时，提名所指的神。[①]

本书的开始，我们讲到了受苦难的危地马拉人，我们很想知道，当人们明白上帝也在受难的时候，这是否会给他们带来安慰。约翰·霍华德·尤德（John Howard Yoder）评论道：

> 我们犹记最初经典问题的形状（神正论），是由于神圣君主这个概念所引起的。若有不该发生的事情发生，那就一定是上帝的错。对这个想法的修正也许是，相信上帝因自己的恩典怜悯，也许有时候会主动限制自己的无所不能，不是（不仅仅是，也不主要是）为了创造自由意志，让人可以反驳，而是要分享人在有限中所经受的苦难。[②]

福音所传来的好消息，并非关于康斯坦丁式的神。马可福音讲述了人子的"就职典礼"，他承接的国度，以耶稣不断失去权力直至死去为特征。正当罗马占领时期，耶稣宣告了上帝的掌权——一个没有皇室权力或帝国大军的国度。在他的国度里，我们既不参与政治诡计，也不筹

---

① Robert Neelly Bellah, *The Broken Covenant: American Civil Religion in a Time of Trial* (New York: Seabury Press, 1975).

② John Howard Yoder, "Trinity Versus Theodicy: Hebraic Realism and the Temptation to Judge God" (Unpublished manuscript, 1996).

谋将来。

十字架的羞辱就在于，上帝的力量以软弱的形式体现出来。对强国而言，上帝显现在卑微的国家（以色列，而不是罗马）、弱小支派（便雅悯，而不是犹大）、小城镇（伯利恒，而不是耶路撒冷），这些都令人羞愧。上帝看以色列人如何回应寄居客旅和自己族中的孤儿寡妇，据此查验他们是否信实，对那些有权势者，这令人尴尬。与美索不达米亚的《以利玛·以利斯》（Enuma Elish）中记载的创世所不同的是，耶和华知晓子民被放逐和被欺压。在神的国度里，先到的反倒是最后的，最疼爱的儿子反倒无家可归，而一个君王竟然被钉死在十字架上。这个全权的上帝的呼唤，却不过分，情愿邀请，而不强制。当人追求权力的时候，上帝使人的语言混乱，他也与约瑟同进监狱，与大卫同在洞穴躲藏，对以利亚轻声低语，与他流亡的百姓同流泪；然后，当上帝以肉身显现时，竟然是作为拿撒勒的一个无名小卒。这位和平的上帝，以软弱的形象来到我们当中。

新约圣经，指向软弱而不以权势行事。它指出，当我们的上帝被定义为大能的神时，我们就必须把"大能"重新定义为自愿的无能为力。正是被这世界看作渺小无能的人（me onta），能被上帝使用完成他的旨意。十字架的讯息是关于受苦和软弱的，这对希腊人来说是愚蠢的。也许我们已经成为当代的希腊文明后裔。

奥古斯丁的康斯坦丁主义

奥古斯丁，希波皇室主教（354－430），所被困的社会政治历史环境，与我们先前讨论所提到的心理学被移植在军事用途中的例子没有什么不同。奥古斯丁所生活和写作的时代，是在康斯坦丁初期的历史变迁中，在政权和教权的正式联姻初露端倪时，正是这种政教合一慢慢形成了后世人们谈之色变的宗教与暴力、压迫、强权统治相关联的恐惧。

作为现代心理学早期开创者，奥古斯丁细细地探究了自己的动机，

欲望和内在的心魔。他是内在分析的终极使徒。他确实让我们看到关于
人类灵魂深度的深刻理解，但与此同时，我们不确定他的心理学是否带
来的是和平。我们的疑问是，他是否避免了康斯坦丁式的政教合一模
式。尽管很遗憾，我们还是要说，他没能避免。他把宗教和国家联结，
轻看差异而高举一致性，避谈个别性而肯定普世性，这些举动，为后世
的总统和专家人物树立了一种典范。对奥古斯丁的反思后，我们还要继
续探讨心理治疗和跨文化心理学是如何应对或抵制康斯坦丁主义的
引诱。

在康斯坦丁的政治框架中，什么样的心理学能够应运而生？[①] 我们
想验证这个论点，就是奥古斯丁的愿景——借用政治手段来达到信仰的
同质性，与不懂得聆听内在矛盾声音的这种心理学是相关的。奥古斯丁
对心灵的理解正反映了他所生活的康斯坦丁式的政治世界。内在世界和
外在环境彼此强化；心理活动反映了政治状态。异教的信徒和有偏差的
内在冲动被视作同样的非法。我们认为，不认可人的内部心理和外部公
共环境有差异，这也是一种康斯坦丁主义，心理上的康斯坦丁主义。它
并不和平。

公元 405 年之前，奥古斯丁在没有皇帝的帮助下为了教会的合一
而与多纳图派（Donatists）斗争。但是，为了教会的统一，奥古斯丁
最终违心地承认使用国家武力的合理性。奥古斯丁认为《旧约》的
上帝对那些偏离法律的人施行惩罚。基于这个想法，可以用纪律和教
导来软化有错误思想的人，预备他们接受福音真理。法律阻止了他们
继续犯多神论的罪。奥古斯丁深信如果没有法律的压力，社会就会
混乱。

之后，面对偏行己路的多纳图派信徒，奥古斯丁成了"正义播种
机"。他认为战争是悲剧，但在某些情况下是一种合理的手段，比如处

---

① Krister Stendahl, *Paul among Jews and Gentiles, and other Essays* (Philadelphia: Fortress Press, 1976).

理罪恶和伸张正义。多纳图派当时妨害基督教思想和信仰的统一，他们对法律的违背也直接危害到教会的声誉和持续的活力，因此对他们使用暴力是合乎理由的。

奥古斯丁神学的内在性在他对多纳图派的问题反思上表现得十分明显。在这样有异议的现实问题面前，耶稣的教导不一定是要求人们按照字面意思那样完全顺服。耶稣命令："有人打你这边的脸，连那边的脸也由他打"（《路加福音》6：29），奥古斯丁认为人们可以在内心里保留对和平的责任，即使外在的境况证明和平没有可能。① 我们认为，和平最终在哪里都没有，无论是外在还是内心。

在公开场合，奥古斯丁便利用国家权力，使教会控制不同政见者。基于奥古斯丁的神学的内在性，他对多纳图派教徒的态度与他自己的心理学之间的联系一点也不牵强。菲利普·卡里（Philip Cary）认为，奥古斯丁的自我意识里面，更多的是出于对自我的建构而不是去发现。② 受柏拉图（Plato）和普罗提诺（Plotinus）影响，奥古斯丁从反思和忏悔中构建了一个私人的自我。那么"他人"的角色是什么呢？罗曼·科尔斯（Romand Coles）分析了"被忽视的他人"，认为奥古斯丁的心理学直接导致了他对多纳图派信徒的强制性立场。

奥古斯丁内在的自我反映了外部大文化——内外世界互为镜映。异教徒的"自我"特征，在公开场合里被形容为骄傲、贪婪、不团结、健忘、通往邪恶堕落和空虚。相比之下，基督徒的"自我"是卑微、渴望深度、在乎纪念、不断地"成为"。内心的层面，这两个自我是同时并存的，奥古斯丁正表现出了这两部分自我的交织和矛盾。忏悔的自我，是那个不断地意识到内心意志和任性的斗争，试图驱逐异教徒堕落本性的自我。科尔斯谈道：

---

① Quoted in Romand Coles, *Self/Power/Other*: *Political Theory and Dialogical Ethics* (Ithaca: Cornell University Press, 1992).

② See Phillip Cary, *Augustine's Invention of the Inner Self*: *The Legacy of a Christian Platonist* (Oxford: Oxford University Press, 2000).

忏悔的自我，被一种"必须"牵引着，要发现且拥抱上帝藏于深处的真理。这"必须"，意味着一切内心活动和外在行为都要被上帝的光照所显示，任何不发光的东西都应该，要么被彻底转变，要么被噤声或缩小到就像它本身那样什么都不是。[①]

当奥古斯丁写到"帮助我，好让我得以看见真实的自己"时，他的愿望是最终只听到一个内在的声音，而灭绝他所经历的世界中一切其他的声音，这也是他对多纳图派信徒的政治回应。随着忏悔的自我的不断深化，它愈加往消灭他者的方向靠拢。对奥古斯丁而言，一个基督徒的自我的构成，就是那"唯一真实的声音"统领所有其他的自我意识。哪里还有什么地盘是可以容留自我里面的其他声音，不愿听从或受制于这"唯一真实的声音"呢？

奥古斯丁的自我似乎不许留下任何空间给不属于核心自我的某些未知的自己。他的"忏悔的自我"必须和上帝的真理结成一体，就如在公共领域斩尽拔除所有不和谐的东西一样。对多纳图派信徒的政治立场正是如此。个人内在的心理状态在公众领域里面通过行动显明。能否有人与自己内心的"多纳图派"对话，听听他们诉苦，而不是直接消灭他们？科尔斯评论道：

自我之内，上帝的声音与其他声音相遇，直面不纯的欲望、思想和欢乐。然而，这相遇并没有对话的特质。原因就在于只要不符合神心意的，就全都是"空虚"——这个位置是被强加指定的。对忏悔的自我的特征，更准确的描述并非"内在对话空间"（尽管常常是相左意见），而是"内在对抗立场"，因为这种深处的相遇——上帝的光与不属他的之间——是以上帝的声音夺取绝对一致

---

① Coles, *Self/Power/Other*, 50.

为目标的。在神多重显现的光中，各个维度的上帝交会、对话，萌生更深刻的真理。然而，对于处在他话语之外的一切其他事物，却只剩一种独白式的争辩——从不止歇地让对方缄默——绝没有可能透过对话中他者的批判之光来显明和照亮上帝。①

科尔斯认为，正因为奥古斯丁压抑了心中外邦人的声音，所以，外在行为上他对外邦人听而不闻。

顺服不是一个建议，而是一个话语的杰作的要求，触动责任、内疚与死亡，目的在于彻底排除异己——从内到外的非基督徒——那些构成"邪恶""愚昧"和"虚荣"的东西。②

奥古斯丁的心理学与他的政治思想都赞同以强制的方法来征服人。那般锐利地批评罗马帝国的奥古斯丁，却又以希波主教的身份位置实施宗教独一霸权。彼得·布朗（Peter Brown）甚至说："奥古斯丁应该算是天主教异端审判行为的第一个理论家。"③

奥古斯丁的心理学是一种康斯坦丁式的心理学，它反映了当时的政治形态。他的目标就是一个整体化的叙事，其中对待内心和外在敌人的方式就是斩草除根消灭干净。我们可以认为这样的推论是正确的：政治上爱自己的仇敌与心理学上尊重不同的声音，这两者是平行的。爱敌人不是要杀死他们，而是要聆听。对待内心的敌人，不是简单地消灭，而是要仔细倾听、同情、理解，且站稳坚定的界限。当即把人逐出教会无法造就和平的心理学，奥古斯丁的观念只能是把异己的信念和传统逼进地下状态。

---

① Coles, *Self/Power/Other*, 173.

② Ibid. , 174.

③ Peter Brown, *Augustine of Hippo*: *A Biography* (Berkeley: University of California Press, 1967), 240.

　　奥古斯丁的失败在于他无法接受他人所带来的差异。我们认为，与康斯坦丁式的心理相比，和平心理学对差异接受且心怀敬意，尊重不同的传统，认识到即使是在和自己不同信仰的宗教告白中，上帝依然存在。和平的心理学是非康斯坦丁主义的；它不试图借暴力手段带来任何内在或外在的改变。

　　和平最终能实现，靠的不是普世伦理的民主多元化、容忍或相对主义，而是以最深的委身，跟随基督的榜样。著名的使徒约翰在书信中记录名声败坏的撒玛利亚妇人遇见基督，后者超越了文化与性别障碍，不惮声誉受损的风险，认可这妇人为"他者"，致其生命反转。同样地，和平的心理学在精神和实践上都将是反康斯坦丁主义的。和好与疗愈的达到，是经由对他者的完全认可，以基督的恩典，胜过康斯坦丁式心理学的盛衰。

马丁－巴洛：一位和平心理学家

　　像西方心理学那样的一门学科，有可能避免成为康斯坦丁式的殖民主义者吗？思考了被镇压的宗教团体和被困的部分内心情绪，让我们把焦点转移到被弱化的本土心理学。在这个部分，我们也仍然要强调让出权力。

　　不管是在国际上还是美国本土，心理学作为一门学科有能力提供普世可用的概括性知识这一角色，都日益受到批评。批评人士意识到，在今天的后殖民世界里仍然潜伏着殖民意识心态。这种心态明显地体现在当时著名——但是日后臭名昭著的"麦考莱备忘"中。该备忘录写道："我们［英国人］当下必须尽力去建立……一种阶级，论血统肤色是印度的，但论品味、意见、道德和智力尽都是英国。"① 托马斯·巴宾

---

① T. B. Macaulay, "Minute on Indian Education", in *Selected Writings*, ed. J. Clive (Chicago: University of Chicago Press, 1972), 249.

顿·麦考莱（Thomas Babington Macaulay，1800—1860），一位英国政治家、散文家和政治改革家对于在印度为印度人建立的英国式教育和文化发表了雄辩。

后殖民思想家设想，因为我们如今处在批判殖民主义思想的时代，所以殖民思想和行动就不应该在学术界有所反映。他们的论著中探讨了殖民主义的问题和它对弱势民族的影响。[1] 如此一来，后殖民时期的心理学照理说对于防止自己的理论形成专横霸权应该会格外敏感；但更重要的是，它应该会根据从其他文化传统学到的东西来改革自己的理论和实践。可是除了荣格以外，西方心理学的种种假设由于非西方心理学的贡献而有所改变的迹象，我们并没看到。[2]

在转向对本土心理学更理论性的分析之前，让我们来介绍一个当代本土和平心理学家的例子。拉丁解放神学的光辉传说中，最被广泛流传的也许就是它所呼吁的"打破现状的基督信仰"。[3] 拉丁解放运动的影响最终波及了拉丁本土心理学家的理论研究和学术反思。伊格纳西奥·马丁－巴洛（Ignacio Martin－Baro）60 年代在芝加哥大学受社会心理学教育，后来，他在暴力日益恶化中来到萨尔瓦多。[4] 三十年里他倾注热情撰写了一种有解放性的心理学，它公正、[5] 不服务于暴政。马丁－巴洛在评论萨尔瓦的学术著作时指出：

――――――――――

① Edward Said, *Orientalism* (London：Routledge and Kegan Paul, 1978)；Ngugi wa, Thiong′o, *The River Between* (London：Heinemann, 1965)；Frantz Fanon, *The Wretched of the Earth*, trans. Constance Farrington (New York：Grove Press, 1965).

② Carl G. Jung, *Psychology and Religion：West and East*, Vol. 11 in *The Collected Works of C. G. Jung* (Princeton：Princeton University, 1977).

③ Gustavo Gutierrez, *A Theology of Liberation：History, Politics, and Salvation* (New York：Orbis Books, 1984).

④ Ignacio Martín－Baró, *Writings for a Liberation Psychology* (Cambridge：Harvard University Press, 1994).

⑤ 在美国语境中，参见 Prilleltensky 以及 Fox 的相似著作。Isaac Prilleltensky and Dennis R. Fox, "Psychopolitical Literacy for Wellness and Justice", *Journal of Community Psychology* 35 (2007)：1 – 13.

　　拉丁美洲的心理学，除了少数的例外，当它需要去正视问题从而找出解决方法时，不仅保持了屈从的态度，还明哲保身地观望伟大的运动，远离了受压迫的拉丁美洲人民。①

　　他指出的关键的例外，是巴西牧师，保罗·傅瑞雷（Paulo Freire）的著作。傅瑞雷对原住民教育的目的，就是要提高较被动的学生对那种批发式资讯的意识。②对傅瑞雷而言，个人与政治是辩证相关的。马丁－巴洛指出，作为一种西方舶来品，当前的拉丁心理学忽视了政治，且把政治主观化，为不合理的"现状"充当帮凶。

　　拉丁美洲心理学，不但没有帮助人们拆除我们文化中那些让权威合理化的常识障碍，把那些控制手段看做是性格特征，还以主动的行为或者默许的态度"认购"了心理主义的统治。③

　　对数据化的资料的偏爱，加剧了这种卑躬屈膝，更加重这种态度的是：学者在乎的是"理解"个人，而非在转变整个社会的同时转化个体。马丁－巴洛溯其根源，认为这种偏向来自被殖民的依赖历史，也来自对技术的着迷和对西方科学的模仿。从本质来说，拉丁心理学希望被认同是科学，能与西方心理学争一日之长。结果，拉丁心理理论与实践成了不折不扣的美国式心理学。正统行为主义、方法论上的个人主义，以及近几年的，认知心理学，都在拉丁文化环境中被广泛使用。然而，在美国范围内被选出来做研究的问题，对于拉丁文化或思想来说都很异质：一个科学化的心理学和灵魂的心理学的比较、世俗心理学与基督教人类学的差异、唯物主义心理学与人本主义心理学对比，以及反动的心理学对应进步的心理学。

---

① Martín－Baró, *Liberation*, 17.

② Paulo Freire, *Pedagogy of the Oppressed* (New York: Seabury Press, 1970).

③ Martín－Baró, *Liberation*, 19.

马丁－巴洛的回应是：从受苦人的角度，从拉丁人民的抱负和挣扎中，设计理论和实践的工具。然而，若要实行，拉丁心理学就必须脱离北美心理学范式的奴役。

马丁－巴洛断定，一个解放的心理学从积极方面来看需要三个元素：新的视野地平线、新认识论和新的实践。新视野将更多关注去满足受压迫者的需要，更少在意去得到学术和社会地位。修改后的认识论从下层开始，从受压迫者的角度叙述经验，随后从这些被遗忘的声音里获得认知；这些认知将会关键性地修改现有的心理学认知。一个新颖的实践，不会仅仅在意从权威的地位去收集数据资料，而是要通过直接参与当地的文化和社会活动来改变现实。然而，马丁－巴洛没有拒绝实证主义。①他的一个备受争议的研究里面，就包括收集了与政府民意报告数据相抵触，以表明科学研究也可以服务于解放的心理学。

对马丁－巴洛而言，这些变化指出三个急迫的任务。首先，他们需要恢复历史的记忆。拉丁美洲的战乱和苦难都排除了开放式对话的可能。暴力和冲突沉淀过后的真空环境里，历史的重要性被中和了。除非历史记忆被恢复，马丁－巴洛提到，长期冲突的结果就是：压迫的内化，暴力渗入人的灵魂，且会出现一种毫无抵抗力的宿命感。其次，重要的是把日常经验去意识形态化——找回团体和个人原本的经验，把这些经验还给人们作为客观的数据。这样，人们才可以使用这数据，正式地清晰表达他们对自己的现实的意识，且借此来验证既得的知识。② 再次，一个解放的心理学需要从本土人民当中汲取美德。马丁－巴洛以自己的萨尔瓦多文化背景为例，列举了他们广为流传的宗教传统和文化实践中依然生机勃勃的美德，如团结支持受苦的人，为了共同的利益而牺牲自我，对"改变"的信念，对美好明天的盼望。

关于维护和平，心理学家马丁－巴洛的著作教了我们什么？这是一

---

① 我们亦不是这样。
② Martín－Baró, *Liberation Psychology*, 31.

个一生致力于公共利益的人。他为被压迫的人寻求解放。他对正义充满热情，也真诚表露自己的脆弱，还对心理学的社会角色有深刻洞察。

和平的本土心理学

和平心理学，承认自己的特殊性，同时鼓励其他文化中有同样思想的本土心理学家。我们首先思考的是究竟何为本土性，然后再探索在国际语境下，对个别性和本土性的承诺与委身如何以不同方式来表达，以及它如何与康斯坦丁式的心理学对峙。①

马丁－巴洛的理论模型与肯尼斯·葛根（Kenneth Gergen）的论点有共鸣之处，那就是国外的心理学（以及国内的）必须从当地或个别的开始，而不是以"普遍"为起点：

> 实际上，丰富的传统，作为一个"世界性合作伙伴"，因其能把范围宽广的资源带进心理学研究，而必须被探索，被仔细描述，被珍惜庆贺。在我们看来，最积极的学术专业交流的产生，并不是靠某个人试图去改进或启发他人，而是某一个别文化中精彩的、新颖的和实用的，能够合宜地展现在其他文化的人面前，让他们以自己当地的情形来做选择取舍。我们现在所关注的，就是如何以实际的手法达成这样的对话。②

最终这种本土化的心理理论和实践必须与当地文化中对医治的理解相符合。葛根继续解释：

---

① 在 Springer Science 以及 Business Media 的许可下，本节中有部分取材于下面的文章：Alvin Dueck, Sing－Kiat Ting, and Renee Cutiongco, "Constantine, Babel, and Yankee Doodling: Whose Indigeneity? Whose Psychology?" *Pastoral Psychology* 56 (2007): 55 – 72. 感谢后两位作家对本章节的贡献。

② Kenneth Gergen, Aydan Gulerce, Andrew Lock, and Girishwar Misra, "Psychological Science in Cultural Context", *American Psychologist* 51 (1996): 502.

　　通过把文化摆在我们的首要关注位置，我们最终被世界范围内对有实际操作意义的心理学的巨大需求所吸引。西方心理学有奢侈的资源把大部分的研究放在抽象的理论问题上，而令应用方法沦为次级的衍生物。然而，我们发现这种理论不仅本身在很大程度十分狭隘（即使它标榜其普遍性），且做的研究有很少实际效果。①

　　从现代视角来作文化分析的目的是在于帮助建立一个非评估性的选择，作为民族优越感的替代选项（在学术研究中排除论断，观察一种文化时保持距离，对自己的文化保持批判性）。这就扩大了人文工程的社会批评：评估人类行为的成本和收益。然而，文化研究作为一个整体，可能会成为现代心理学家优越视角的专属特权。文化作为一个整体的概念可能会帮助殖民者把人民视为一个整体来"管理"。殖民式的心理学不是和平的心理学。

　　出自当地的本土心理学，对我们来说更促进和平。然而，它将要求北美心理学者把自己的理论暂且搁置。自优科·金（Uichol Kim）和约翰·贝瑞（John Berry）的书出版十多年以来，② 本土心理学作为一门学科一直在不断成长中。他们将本土心理学定义为"对于来自当地，非从其他地区输入，专为当地人民设想的行为或思想的科学研究"。③金、杨国枢（Kuo - shu Yang）和黄光国（Kwang - Kuo Hwang），在他们名为《本土与文化心理学：在处境中了解人》一书的开篇就写下这样的定义：

---

①　Kenneth Gergen, Aydan Gulerce, Andrew Lock, and Girishwar Misra, "Psychological Science in Cultural Context", *American Psychologist* 51 (1996): 502.

②　Uichol Kim and John Berry, *Indigenous Psychologies: Experience and Research in Cultural Context* (Newbury Park, CA: Sage, 1993).

③　Ibid., 2.

　　本土心理学是心理学的一个新兴领域。它试图扩展一般心理学的疆界和本质。虽然本土和一般心理学都寻求发现普遍现象、原则和人类行为的法则，但两者研究的出发点是不同的。一般心理学试图发现非语境的、机械性的、通用的原则。它也假设目前的心理理论是普世的。本土心理学则对现有的心理理论的普遍性提出质疑，也尝试从不同的社会、文化和生态环境背景里面发掘心理共性。①

本土心理学强调在文化背景下对人类行为功能的描述性理解。

　　在回应金、杨和黄时，我们会问以下几个问题。是谁来决定某个本土心理学的实质内容？被尊重的，是谁的本土性？权力和控制的首要位置在哪里？谁的认识论和方法论享有特权？

　　首先，我们同意金、杨和黄的说法，就是本土心理学强调在他们原生的背景下研究心理现象，无论那些背景是否关乎家庭、社会、政治、历史、宗教、文化或生态。然而，过去我们对文化的阐释是一个庞大的整体和有限的多元性。和平的本土心理学是一门可以容纳多种看法和意见的学科。就像艺术和科学是多元和多样的一样，本土心理学并不需要统一的声音来证明自己的存在。我们预想，由于文化和其相应的宗教都是多元的，本土心理学就会反映本土的视角，无论是神秘的、万物有灵论的或宗教的；而不是铲除这些传统，以西方世俗意识形态取而代之。因此，我们不尽同意金、杨与黄的假设：

　　　　本土心理学是一个科学传统的一部分，提倡多个角度的观点，但不是多个心理学。目前这一卷书稿使用的是单数形式的本土心理学而不是复数形式。本土心理学是科学传统的一部分，寻找植根于文化背景下的心理学知识。这种知识可成为发现心理共性的基础，

---

① Uichol Kim, Kuo‐shu Yang, and Kwang‐kuo Hwang, "Contributions to Indigenous and Cultural Psychology: Understanding people in context", in *Indigenous and Cultural Psychology: Understanding People in Context* (New York: Springer, 2006), 3.

也可以促进心理学和科学的进展。①

　　为何不鼓励多个心理学？生活在一个高度多元化、全球化的、认同民族多样化的社会里，为何不能有认同当地身份的多种心理学呢？西方心理学家无权来决定当地人要选择什么样的心理学范式。

　　与本土心理学相关的一个问题是宗教与文化的关系。对文化规范性的看法是世俗的，还是具有宗教色彩？在金、杨和黄的书中，除了几章关于道德的论述外，人们会误以为世界上的人没有宗教信仰，且宗教也不是本土心理学不可或缺的一部分。瑞夫（Rieff）曾中肯地评论道，文化不是中立的，而是具有约定俗成指导惯例的特性。② 它对其成员是有要求的。一个社会的语言叙述会要求其成员按这个社会的隐含规则来生活。本土心理学是否包含了这个民族的文化叙述的神圣经典、自我阐释、美学以及诗歌？③ 那些民族文学里的典型主题如何塑造了他们的个性？

　　我们相信和平的本土心理学能够认可某个既定文化里的宗教虔诚。在金、杨和黄的著作里，一些作者把本土的心理学从哲学和宗教思考中抽离。当非西方国度有相当高百分比的人们以宗教来诠释自己个人世界时，这种抽离怎么可能合理？世界上有大约73%的人口自我认同所属某特定的宗教。④金、杨和黄认为，我们需要将这些古代文本翻译成有

---

　　①　Uichol Kim, Kuo - shu Yang, and Kwang - kuo Hwang, "Contributions to Indigenous and Cultural Psychology：Understanding people in context", in *Indigenous and Cultural Psychology*：*Understanding People in Context*（New York：Springer, 2006）, 9（italics original）.

　　②　Phillip Rieff, *The Triumph of the Therapeutic*：*Uses of Faith After Freud*（New York：Harper and Row, 1966）.

　　③　Dan McAdams, *The Stories We Live By*：*Personal Myths and the Making of the Self*（New York, NY：W. Morrow, 1993）；Dan McAdams, *The Redemptive Self*：*Stories Americans Live by*（New York：Oxford University Press, 2006）；Dan McAdams, R. Josselson, and A. Lieblich, *Identity and Story*：*Creating Self in Narrative*（Washington, DC：American Psychological Association, 2006）.

　　④　Phillip Jenkins, *The Next Christendom*：*The Coming of Global Christianity*（Oxford：Oxford University Press, 2002）.

操作性的条款，然后用实证研究来加以验证。例如，他们声称："哲学和宗教经典（原文如此）是几千年前因特定目的而产生的。要利用这些文本，我们需要把这些想法翻译成心理学概念，还需以实证研究其有效性。"[1] 他们进一步重申："在心理学领域，我们必须用实证分析来验证哲学或本土概念是否实际影响了人们的思维、感受和行为。"[2]我们认为关键的是去思考古代文本本身，而不是他们的现代翻译版，如何带着自身的文化使命，让个体蓬勃成长，社会繁荣发展。我们认为这三位作者的"无道德"观点掩盖了他们真正所持的是普世的意识形态信念。

　　和平的本土心理学接纳并支持多种方法和认识论，也认定方法的选择取决于当地。尽管有人提倡本土心理学应该有全新的方法论，比如建构实在论和儒家关系主义[3]，或菲律宾的"摸索法"（*pakapakapa*），[4]然而科学实证主义的霸权仍旧明显地主宰这个领域的绝大部分。金、杨和黄不考虑当地宗教传统，他们说："这些分析是哲学的推测，尚未得到数据的证明。尽管它们提供丰富的信息，也有发展正式理论的基础，但它们还是必须先被实证检验确认。"[5]

　　为何不考虑伊姆雷·拉卡托斯（Imre Lakatos）、艾伦·马斯格雷

① Kim, Yang, and Hwang, *Indigenous and Cultural Psychology*, 9.

② Ibid., 41.

③ Kwang-kuo Hwang, "Constructive Realism and Confucian Relationalism: An Epistemological Strategy for the Development of Indigenous Psychology", in *Indigenous and Cultural Psychology: Understanding People in Context*, ed. Uichol Kim, Kuo-shu Yang, and Kwang-kuo Hwang, 73 – 107 (New York: Springer, 2006).

④ Kim, Yang and Hwang, *Indigenous and Cultural Psychology*, chap. 5.

⑤ Ibid., 9. 我们并非要贬低人文科学中科学方法以及研究的重要性。相反，我们信奉的实验方式是与当地传统对话，和平地探索差异。我们的经验证实，这样的对话使得我们成为更好的方法论者，能够用实验方法以及定量方法来，更完整更全面地了解行为。这个方法无疑就是诠释法。See Steven Sandage, Kaye Cook, Peter Hill, Brad Strawn, and Kevin Reimer, "Hermeneutics and Psychology: A Review and Dialectical Model", *Review of General Psychology*, 12, (2008): 344 – 364.

夫（Alan Musgrave）① 所提倡的多元主义方法论，甚至保罗·费耶阿本德（Paul Feyerabend）② 激进的多元主义的认识论？采用哪种认识论为优先，是取决于当地吗？③至于认识论，我们坚信，应该由当地的领袖和社群自己决定构成知识的是什么，又是什么与当地的情况相关，以及增进它的最好方法是什么。④采用什么研究方法，该由当地研究人员决定，而且可以有多个，非实证科学的方法。本土心理学也可以包括非本土的智慧（如科学和西方的学问），但是是由本土文化的成员决定什么可以输入或因地制宜地被吸收进当地文化。本土心理学不仅可以建筑在人类学家、心理学家、历史学家和社会学家的相互合作上，更可以建立在研究人员与本土领袖之间的相互尊重和鼓励之上。

　　和平心理学可以接受多种研究方法，包括诠释学和有象征性的敏感方法。在欧陆哲学和心理学里，诠释学观点具有悠久的历史，⑤而且对诠释和建设性方面的创造意义也持有严谨慎重的态度。与其把心理学作为实证科学——显然是从西方方法论中产生的——何不给解释性认识论

---

① Imre Lakatos and Alan Musgrave, *Criticism and the Growth of Knowledge* (Cambridge: University Press, 1970).

② Paul Feyerabend, *Against Method: Outline of an Anarchistic Theory of Knowledge* (London: Humanities Press, 1975).

③ William K., Gabrenya, Jr., "A Sociology of Science Approach to Understanding Indigenous Psychologies", in *Ongoing Themes in Psychology and Culture*, ed. B. N. Setiadi, A. Supratiknya, W. J. Lonner, and Y. H. Poortinga (Jakarta: International Association for Cross – Cultural Psychology, 2004), 131 – 149.

④ Rogelia E. Pe – Pua, "From Decolonizing Psychology to the Development of a Cross – Indigenous Perspective in Methodology: The Philippine Experience", in *Indigenous and Cultural Psychology: Understanding People in Context*, ed. Uichol Kim, Kuo – shu Yang, and Kwang – kuo Hwang (New York: Springer, 2006), 109 – 137.

⑤ Frank Richardson, Blaine Fowers, and Charles Guignon, *Re – envisioning Psychology: Moral Dimensions of Theory and Practice* (San Francisco: Jossey – Bass, 1999).

一席之地?① 为什么不给象征一个显眼的角色? 我们强调诠释学和科学认识论都同样被需要。诠释学认识论的目标是诞生一个适用于人类论述的解释。它可以 (也必须) 直接运作于讲本土语言者,以及其现状和历史背景的层面上。随着自身的发展,诠释学方法已提供了一种方法,让人们反思社会科学的基本假设。诠释学理论已经影响了人类学②、科学史③和政治学理论④,并逐步改变了过去十年临床心理治疗的面貌。⑤诠释学方法看起来很适用于本土情况,但这依然要取决于当地人的决定。

关于如何看待权力与本地自治的问题,和平的、非康斯坦丁式的心理学,从本土临床工作者 (不管是受过正式训练的心理学家还是当地社群的领袖) 的详细叙述开始,了解这些人如何阐释他们隐性或显性的 "心理学" 和 "文化" 的本质。作为一门国际性的学科,本土心理学不是一个强加于本地文化的模式。只有在被询问到时,外援的心理学家才会提供意见。一个本土心理学家会被鼓励去研究与当地人民切实相关的问题,而不是国际专业协会或学术出版编辑所感兴趣的事。

为了避免心理学的康斯坦丁主义,我们必须探讨一系列关于知识是如何构成的问题。是谁要求做研究? 关注的问题是什么? 他们是关注当地的问题还是学科本身的问题? 谁会去收集数据,与被试的参与者做面谈? 最终又是谁会使用这些数据? 当地人民是否觉得自己直觉性的本土心理学已经为自己的社会做出了积极的贡献? 还是它让他们失望,需要

---

① Charles Taylor, "Peaceful Coexistence in Psychology", in *The Restoration of Dialogue: Readings in the Philosophy of Clinical Psychology*, ed. Ronald B. Miller (Washington: American Psychological Association, 1971/1992), 70 - 84.

② Clifford Geertz, *The Interpretation of Culture* (New York: Basic Books, 1973).

③ Thomas Kuhn, *The Structure of Scientific Revolutions* (Chicago: University of Chicago Press, 1962).

④ Michael Walzer, *Thick and Thin: Moral argument at Home and Abroad* (Notre Dame, IN: University of Notre Dame Press, 1994).

⑤ Daniel Burston and Roger Frie, *Psychotherapy as a Human Science* (Pittsburgh, PA: Duquesne University Press, 2006).

更多的研究投入？

　　本土心理学的发展，在那些曾是殖民地、受过精神创伤，且被西方国家管制过的国家和地方，与那些没有经受过类似影响的国家很不一样。在假设本土心理学在不同文化中都是同质的之前，我们必须首先考虑到每个国家有不同的社会政治背景。我们的论点是，必须由当地的心理学家去决定其他本土心理学（特别是欧美）中，有哪些研究和见解是有用的。我们在思考的是，赋权曾被殖民统治的民族，支持他们追求重建自己的本土精神，难道不比建立一门具同质性的学科更为重要吗？当然，本土族群希望的是保有其本土精神，抑或去适应西方心理学，是他们自己的决定。在现今人们可以全球旅行，并进行通信联系的时代，地方社区鲜少保持"纯净"或未受其他文化影响的。一定程度的混合总是会出现。这使得本土化的问题更加复杂，也强调了当地决策的重要性——就是由当地来决定所要接纳并拥有的文化本质为何。一个和平的北美心理学家所留下的，应该是不干扰他人的一串小小足迹。

维尔吉利奥·安利奎：一位本土心理学家

　　将我们的研究结果普遍化很可能成为一种文化暴力，因为实际上这些研究里面有着看不见的文化差异。[①] 这些差异要求我们谨慎地面对历史发展和对现实的叙述性建构。例如，自我概念的发展进化包含了与社会的相互动态关系。如果关于自我的论述背后真的是一个更大的政治舞台的话，那么无论我们在世界的何处，在做本土心理学研究之前都必须先解构西方心理学的潜在政治含义。如果我们把这样一套西式的看法——自我是主观的、超历史的且普世皆一样的——输出到其他文化，那么无意中所引起的政治后果很可能是帝国主义、种族主义、文化沙文

　　① 感谢福勒神学院心理学系的博士生 Renee Cutiongco 对 Enriquez 的研究，以及对本章的贡献。See Alvin Dueck, Sing-Kiat Ting, and Renee Cutiongco, "Constantine, Babel, and Yankee Doodling: Whose Indigeneity? Whose Psychology?" *Pastoral Psychology* 56 (2007): 55-72。

主义，以及把类似安立奎这样的本土心理学家的影响力完全消解。现代西方心理学家仿似昔日的传教士：头戴软木遮阳帽，罩着纱网，将西方心理学的福音带到未开化的土著人当中。①

从西班牙人（1555—1898）到 20 世纪的美国人，菲律宾民族有着相当长被殖民统治的历史。美西战争后，菲律宾人拒绝马上降服美国，美国人就对菲律宾开战。超过十万菲律宾人被杀后，美国政府在菲律宾建立了反映美国价值观和文化的政府以及教育体系。在美国统治下，菲律宾孩子先学会了唱美国国歌，然后才学会自己的国歌。菲律宾第一代的心理学家皆在美国大学受训，也希望把知识传回菲律宾。这些心理学家是装备着西方的理论和模型回到自己的国家。他们用着美国的教科书，以英语在课堂讲课。②

安利奎（Enriquez）于 1963 年开始在菲律宾大学教授心理学。早在 1965 年，他已经用菲律宾语教授心理学，在当时这是闻所未闻、甚至被瞧不起的做法。1966 年，他到美国攻读硕士学位，随后进一步在西北大学取得博士学位。然而，在他的祖国发生了被称为"第一季风暴"的动乱。学运分子谴责菲律宾国内日益恶化的政治和社会局势。民族主义浪潮席卷了菲律宾大学的校园，在那里教授们争论以本国语言教学有什么好处。

安利奎目睹了获得解放的菲律宾民族思想，以及摆脱殖民的菲律宾民族心理。这两个因素都是迈向建立"sikolohiyang malaya"（又称"解放心理学"）的第一步。在分析去殖民化是如何得以完成时，他提出了文化独裁的阶段概念。③ 第一个阶段，殖民者否认当地文化（本土法

① Alvin Dueck and Sherry Walling, "Theological Contributions of Bishop K. H. Ting to Christian/Pastoral Counseling", *Pastoral Psychology* 56 (2007): 143 - 156.

② Rogelia E. Pe - Pua, *Sikolohiyang Pilipino: Teorya, Metodo at Gamit* (*Filipino Psychology: Theory, Method and Application*) (Quezon City, Philippines: Philippine Psychology Research and Training House, 1982).

③ Virgilio G. Enriquez, *From Colonial to Liberation Psychology: The Philippine Experience* (Manila: De la Salle University Press, 1995).

律、宗教、文学、科学科技），在贬低弱势民族文化的价值的同时，推动殖民者自身的文化。这里面包括限制当地语言。如此一来，殖民者就造成了一个假象，让当地人民以为自己生活在一个多语言的环境中，而他们需要一种通用语言来彼此团结；使用殖民者的较高等的语言，能够帮助他们实现这个理想。然而，通过控制人的语言——正像发生在菲律宾的，美国人强行推动英语为沟通媒介和教育载体——外来者就能掌握更大的权力，为达到自己的需要和利益，影响菲律宾人民的价值观和信仰。

第二阶段，破坏本土文化的元素，如烧毁原文手稿，亵渎原住民家族墓葬。第三阶段包括诋毁当地人，进而将他们边缘化。本土的宗教仪式被贴上异教的标签。在第四阶段，借着允许在主流文化中保留几首本土歌曲和一些仪式，本土文化看似被容忍。但是，对本土的信仰只是表面肤浅地欣赏而已。第五阶段，主导的文化现在进一步选择性地重组少数民族的文化，把其理论、方法和实用元素融入殖民者的模子（例如，在治疗中借用的原住民信仰系统）。Hiyang 这个概念的字面意思是"兼容"或"适配"，指的是本土的医学理念，以个体病患的独特性来配搭适合的治疗方法和药物。早年这被视为荒谬，但现在因为有个案的验证就被重拾起来。美国公司在菲律宾使用 hiyang 概念来做肥皂促销。在最后阶段，主流文化在商业上穷尽榨干本土文化中有利可图的元素。这是不和平的。

安利奎采用了几种隐喻来描绘西方心理学如何把自己的意见强加于人："malapustisong teorya paglalapat ng at metodolohiya"，意思是"装假牙似的强迫性的理论和方法"。西方心理学，就像假牙，是把真牙齿拔掉后才派上用场。既不服帖，也害得人说话和用餐更加困难。他还把文化的强迫植入比喻为穿着"美国衫"。这是菲律宾人给一种美国夹克起的名字，既不合身且在热带国家穿着极不舒服，但仍被视为时髦和有吸引力的，只因它来自美国。还有另一个有关文化强制的术语，是"angat－pa-tong"（字面意思是"提升和放下或推力"）。他将这个词定义为"毫无批判地全盘接受缺乏人性的工业化国家所发展来的理论和方法"①。

　　由于担忧这种美国化的心理学在菲律宾发展，安利奎提出了后殖民时代的本土菲律宾心理学。② 这门本土心理学课程以塔加拉族语教授，研究的参与者都是菲律宾人，所采用的方法也根据当地情况做了适应性的调整。Sikolohiyang Pilipino（菲律宾心理学）被视为菲律宾人追寻自己民族身份的一部分尝试，因此也是对进口的"客位"心理学说"不"。人们通常认为，本土心理学的发展，是为切换到普世心理学作预备教育。但是，安利奎极力反对用第三世界国家收集来的数据验证西方理论。

　　安利奎 1971 年回到菲律宾后就立即创立了后来被称为菲律宾心理学研究与培训中心（PPRTH）的机构。1975 年，他主持了第一届全国菲律宾本土心理学研究会，会上，他发表了对 Sikolohiyang Pilipino 的想法和理念。罗洁丽亚·佩·普瓦和伊丽莎白·马塞利诺（Elizabeth Marcelino）表明菲律宾心理学是安利奎的传奇遗赠。③被学生们亲热地称作"E 博士"的安利奎，不仅开启了菲律宾本土心理学实践，更对广泛的社会科学研究有着同样的影响。④ 他建立了一个"始于菲律宾人的经历、思想和取向，以充分利用菲律宾文化和语言为基础的心理学"。⑤

　　安利奎执着于发展一套由菲律宾人建构的，无论在系统和科学研究上、欣赏与应用的本土知识上，皆关于菲律宾人的心理学。这套心理学将属于他们自己的心理构造，也将植根在他们丰富的历史中。他认为有如此必要是因为当时国人极端依赖西方模式来分析菲律宾的社会现实。

---

①　Virgilio G. Enriquez, *Pagbabangong Dangal: Indigenous Psychology and Cultural Empowerment* (Quezon City: PUGAD Lawin Press, 1994), 70.

②　Rogelia Pe – Pua and Elizabeth Marcelino, "Sikolohiyang Pilipino (Filipino Psychology): A Legacy of Virgilio G. Enriquez", *Asian Journal of Social Psychology* 3 (2000): 49 – 71.

③　Ibid. .

④　C. Covar, "Foreword", in *Pagbabangong Dangal: Indigenous Psychology and Cultural Empowerment*, ed. Virgilio Enriquez (Quezon City: PUGAD Lawin Press, 1994).

⑤　Pe – Pua and Marcelino, "Sikolohiyang Pilipino", 49.

他所主张的本土心理学，是有立场有热诚的，他反对用心理学培植殖民主义，对菲律宾人产生渗透性的影响。他指出有三个主要领域需要开始抵抗：第一，反对延续菲律宾殖民地角色的心理学；第二，反对把工业化国家的心理学应用在菲律宾这样的第三世界国家；第三，反对倾向社会精英阶层，被用来剥削大众的心理学。[1]

安利奎对菲律宾心理学发展所做出的贡献包括：首先，他率先将菲律宾心理学定义为，从菲律宾人视角去理解的深植在菲律宾思想和经验上的心理学。他明确重申其主要特点——身份和民族意识、社会意识和参与、语言与文化研究，以及将这些应用在健康、农业、艺术、大众传媒、宗教以及其他关键领域的重要性。[2] 安利奎杜绝殖民心态的泛化认知，因为他知道菲律宾语言和文化的复杂性。菲律宾的文化不是单一的。

安利奎的第二个主要贡献是发展了好几个本土的概念和理论。他极力把所谓的"菲律宾性格"与价值系统——就是外国学者多年研究塑造出的、写进教科书当作典型的扭曲形象，纠正过来。菲律宾心理学中的一个关键概念是 kapwa。"在菲律宾价值体系里，kapwa 是人类价值观的基础。这个基础不单决定一个人的性格，也决定着他的人格或 pagkatao。若没有 kapwa，那人就不能算作一个菲律宾人了。他也不配称为是人。"[3] 因与他人共通的身份所带来的意识，kapwa 强调自我与他者的合一。这是一个关乎相互关系而涵盖面又很广的术语。

安利奎努力促进人们从本土角度看待人格的例子不胜枚举。博斯特罗姆（Bostrom），一个西方的研究者，曾提出 bahala na 这个概念与"美国宿命论"有相同之处。[4] 他形容这个词的含义是一种"让菲律宾人接受苦难和困难、把一切交给上帝"的态度。安利奎引用另一个菲律宾

①　Pe – Pua and Marcelino, "Sikolohiyang Pilipino", 49.

②　Ibid. .

③　Enriquez, *Pagbabangong Dangal*, 63.

④　Pe – Pua and Marcelino, "Sikolohiyang Pilipino".

著名心理学家阿尔弗雷多（Alfredo V. Lagmay）① 的著作，阿尔弗雷多曾指出菲律宾人人格里面的即兴成分，使得他们较容易接受非结构的、不明确和难以预测的事情。Bahila na 是一个源自菲律宾本地在西班牙统治之前对神的概念的词汇，又称 Bathala。当菲律宾人对逆境尽全力做好预备或补救后，他们认识到剩下的就在乎上帝了，Bathala，就是这时所使用的词汇。对博斯特罗姆提出相反意见的安利奎说，bahala na 实际上是在面对不确定时的决心和勇气，不是被动宿命的态度。

安利奎也在开发本土人格测量工具的工作中扮演了相当重要的角色。他感叹那些被视为本土化的工具，其实不过是把美国设计的心理测试项目拿来修改修改——所谓的"苹果变木瓜"的方法。在他的主持下，有几个本土人格测量方法被开发出来，包括安利奎自己编制的 Panukat ng at Pagkatao（性格和性格的测量）。这些测量方法使用的是与菲律宾心理学相关的人格维度。

另一项贡献就是使用本土研究方法。安利奎的许多学生回应了他提出开发本土研究方法的挑战，开发了 Pakapa – kapa（"摸索"——一个搜索和探测非系统的社会数据的方法）、Pagtanung – tanong（即兴的非正式、非结构采访）和 Pakikipagkwwentuhan（叙述性或非正式对话）等方法。②

最后，随着安利奎和他的学生不断花更多时间去菲律宾各地方行政区和农村研究本土语言和文化，他们不可避免地接触到菲律宾人自己的属灵信念。他们更发现灵性在菲律宾人的生命和身份中是不可或缺的一个部分。③事实上，他们发现菲律宾最早的"心理学家"是来自不同族群的医治者和女祭司——*Visayas* 的 babaylan 族、中吕宋区的 catalonan 族，还有菲律宾北部的 *baglan* 族。他们发现这些女祭司的 dalangin（祈祷）和 bulong（细语）都为菲律宾心理学提供了丰富的

---

① 　Enriquez, *Pagbabangong Dangal*.

② 　Pe – Pua, "From Decolonizing Psychology".

③ 　Enriquez, *Pagbabangong Dangal*.

神圣资源和知识。基于对这部分以及其他种族学研究的资料，历史学家和民族学者宙斯·萨拉查（Zeus Salazar）提出，菲律宾人有两个基本要素：kalulwua（精神）和 ginhawa（重要原则）。[1] Kaluluwa 是一个人的本质，不会灭亡，关乎道德；而 ginhawa 则是有关健康、舒适和活出美好人生的感觉。

　　安利奎的学生之一的梅尔巴·梅盖伊，已将安利奎的研究成果吸收进自己关于菲律宾灵性的理论里。[2] 梅盖伊将安利奎的本土心理学概念运用在基督教语境下。她指出菲律宾人格里有两个概念是语境化的关键——菲律宾的中保概念 tagapamagitan，还有菲律宾人赋予"关系"的价值。她指出在菲律宾文化里，中保的概念有以下的几个功能：首先 tagapamagitan 代我们呼求，尤其是当我们需要一些从上面来的力量，它就很适宜地为我们代求。又或者当关系破裂时，替我们医治，抑或帮助我们发展与异性交往的关系；还有在面对敏感话题时，它替我们间接表达。她示意耶稣就是那位中保，因着人属灵的需要，那位带来上帝同在与大能的中保，在一个让人能更亲近上帝的文化里必须被高举。

　　其次，梅盖伊指出菲律宾人甚至与他们的祖先也会有一种互通的感觉。这在隆重的葬礼仪式或祭奠已故亲人时显而易见。这样的文化，就很适合强调有许多的见证人如云彩围绕着我们，或者我们属于代代相传的伟大信仰群体，诸如此类的主题（《希伯来》12：1）。她呼吁将基督教的信念融入菲律宾的仪式。她说："loob（内心最深处）是我们接受医治与自我身份的重建时所回到的地方。在这里，真正的转变才能发生，这里就是我们作为一个民族经历到自己的'大马士革之路'的舞台。就在此地我们与偶像断绝，回转向又真又活的上帝。"[3]

---

　　[1]　Zeus Salazar, "Ang Kamalayan at Kaluluwa: Isang Paglilinaw ng Ilang Konsepto sa Kinagisnang Sikilohiya", in *Sikolohiyang Pilipino: Teorya, Metodo at Gamit*, ed. R. Pe – Pua (Philippines: University of the Philippines Press, 1989), 83 – 92.

　　[2]　Melba P. Maggay, "Towards Contextualization from Within: Some Tools and Culture Themes". See www. mpmaggay. blogspot. com/2005/04/towards – contextualization – within. html.

　　[3]　Maggay, "Towards Contextualization".

一种和平的心理治疗

本章的开始，我们阐述了奥古斯丁的思维，期盼以和平的方式来面对个人的内在群落。然后我们探索了心理学家如何以和平的姿态来让本土心理学家有权发展自己的人类学观点。作为本章的结束，我们要来反思那些在暴力面前依然寻求医治的和平心理学家，反思那些甘愿交出权力的和平心理学家。

正如荷西（*José*）的例子所显示的，在危地马拉我们看到的是和平心理学所带来的和解与医治。另一个治疗性的和解的例子是天主教会在危地马拉市的善工。教会在收集资料的工作中起到了重大的作用，他们使得关于战争的记忆得以保存——正如马丁－巴洛所持的异象和信念。他们的努力（称为 RHEMI 项目）已经发表在一份长达四卷的报告中。① 他们的目的就在于强调战争的真实性，帮助遭到暴行的人民重建记忆。他们将民兵和游击队虐待人民的行径记录在案。许多当地家庭甚至还没明白为何要打仗，就已经失去了亲人。在危地马拉市教区的枢机主教，杰拉尔迪（Monsignor Gerrardi）的领导下，他们与当地人开展了关于他们所经历的暴行的对话。利用类似北美临床医生称为 TAT（主题统觉测验）的工具，他们构思了自己的本土卡片，向当地人求证所发生的事。TAT 技术提供了引人深思的图片，让参与者描述他们所看到的画面。治疗分组进行，反映了当地的社群结构。他们使用短剧、小组讨论和讲故事的方式来帮助人们面对丧失的痛苦。他们解释了战争的原因，通过手指画来让人表达内心的痛苦。他们从万人坑中掘出尸体，逐个识别身份，帮助社区进行妥善安葬。他们发现有 90% 的死亡是民兵导

① Catholic Institute for International Relations and Latin America Bureau, *Guatemala*, *Never Again*! (New York: Orbis, 1999).

致的。就在这悲惨的历史转折期间，在这份报告仅仅发布了两天以后，杰拉尔迪主教遭刺杀身亡。

　　一位危地马拉本土训练出来的心理学家欧内斯蒂娜（Ernestina）①，经历了 80 年代的暴力事件，当时她还是名大学生。她也是一个公开反战团结组织的成员，活在随时会被逮捕的恐惧下。在被警方逮捕并盘问一整天后，她意识到自己从此不能再安全地回家看父母。之后她父母也被绑架，带来更多噩梦般的经历。她常常一哭就是好几小时。她在大学的朋友也人间蒸发了。她终于明白再也不能依赖政府，而唯有信靠上帝。在她的公寓聚会的支持小组，都是天主教和新教信徒，而彼此神学上的意见不一已经不再重要了。

　　尽管和平协议已经在 1996 年签署，暴力事件仍层出不穷。当主教杰拉尔迪在 1998 年遇暗杀时，曾经的恐惧又纷纷重现。1999 年欧内斯蒂娜的前心理学系的老师也无故失踪了。即使有了和平协议，局势也没有转好。欧内斯蒂娜对军队极为愤怒，但她说，她要提醒自己必须记住他们只不过是傀儡。她是一名有执照的专业心理学家，现在更以个人经验来帮助其他的战争受害者。她的诊所提供团体治疗，从基督教信仰角度来进行调解和医治。小组成员包括前民兵成员、警察和战争遗孀。她给予他们空间去讲述，或者用画画的方式倾诉自己的感受。她向这些人解释他们当初所认识的，是一个允许暴力、伤害他们也摧毁别人的神。随后，她就听到这些成年男人为着自己的贫穷、为自己原住民的身份、为自己被欺骗而哭泣。他们以祷告结束疗程，感谢神，他们现在有机会寻求脱离暴力的生活。欧内斯蒂娜还会准备关于宽恕与和解的资料，当她到各个学校的时候，可以用这些资料与教师们谈话、培训他们在各自的社区工作。

---

　　①　假名。

虚己的治疗师

　　我（AD）作为一个治疗师，是在不断聆听他人的痛苦时，被上帝受苦难折磨的面容感动和淹没。我所聆听的弱者们包括遭受叔叔猥亵的妇女、被自己老乡暴力伤害的非裔美国人丈夫和想自杀的同性恋青少年。在他们脸上，我看到了受苦难的上帝。说实在的，我的心被来访者的痛苦所牵绊甚至绑架。他们的面孔，就像是对我的一种道德上的索求，因为作为人类手足同胞，我于他们的痛苦有责。

　　身为治疗师，我们在一个易受伤的脆弱位置。在这里，没有用权力手段的必要。对话和谦卑的态度远比用地位压人或操纵人更能有效地带来改变。来访者邀请我们倒空自己，为他或她腾出心灵的空间。已故的兰德尔·莱曼索伦森（Randall Lehmann Sorenson），是一位临床心理学家和精神分析家，他曾受训于富勒神学院的心理学系。关于自我倾空（kenotic）的治疗师和虚己的治疗者，他曾有精妙的讲解。

　　在他的书《灵性的关照》（*Minding Spirituality*）① 中，索伦森描述了一位很善于表达自己内心生命的基督徒来访者。她讲了母亲的故事，母亲是如何疼爱她的兄弟却忽略了她。结果她童年的大部分时光都是在地下室玩她最喜欢的毛绒玩具——一只毛毛虫。随着治疗的进展，她愈发明显地表露出一种特殊的能力，就是把自己和任何其他人都疏离开。她似乎无法意识到别人除了会有伤害她的意图之外，也还有个人的内心生活。

　　几年的临床工作之后，索伦森仔细忆起在某次治疗中，他不知为何生起她的气来。他的情绪的强度竟然令自己也感到惊讶。当他选择与她分享他的感受时，房间顿时变得一片寂静。经过一段长久的沉默，这位来访者想起曾被自己母亲掌掴，而只有在那一刹那，她非常确定自己的

---

① 　Randall Lehmann Sorenson, *Minding Spirituality*（Hillsdale：Analytic Press, 2004）.

存在——甚至可以觉得与母亲有亲密感。兰德尔从这里与她探讨如何更健康地去体验亲密和自我身份。他为了她的缘故而冒风险，不保持距离，反而选择透明。兰德尔批评立场中立（甚至有所保留）的冷静的治疗师。他鼓励治疗师们考虑更活泼的姿态，就是向对方敞开，带着好奇心和信任。他同样认为，只有爱才是转变的灵丹妙药。兰德尔的姿态是软弱的，易受伤的。这可以视作为来访者而放下自己的生命吗（《约翰福音》15：13）？

　　因着上帝所显示的"软弱"，我就要首先视来访者为受苦的，而非有罪过的。毕竟，作为基督徒，我们是有着痛苦记忆的上帝的百姓。约翰·梅茨（Johann Metz）在最近出版的《苦难的记忆》（*Memoria Passionis*）① 中指出，教会赠予社会的礼物就是它绝不会忘记受难之苦。精神疾患病人的痛苦使我们敏锐地感到上帝的受难，感受到那在我们的软弱中显得刚强的上帝。殊不知，正是奉着这位上帝的名，我们就成为医治的器皿。

　　我们的目的一直都是重新理解临床关系中的伦理，它们不仅仅是治疗工作"正经事"的附件而已。治疗关系本身就是伦理道德之所在。关系中的伦理因素在无助和软弱中都显而易见，且表现在诸如文明、款待、良善以及有礼等简单的行为中。文明包括了学习和认可少数民族信仰来访者的语言。

　　尊重来访者的意义框架是有礼的表现。和平心理学不需要来访者为了大众的道德观而牺牲个人的道德意识。因此，治疗师的道德敏感性会被他者唤醒。而他人的灵魂超越性会地震一般撼动临床治疗师的内心存在。伊曼努尔·列维纳斯（Emmanuel Levinas）认为，扰动我的生命的，不是所谓的"存在"的声音，而是"他人"的声音。至于有人批评宗教的声音会干扰生命，列维纳斯会说，理当如此。②

---

　　①　Johann Baptist Metz, *Memoria Passionis* (Freiburg, Germany: Herder Verlag, 2006).

　　②　Emmanuel Lévinas, *Otherwise than Being: Or, Beyond Essence*, trans. Alphonso Lingis (Boston: M. Nijhoff, 1981).

　　列维纳斯的理论意味着治疗包含代偿与牺牲。这个概念并不新
颖。弗洛伊德把精神分析定义为治疗师牺牲自己的自我（ego）以使
来访者的自我浮现。虽然不直接与治疗有关，列维纳斯对使用圣经的
代偿赎罪主题作为沟通特质，来使人类关系和谐、促进人性的转化有
着浓厚的兴趣。代偿，在本质上需要通过让自己与他者的软弱和有限
衔接，以给对方带来安慰。我们在上帝面前献上自己的生命为祭就是
一份礼物（《罗马书》12：1 - 2）。治疗师的自我隐藏，正倒映出了
上帝的面容形象。

　　和平地说，道德意味着对治疗师与他人的关系中的自由和灵活
提出疑问。治疗师通常不提及对来访者负责之类的事。来访者必须
负责让自己改变。治疗师只是负责在整个疗程中，始终按时出现，
关心和促进疗愈产生的过程。对列维纳斯而言，"他者"对于我有
无限的责任。只有当来访者冲破我的自我中心，搅乱我的视线，好
像一个足以使我惊奇的陌生人——只有这时，来访者才算是真正地
出现。人们与他者关系最深的时候，是一种流露软弱的、敞开的且
要负责的关系。① 治疗不见得关乎令他人重获自由（这简直成了
"治疗真言"），而是以限制恣意的自由来服事对方。这样做是彻底
地反主流文化而行，尤其我们的社会是以民主为美德的至高原则，
鼓吹人们绝不该为了他人而限制自己的自由。示范这种自我限制的
姿态就意味着治疗师会为了来访者牺牲自己。因为在担当他者的痛
苦时，我牺牲的是自己。

　　我们所提倡的和平心理学者，是一个深深委身于和平与正义的人。
这种委身在一个人甘愿放下自己的权势力量时显明。奥古斯丁被誉为一
位内省的使徒，然而他的康斯坦丁式政治和心理学却让我们质疑；他不
惜以武力来确保真理的做法让我们不敢苟同。反而是在荷西、欧内斯蒂

---

　　① See Alvin Dueck and David Goodman, "Substitution and the Trace of the Other:
Lévinasian Implications for Psychotherapy", *Pastoral Psychology* 55 (2007): 601 - 617.

娜、安利奎等人中间，我们邂逅了治疗师的美——甘心放弃自己的力量，以便于他人能得到授权。接下来，我们要探问耶稣的生命会为心理治疗带来怎样的不同。

第十章　耶稣能改变什么？

我照神所给我的恩，好像一个技能熟练的工头，立好了根基，有别人在上面建造；只是各人要谨慎怎样在上面建造。因为那已经立好的根基就是耶稣基督，此外没有人能立下根基。

——《歌林多前书》3：10 – 11

1904—1905 年的俄日战争并不顺利。在乌克兰的塞瓦斯托波尔市，有些人要求当局给出解释，另一些人却一心找替罪羊。犹太人成为公众泄愤的对象。各大报章充斥着满是火药味的文章，三天两头会出现有组织的屠杀，而警察却袖手旁观。

彼得·弗雷森（Peter Friesen）是第一个记录门诺弟兄会教派历史的人。[①] 当时，他住在塞瓦斯托波尔市，对政局了如指掌。他得了重病，病况已经持续了好几周，所以当他告诉妻子苏珊娜说要外出时，妻子很吃惊地问："为什么？"他的回答却很简单，"经过一夜思索，我意识到，我必须公开去为犹太人主持公道"。苏珊娜很清楚这样做可能得到的结果，她含泪恳求丈夫不要去，但彼得去意已决。一起祷告后，彼得离家而去。

介入的机会来得正是时候。当彼得到达集市，那儿已经群情汹涌。人群的中央，有一辆被暴民拦截的马车。他用手肘挤开人群，挤进中

---

① See Franz Thiessen, *Peter M. Friesen* (Winnipeg, MB: Christian Press, 1974).

央，最后爬上了驾驶座。这时，这位德裔的门诺派教徒开始用流利的乌克兰语为众人讲述基督对众生的爱。人们能同样把爱施与犹太人吗？显然，在场没有一个人愿意双手沾染他人的鲜血。

此时，一个结实的码头工人站在马车旁，他满身都是灰尘和煤炭。弗雷森出其不意地将他拉到马车上，当着众人的面，像战友一般亲吻了他的脸颊。然后，弗雷森用坚定的声音劝告众人回家，而这群人，竟然安安静静地听从了。当天，塞瓦斯托波尔市里没有一个犹太人受伤。

怎么可能，一个货真价实的德国人竟然能与愤怒的乌克兰人沟通？毕竟，他们的语言和文化背景那么不相同，还有着截然不同的宗教政治历史和信仰。为什么那个春日没有演变成巴别塔下的骚乱，却成就了一个现代五旬节——一个充满了跨文化关怀和社群意识的五旬节，定睛耶稣一人，人们改变自己的行为，甚至有那么一刻感受到同属一个群体？这个充斥着勇气、希望，昭示着和平的故事告诉我们，不同语言和文化背景下，人们之间互相理解也是可能的。

这一章，我们提出，和平心理学建立在一个坚实的基础上：耶稣的生命和他的教导。然而，这个基础与我们涉及的其他关于心理治疗的理论基础可能有所矛盾。在我们的论述过程中，不是从众人皆同意的最基底的论点开始，纵然这些是毫无疑问且可以作为心理学和宗教理论建构的基础理论。跟随使徒保罗的带领，我们要认定自己的根基是在基督里，由此而来的和平心理学更多是关于基督徒社群的具体生活，而非一个信念的理性体系。我们认为在信徒的肢体里，在与基督不断的同在里，我们就得到了一个根基，让我们不管是在世界上生活还是在临床上工作，都有特殊的方式。我们承认我们没有关于和平心理治疗具体应如何展开的步骤图纸。无论生活上还是治疗中，对于认识论，我们始终是走在朝圣的道路上。尽管本书各章节里都显示和平心理治疗的"快照"，但我们并没有一个"使用手册"。我们相信治疗师可能更重视自己的深厚宗教传统，但为了来访者的缘故，我们要暂时限制自己停留在治疗策略中。①

神学基础

　　西方神学理论明明白白地是由前面章节所提到的基础主义理论塑造的。南希·墨菲（Nancy Murphy）曾经论证，不论在自由或保守神学中，现代基础主义都有迹可循。② 保守派强调上帝的超越性干预在自然和人类社会中无处不在，而自由派神学家则更关注人类经验中固有的上帝的本性；在保守派神学家看来，启示是显示天国现实的一种表现方式，而自由派神学者则认为启示与人类的探索相关，只有通过人类不懈地去发现，上帝的旨意才会被揭开。墨菲认为，保守派对经文的使用，是试图从中提供构建神学伟论的不可动摇的基础。保守者视圣经为"上帝最基本的作为，而非人类的发现，并强调经文内容的真实性"。此外，对于保守派而言，"圣经还为超自然现象提供了精确的解释"。③另一方面，墨菲声称自由派则把圣经视为"一类呈现不同贴切程度的著作，描述从宗教体验当中而来的关于上帝和人类生命的深刻洞察"。因此，自由派视宗教体验为一切的基础，而保守派更强调圣经的重要性，两派都将各自的基础看作是普遍真理的来源。④

　　墨菲指出，保守派神学学者的认识论是"由外而内"，它始于一种对外部客观事实的共识。对于保守派来说，神学就是关于上帝的科学。⑤ 关于启示的客观事实就是神学的依据。圣经文本就是神学架构中

---

① 我们非常感谢以下的资料来源：Stanley Hauerwas, Nancey C. Murphy, and Mark Nation, eds. *Theology without Foundations: Religious Practice and the Future of Theological Truth* (Nashville: Abingdon Press, 1994), and William Werpehowski, "*Ad Hoc* Apologetics", *Journal of Religion* 66 (1986): 282 – 301。

② Nancey Murphy, *Beyond Liberalism and Fundamentalism: How Modern and Postmodern Philosophy Set the Theological Agenda* (Valley Forge: Trinity Press International, 1996).

③ Ibid. , 97.

④ Ibid. .

⑤ Augustus H. Strong, *Systematic Theology* (Philadelphia: Judson Press, 1907).

绝对正确、不容置疑的基础，①在神学研究领域，人类体验的重要程度是次于圣经文本的。

自由派神学家的认识论，相反，是"由内而外"的。墨菲以弗里德里希·施莱尔马赫（Friedrich Schleiermacher）为例。②他以"对完全的依靠的觉察"为其神学理论的基础，如此一来，诸如信条之类的神学理论架构便要面对挑战和考验。③在这种导向中，我们是以一般语言描述的体验为开端。而对这个神学架构的充分性的考验是来自大众对它的接受程度，而非仅局限于特定的宗教群体。

保守派的宗教语言倾向于定义式的，而自由派则偏向于描述性语言。保守派像科学家一般希望他们的理论能符合现实或与现实有相关性。而自由派则认为一切都符合现实是不可能的，但这不妨碍我们从人类的共同体验开始着手。

由此可见，无论是现代保守派，还是自由派神学家，都是基础主义者。在不同的基础下，两派的神学语言对上帝的行为有着不同的理解。保守派聚焦于上帝对自然和历史自外而内的干预（超验论），而自由派则强调上帝在自然世界以及透过自然世界的表现（内在论）。这里我们面临的困境是，如何超越人的内在经历，抵达那位超越人类体验之外的神的彼岸，或如何从神的现实回到人的内在体验。当理性或感性的基础主义成为探索真理的主要验证方式，耶稣的生命、死亡与复活等命题就看似无关紧要了。

如果把耶稣视作基础（《歌林多前书》3：10－11）将意味什么呢？以耶稣为基础意味着我们承认，上帝是通过一个特定的人——耶稣基

---

① D. G. Bloesch, *Essentials of Evangelical Theology*: God, Authority, and Salvation (San Francisco: Harper & Row, 1978).

② Friedrich Schleiermacher, *The Christian Faith* (Philadelphia: Fortress Press, 1976).

③ Gordon Kaufman, *God, Mystery, Diversity*: Christian Theology in a Pluralistic World (Minneapolis: Fortress Press, 1996); David Tracy, *Blessed Rage for Order*: The New Pluralism in Theology (New York: Seabury Press, 1978); David Tracy, *The Analogical Imagination*: Christian Theology and the Culture of Pluralism (London: SCM, 1981).

督，向我们显明。我们从基督的生平传记得知他是谁，他是生活在一个
特定历史时期里的拥有某种独有文化的族群成员。这个人被历史上真有
其人的统治者彼拉多所处死，然后在他自己门徒的面前重新复活。在圣
灵里有一群人，至今仍在寻求，要活出上帝借由耶稣本人所彰显出的样
式和品性。

与自由派基础主义相比，我们并不限于简单地阐述耶稣的经历，我
们也不仅仅开始于保守派基础主义对耶稣的信仰，反之，我们立志在生
命和行为上都紧紧追随耶稣。一切从耶稣开始，意味着耶稣的品性将是
衡量人类之所以为人的标准。作为他的追随者，就意味着要注目在耶稣
的生命所呈现的一言一行上。我们的解经方式不是死板机械地解读圣
经，而是以基督论为中心，在对基督教群体作审慎分辨的环境下作出
解读。

心理学基础

毫无疑问，美国心理学是一套基础主义论。① 让我们来看一下这些
基础主义的原则。（一）研究者会假定一个客观的心理学现实，让任何
文化背景下的研究人员都能进行科学测量和重复试验。（二）当发现有
变化产生时，这些基础心理学架构里面的意义成分如环境、意识、自我
行为或情绪等也被认为在跨文化领域中相应地可被测量。（三）这些心
理学现实被假定为能在相当的时间里稳定不变，以保证对接踵而来的变
化进行有效地操纵与评估。（四）心理学语言可以被标注在相应的心理
学客观现实上。（五）心理学分析的首要对象是独立理性的个体。（六）
心理学现实与灵性现实是独立不相干的，因此两者都可以独立地变化。
尽管心理学范式中还有其他的发展变化，但是上面这些原则的存在和它

---

① 得出版商同意，本节有部分选自 Al Dueck and Thomas D. Parsons, "Integration Dis-
course: Modern and Postmodern", *Journal of Psychology and Theology* 32 (2004): 232 – 247。

们影响本学科的程度，都令现有的心理学更往现代主义与基础主义迈进。①

自 20 世纪初以来，心理学学科就一直构建在能被理性解释的客观事实基础上。另外，由于追求和强调使用随机样本、可操作变量以及统计分析的证伪实验设计，心理学已经成为不折不扣的实证科学。最终，心理学的某些领域，如精神分析学，由于其不可预见性，就不能声称在科研中有一席之地。② 由于精神分析理论本身的模糊，就没有足够的负面效果，因此对证伪实验有一定的免疫。尽管如此，精神分析学仍有自己的基础原则和验证程序，因此这门科学并未脱离基础主义范畴成为例外。

另外，在现代心理学中，有浪漫主义者承诺的第一手的个人体验。就像信任自然一样，我们也可以信任人性的核心。人的改变所需要的就是摆脱传统的枷锁，鼓励个人的表达和想象。③

和现代化精神不谋而合的是，许多目前临床心理学都以"科学家—治疗师"这一模型为基础，以彰显本专业领域的胜任能力、价值和前景。以关于临床心理学研究生阶段教育④的布德会议为例，一些心理学家极力强调科学和实践相融合的重要性。⑤临床治疗师必须能以科学的方式工作。这样的呼吁和重视，也反映在美国心理学协会有意提高人们对以实证为基础的治疗的认识之举措，并推广其用途，使其成为循证

---

① "现代性"这名词，一直被当作具有一元性性质来使用，然而很明显，它是更复杂。我们同意 Charles Taylor 的说法，认为存在"多重现代性"。不同的文化，无论是西方还是非西方，都以自己的独特方式进行了现代化。See Charles Taylor, *Modern Social Imaginaries* (Durham: Duke University Press, 2004)。

② Karl Popper, *The Logic of Scientific Discovery* (London: Hutchinson, 1959).

③ Charles Taylor, *Sources of the Self: The Making of the Modern Identity* (Cambridge: Cambridge University Press, 1989).

④ Ludy T. Benjamin and D. B. Baker, "History of Psychology: The Boulder Conference", *American Psychologist* 55 (2000): 233 - 254.

⑤ Monte B. Shapiro, "Clinical Psychology as an Applied Science", *British Journal of Psychiatry*, 113 (1967): 1039 - 1042.

医学运动的一部分。[1] 临床心理学越来越重视如何运用以被验明有效的方法来做测试评估和心理治疗。在缺乏可靠量表的情况下，现代的临床治疗师会使用系统方法对病人进行观察、假设预想、假设实验和假设评估。以基础主义为主的心理学强调循证方法，依照有据可循的正式标准来进行实证主义治疗。[2]现代的基础主义心理学谨慎地一条条列出治疗步骤，编制成治疗方法手册。[3]

超凡魅力与耶稣的性格

探讨神学和心理学基础主义之后，我们来看看耶稣。无论是对治疗师还是来访者来说，耶稣都是一个榜样，显明人之所以为人的意义。首先，我们来仔细看一下治疗师的角色。早前，菲利普·瑞夫（Philip Rieff）帮助我们了解过神圣文化的本质[4]。这里我们要再次提起他，因为他有一个很大的贡献：帮助我们从基督论框架中理解深厚的治疗。他在其著作《超凡魅力（Chrisma）：恩典的礼物及它是如何被夺走的》中阐述了超凡魅力（指一种领袖特质）在神圣文化中的积极作用。与当代概念里面认为只有明星才有"超凡魅力"大不相同，瑞夫把它看作与神订立契约后，自然临到人身上的一种灵气。瑞夫断言，魅力风范最终体现在耶稣的为人上。瑞夫的著作无疑成了一个学术搏击的擂台，伟大的社会学家马克斯·韦伯（Max Weber）与他针锋相对，认为超凡

① D. L. Sackett, W. S. Richardson, W. Rosenberg, and R. B. Haynes, *Evidence - based Medicine* (New York: Churchill Livingstone, 1997).

② Diane L. Chambless and T. H. Ollendick, "Empirically Supported Psychological Interventions: Controversies and Evidence", *Annual Review of Psychology* 52 (2001): 685 - 716.

③ P. C. Kendall and D. L. Chambless, "Empirically Supported Psychological Therapies", *Journal of Clinical and Consulting Psychologies* 66 (1998): 3 - 167; P. C. Kendall, B. Chu, A. Gifford, C. Hayes, and M. Nauta, "Breathing Life into a Manual: Flexible and Creativity with Manual - based Treatment", *Cognitive Behavior Practice* 5 (1998): 177 - 178.

④ Philip Rieff, *Charisma: The Gift of Grace, and How It Has Been Taken Away from Us* (New York: Pantheon Books, 2007).

魅力完全不包含任何实质的宗教意义。正是由于韦伯的学术生涯,超凡魅力现在被视为第三文化所崇尚的名流、艺术家和政治家身上独有的天赋。

瑞夫对于超凡魅力的重新定义,为神圣治疗师提供了范例。这些治疗师在致力于颠覆神圣文化的第三文化中工作。瑞夫认为,有领袖魅力的人能够身体力行体现神圣文化的诫命,以生命成为模范:

> 对神圣的敬畏其实是对自我的恐惧——对在自己内心的与世上的邪恶的恐惧。这也是对惩罚的害怕。若少了必须的害怕,就没有领袖风范可言。人活着若毫无敬畏,那么自己就会成为恐惧本身,如怪物……对神圣的敬畏丧失殆尽,所有禁忌都失去效力。拥有伟大魅力的领袖,并非让我们脱离敬畏,而是传达它。①

超凡魅力是生命自然结出的果子,对瑞夫而言,其中既蕴含着疗愈的源泉也拥有着医治的权威。

> 当然,模仿超凡魅力气质的外在特征的人不计其数。他们非凉鞋不穿。然而,在反信仰的潮流中,新的烦难接踵而至,甚至我们自身也是,因为现在人们看待治疗时已不再认为灵魂和肉体有何相关了。一切都只关乎肉体。没有什么物质是源自灵魂或精神的。我们虽然还是镜子,但是这镜子没有什么内在的灵和魂能生发出外在的形象样貌来。我们的世界有如剧院,而非有如教会。在这样一个剧院里,节目单宣告一切神圣仪式的结束;穿凉鞋这一举动本身就必须放进双引号里面——这是一个角色,一种装扮,会被披上众多戏服中的一件,一个治疗者或多或少都会有意识地为接下来的转变

---

① Philip Rieff, *Charisma: The Gift of Grace, and How It Has Been Taken Away from Us* (New York: Pantheon Books, 2007), 6.

和调整来预备自己。①

　　瑞夫意图超越韦伯，勾勒出有超凡魅力式气质的人或治疗师应有的形象，与第三文化中的治疗师的特征形成鲜明的对比。他对非宗教秩序下的治疗师做出了异常尖锐的批评。

　　　治疗师和有魅力的领袖，在本书里都是被作为理想的"反典型"。在韦伯看来有魅力的领导者会以彻底而坚决的方式突破现状，带着一种基督教徒的悲情，将那些偏邪的主题彻底转变，勾勒着一种崭新的秩序。而治疗师，尽管也要改变偏邪，却并不以建设一种新秩序的方式。确实，理解治疗师作为有领导者魅力的典范或理想的颠覆者这一角色的关键就在于他所希望的，也是他的生活所宣示的：正如他自己的生活也表现出来的，一个没有所谓常规秩序的社会。②

　　在这个截然相反的趋势中，瑞夫所认为的超凡魅力气质来自那些身上的医治能力与其宗教秩序协调一致者的生命。他说道："我心目中的有超凡魅力气质者，究其根本是一个用新意来摆平游移不定的传统的人，他带来新的规则，是一个不按规则行事的人。"③ 瑞夫指出，耶稣的魅力就在于，他对人们提出社会义务和忠实诚信的期望，让现代人重新知道合理的内疚感是应当的。瑞夫令我们想起自己的神学叙事——那个在基督身上启示出的圣约。与神之间的这份圣约，赋予我们人与人之间对和解和平的盼望，经由他的生命而得医治的希望。一个道成肉身的希冀，建立在对人类真实准确的了解和评估之上——人类的局限、痛

① Philip Rieff, *Charisma: The Gift of Grace, and How It Has Been Taken Away from Us* (New York: Pantheon Books, 2007), 4.

② Ibid., 5.

③ Ibid..

苦、疾病、不驯等特质都在其中。这样的认识，使治疗师的角色从第三文化中的神父变为第二文化中的神学家。作为基督徒的和平治疗师，是基督的圣约工作的见证人，是疗愈的中介者。

耶稣能改变什么？

耶稣不仅仅是治疗师的模范，他的生平故事对来访者也有疗愈的效果。那么，就治疗而言，"耶稣究竟能带来什么变化呢？"我们来看看大卫·凯西（David Kelsey）关于山姆（Sam）的报告记录。[①] 故事发生在 25 年前，山姆 8 岁前夕那一夜改变了他的一生。当晚山姆的爸爸发现他呼吸困难，脸色发青。于是，昏厥的山姆被紧急送往医院输氧；之后，他昏迷了三个月。山姆被诊断为吉兰巴综合征（Guillain – Barré Syndrome），一种渐进性的瘫痪。这期间他的父母轮流在病床边守候，给他念书，想着他或许会听见。当山姆清醒过来以后，他已经不是从前的他了，山姆的性格发生了完全的改变。一年的住院治疗后，医生才给了出院通知。

回家后，山姆性格非常暴躁和易怒，经常和其他孩子、他的姐姐们和父母作对，让人无法控制。他在学校太过扰乱秩序，于是被转到一所私立学校，那里专门接收因严重的神经系统问题而行为失常的孩子。山姆的短期记忆能力已经丧失，导致他无法学会最基本的数学和阅读技巧。尽管和一位儿童精神科专家共同努力了 3 年多，山姆对于理解他人反馈的能力还是丝毫未见改善。

家人之间的关系也有非常大的变化：山姆的爸爸因心情沮丧而放弃，他的姐姐们躲在自己的房间里，只在乎自己朋友的生活。山姆快12 岁的时候，妈妈精神崩溃，住进医院治疗抑郁和妄想症。对儿子、

---

① David H. Kelsey, *Imagining Redemption* (Louisville, KY: Westminster John Knox Press, 2005).

女儿们和妻子都束手无策的父亲终于同意将山姆送到一处疗养院。在这样一个现实故事中，耶稣能够带来什么实际变化？

虽然机构的协助系统容易让人搞不清状况，但山姆一家还是得到了来自国家儿童和青少年服务机构专业人士相当多的帮助。好在山姆的爸爸在当地自己的教会里面有着坚实的自我身份认同，他有一些准则能够理解自己家人所经历的在灵性上意味着什么。尽管有时他带着巨大的内疚也想过，如果山姆在多年前发病时就去世了，日子是否会好过一点点。就在这时，一位素未谋面的神经科医学家问山姆的爸爸是否可以见见面。他们起先的交谈十分随意，这位医生向山姆的爸爸分享了他的佛教背景与练习方式（吐纳呼吸），希望对山姆一家有帮助。一番交谈后，山姆的爸爸大感释然，几天后才惊奇地发现，原来这位医生也同时是一位被教会按立的牧者。一位毫无关系的陌生人居然会花这么长的时间来和他交谈，他非常感动。

山姆父亲的牧师前来医院看望，想了解他们的状况是否还好。交谈中，牧师捶墙说道，"我不知道你是怎样，换做是我的孩子，我会对上帝气得要死，非得用拳头捶墙不可"。山姆的父亲看到牧师这样，觉得自己是不是太消极了，是个"没有情绪"的爸爸。但他立刻意识到自己和牧师不同，因为他从来不认为山姆的病是上帝的责任，不过这真的让他很震惊，从而意识到他的确常常莫名地愤怒。

情况继续慢慢恶化。山姆在住宿学校里开始有癫痫发作。他必须开始永久性地服用抗惊厥药，但医疗人员找不出他的癫痫发作和他的大脑的检查结果之间有任何联系。最后，山姆向他信任的治疗师承认，有时他的发作是自己假装的。（这位治疗师一直帮助山姆停止这种行为，但他的假装一直延续到成年。）山姆的妈妈从医院回来几个礼拜之后，她的抑郁消退了，并找到一份工作，还坚持看精神科医生。但是，她仍然悲剧性地自杀了。山姆认为是自己的错，也开始有了自杀的倾向，接下来的三年里都住在医院。这里，耶稣究竟带来了什么实质不同？

如果耶稣是一切的基础，那么我们也从那里开始。山姆的情况很明显地需要赎罪——以教会的语言来说。上帝是如何通过基督以救赎联结山姆的呢？凯西的回答很简单。上帝通过耶稣的作为和他所遭遇的一切来施行救赎。凯西指出他所提的问题是：

> 在基督徒会众日常生活中被提起的，各种基督教信仰群体的日常属灵生命的核心操练——包括证道、把圣经学习生活化、祷告、守圣餐和敬拜上帝。①

凯西想用"基督教式"的方式思考何为救赎，选择不从超验的角度，而是从教会以及山姆的实际案例这个特定的语境出发。但是，事实上对于救赎有不止一种基督教见解。"因此，基督教信仰群体对于上帝、世界以及他们自己的说法，并非出自某个全面系统的'基督教观点'，而是他们自己的生活处境。"② 而且教会社群与更广泛的世界语境对"救赎"一词的运用存在既有区别又有相似的地方。后者的"救赎"常常是指：（1）弥补不好的表现，（2）从外族奴役中被救赎以及（3）履行承诺。反之，基于基督教历史语境，凯西提出了以下对救赎的理解：

1. 基督徒所说的救赎倾向于一种会给相关的人或事带来改变的相关行动，本案例中的山姆就是如此。
2. 基督徒看待救赎，和一般的神祇无关——"谁知你为何方神圣"，而是描述施行救赎者的特征。按照基督徒所说的，以拯救来亲近山姆的上帝正是可以通过耶稣的故事被了解的那位神。
3. 基督徒认为，上帝所救赎的是处于现实状况（比如残疾和后遗症）下一个个具体的人（比如山姆和他的父亲），而不是泛泛地

---

① David H. Kelsey, *Imagining Redemption* (Louisville, KY: Westminster John Knox Press, 2005), 3.

② Ibid., 5.

对着全人类。

4. 我们在这两个通常的情况下都需要救赎：（a）当我们在主动犯罪；（b）当极为邪恶的事发生在我们身上。后者正是山姆遭遇的主要问题。

5. 人们对救赎的理解经常是短暂的，但上帝的救赎需要时间。山姆的好转不仅是细微的，且跨越了二十几年的时间才显明。①

　　这些关于救赎的深刻理解和前提就是凯西谈到山姆的情况时所涉及的背景。

　　我们可以说，山姆已经被救赎，因为他家接受了教会的帮助。也就是说，教会就是"代行救赎能力的社群"。凯西对这个说法很谨慎。救赎并不仅仅是接受帮助。他认为"从基督教意义上来说，只有上帝，那位在耶稣的事迹中言之凿凿的上帝，才能够施行救赎；任何教会和专业助人机构都不能"。② 他们的任务是服事，帮助应对和给予安慰。

　　凯西认为救赎与想象有关，而这种想象轻易无法得到。举例来说，他让我们想象上帝已经向人类应许了一种全新的生命，不论什么事情降临到山姆和他的家庭。而山姆的家庭原本在世上的希望在他的疾病及其对家庭的影响下已经被击得粉碎。耶稣来到一个没有希望的世界，但他的到来正是上帝的应许被实现的开端。

　　　　正是这对尚未实现的未来的暂时延伸的事实，让我们可以想象上帝如何以救赎与人类连接。耶稣与山姆家庭同在这一事实——被看做上帝应许的行为——可以被设想为上帝对山姆家庭所经历苦难

---

① David H. Kelsey, *Imagining Redemption* (Louisville, KY: Westminster John Knox Press, 2005), 6 – 16.

② Ibid. , 30.

的救赎①。

耶稣并不是补偿他们的损失，让他们回到损失前的状态——只有保险公司才承诺这些。

反之，山姆的世界里，救赎是基于上帝的大能——在活死人般的世间创造新生命世界的大能。"如果耶稣的存在就是神应许的表现，那么应以他的存在而非山姆家庭的经历来定义他们的生活背景。"② 起初，山姆和他的父母按照他们所经历的苦难来定义自己。而接下来，他们是否依照耶稣同在这个新定义而生活则取决于他们是否愿意进入上帝的应许中。如果他们是的话，"他们的生活就会充满生命的气息，带着对未来的满怀盼望——是过去他们自己构筑的那个生不如死的旧世界所不可能想象的"。③ 这要求我们洞察耶稣和山姆一家遭遇的内在联系。这并不是什么神秘的不可知论的做法。救赎是切实的，发生在每天的生活中，为《腓力比书》中保罗的话作出了新的诠释：

> 当恐惧战兢做成你们得救的工夫。因为你们立志行事都是神在你们心里运行，为要成就他的美意。（《腓力比书》2：12b：13）

凯西观察到，有些想象的救赎不够完全。救赎所强调的重点不是山姆或他家人身上的罪，而是降临在他们身上的邪恶。山姆和家人的遭遇不是一种惩罚（《约翰福音》9：1–3），也不是上帝有意让人受苦从而变得更完全或得到救赎。鲁益师（C. S. Lewis）似乎赞同这样的看法。他说："对于受难的救赎作用主要在于减少人的反叛心

---

① David H. Kelsey, *Imagining Redemption* (Louisville, KY: Westminster John Knox Press, 2005), 32.

② Ibid. , 39.

③ Ibid. .

理。"① 但是这个说法符合山姆的自我吗？受难也许是改变的机会，但不是受难本身具有救赎的效果。况且，受难中得到救赎的前提是设想上帝是一位理解苦难的神。救赎大大超越了安慰，这正是耶稣带来的不同。

耶稣能做的就是把山姆和他的家人从扭曲他们身份的活生生的捆绑中解脱出来。在学校时，山姆被疾病折磨且因母亲自杀而成为孤儿，这样的身世得到同学们的同情。于是他学会了用发生在自己身上的不幸来形容自己。起初他能找到兼职工作，但后来他假装癫痫发作，就被辞退了。而他的父亲则被单亲爸爸的重担和山姆的依赖所压垮，他开始直接把自己当作一个倒霉的人：儿子患上吉兰巴综合征，妻子自杀，余下的有生之年都是自己一个人照顾儿子。尽管山姆已经接受了一系列援助，爸爸还是继续无休止地为山姆负责，以他为中心不断调整自己的生活。

由于山姆得到尊重的方式之一就是把自己看成受害者，他的未来就注定要被过去的事情辖制。顺着这样的故事线，山姆觉得不得不继续依赖别人，搞砸自己的工作和人际关系。凯西指出，只有深刻意识到耶稣身上体现的上帝受难之爱，才能让山姆和他的爸爸摆脱过去的奴役。我们每个人的人生都被耶稣的经历改变，自我的概念不再由所受的伤害来塑造。

但救赎也是公开的，它是创造新天新地。变化不只是一种内向性的倾向。耶稣在历史上的存在，正是神的作为的表现②。某些话语，传递着一目了然的行动，比如在婚礼中宣誓说"我愿意"。耶稣就是神所应许的已经在发生的新事；具体来说，就是一个人眼能见的新的族群慢慢出现在接受这个应许的人身边。

---

① Clive S. Lewis, *The Problem of Pain* (London: Geoffrey Bles, 1940), 100.

② J. L. Austin, *How to Do Things with Words* (Cambridge: Harvard University Press, 1962).

　　总之，作出承诺是一个公开的行动，它启动了社会公共生活及其文化的一部分。它也带动社会及文化转变的一个结果：新民族被创造在其中，成为一个有着自己特殊的组织结构和各类能力的群体。应许的行动和其后果，是公共范畴的一部分。①

　　山姆家人的转变，有公共资源的影响。山姆和他的父亲生活在一种与教研医院以及儿童和青少年服务机构这些强大援助机构发生关系的恶性循环中。山姆完全不晓得这些机构系统是怎么回事，他的父亲则因经常承担不了压力而崩溃、消沉。在他的世界里，山姆通过出格的行为得到被关注的满足，结果得到来自这些机构更多对他行为的控制。耶稣在这当中的角色就是打破他们生活的恶性循环，让他们明白“一个被爱的人”意味着什么，这也是基督群体的职责。

　　教会的人不断地用祷告来支持山姆和他家人，常年不停地带来热乎乎的饭菜。在他们信心跌落到低谷的时候，是这个社群的信心支持包裹着他们。有一次，山姆的父亲到另一个教会聚会，听到别人提名为山姆祈祷。原来山姆的一位医生就是那个教会的一个成员。

　　山姆在 21 岁时拿到了高中毕业证书。在感到异常自豪的同时，山姆也意识到自己是可以学习和成长的。他搬到离父亲近一点的地方，在良好的医疗和社会援助系统下，他能够在自己的小公寓里面独立生活。山姆的父亲很高兴儿子能善解人意，能对别人表现出虽短暂但强烈的同情以及幽默感。

基督的肢体

　　我们讲述山姆的故事，是为说明救赎当中耶稣的同在有着极其核心

---

　　① J. L. Austin, *How to Do Things with Words* (Cambridge: Harvard University Press, 1962), 73.

的意义。不仅如此，是基督的肢体，在基督的不断同在中环绕着山姆。在信徒团体中，我们看见一个根基，让我们可以行动，可以分辨道路，明白如何忠于耶稣的故事。

许多神学家为我们指明了方向①。斯坦利·格兰斯（Stanley Grenz）和约翰·弗兰克（John Franke）都用比喻发出过提问，我们是否"在某些法庭上用所谓普世皆准的'第一原则'来申诉，脱离基督信仰之外"。② 其他神学家则认为建立在真理基础上的普遍信仰系统已经到了末日。他们视信心为教会所孕育，而非百般怀疑之后的最终产品。③ 例如乔治·林贝克（George Lindbeck）这样的神学家则认为，我们应该通过把神学定位在自己的社群和叙事背景的角色来探讨宗教、教会和教义。④ 米诺斯拉夫·沃尔夫（Miroslav Volf）在神学论述中探讨个人与族群尤其是"恩典的社群"之间的关系。⑤ 教会提供我们用以了解和诠释信心的透镜。

教会是一个有是非判断的伦理群体。⑥ 因为没有如何实践和平心理治疗的使用手册，我们就需要依赖教会群体的智慧。因此，我们采用了"按需定制"的方法。我们是基督徒，但这并不意味着我们拥有现成的方案能治疗精神分裂症、抑郁症或者自闭症。我们的做法是穷尽一切能找到的资源，包括从科学、文学、民间智慧、常识、经文、历史、教会以及传统等。然而，最后我们还是仰望教会，通过考察耶稣如何在这些

---

① Stanley J. Grenz and J. R. Franke, *Beyond Foundationalism: Shaping Theology in a Postmodern Context* (Louisville: Westminster John Knox Press, 2001); Stanley Hauerwas, Nancey C. Murphy, and Mark Nation, eds. *Theology without Foundations: Religious Practice and the Future of Theological Truth* (Nashville: Abingdon Press, 1994); Miroslav Volf, *Exclusion and Embrace: A Theological Exploration of Identity, Otherness, and Reconciliation* (Nashville: Abingdon Press, 1996).

② Grenz and Franke, *Beyond Foundationalism*, 42.

③ Ibid..

④ Lindbeck, *The Nature of Doctrine*.

⑤ Volf, *Exclusion and Embrace*.

⑥ Alvin C. Dueck, *Between Jerusalem and Athens: Ethical Perspectives on Culture, Religion, and Psychotherapy* (Grand Rapids: Baker Books, 1995), pt. 2.

信息中被呈现,来验证这些策略是否与我们的信仰一致。

和平心理治疗理论要有相应的教会认识论。克里斯·胡伯纳(Chris Huebner) 如此写道:

> 由此,基督教的和平主义不应该用简单的道德理论来理解,它不是对某些伦理理论的总结,也不是为了许可或禁止各类的运动从而为某些特定的政治体制作合理化的辩护。它同时也是——在同一时间和同一空间——一种特殊的思维和话语模式……基督教和平主义包括一套与众不同的认识论。①

和平主义者的认识论倾向于"游走地、流浪式地、不拘泥于领土疆界,以随机应变的方式进行"。② 在社会科学中,独白式的论述和暴力行为没有两样,因为它蛮横地让自己的假设无法被评论;它旁若无人地自说自话,仿佛没有其他论述的存在。而教会的认识论则认为应该存在各种声音和见解,大家都应得到听取。基督教心理学家不但不假设任何"普遍"的对话前提,反而认为不同群体之间和治疗师与来访者之间的沟通都可以是"个性定做"的方式。③ 我们只是用盼望来开始一段对话——盼望最终会有疗愈,且这个疗愈与我们所信仰的耶稣基督是不矛盾的。在谈话的基础上,我们都能达成对真理和正义的共识,并逐渐丰富这个共识。威廉·韦伯霍思吉 (William Werpehowski) 指出:

> 一个"按照个别需要"来的正教方式能够为基督教信仰的合

---

① Chris Huebner, "Globalization, Theory and Dialogical Vulnerability: John Howard Yoder and the Possibility of a Pacifist Epistemology", in *A Precarious Peace: Yoderian Explorations on Theology, Knowledge, and Identity* (Waterloo, Ontario: Herald Press, 2006), 98.

② Ibid. , 51.

③ Werpehowski, "*Ad Hoc* Apologetics".

理性找到坚实的论据，不用依赖别的与基督教文化相符合的体验，而是以巧妙的论证来讲述我们这个变化万千的日常普通世界其实是符合圣经世界的。①

身兼哲学家、神学家和治疗师的詹姆斯·奥修斯（James Olthuis）用马赛克式的观点集合来巩固韦伯霍思吉（Werpehows-ki）的论点。其一，奥修斯认为心理治疗在本质上是一种接待的举动，对寻求辅导者的欢迎和祝福。比起来访者是否被治好，他更在乎他们得到悉心的照顾与祝福。因此，治疗师与来访者之间的关系与其说是专家和门外汉，不如说是训导者与一同受苦的同路人。② 其二，奥修斯回避了现代治疗中强调的控制和技术手法。"心理治疗是现代主义在治疗领域的分支，其方法旨在让我们对内部世界的掌控和对外部世界的一样。"③ 其三，他认为在后现代背景下，心理治疗必须承认和滋养个体的差异性。他指出，一直以来我们都在强行贩卖真理。其四，与现代的个人主义相对比，他的角度更注重关系和盟约。追随列维纳斯，他也呼吁一种更注重相互关系的心理学，以责任感为起点而非一味追求自由。其五，就心理学和灵性的整合来说，奥修斯认为心理学应该对奥秘有更敏锐的触觉。他认为心理障碍不仅仅有病理原因，也与邪恶及其动力有关。

和平心理学的忏悔意味浓厚，它不相信人们可以在良心的拷问之外论证神学和心理学。可以坦白地说，我们的分歧之处就在于主耶稣的

---

① Werpehowski, "*Ad Hoc* Apologetics", 284.

② James Olthuis, *The Beautiful Risk* (Grand Rapids: Zondervan, 2001).

③ Ibid., 30.

生、死和复活。① 这使我们确信，是基督教传统和群体塑造了我们言语中的文法和惯例，前面章节提到的心理学家兰多·利赫曼·索伦森（Randall Lehmann Sorenon）也通过讲述神学上的和他亲身的忏悔经历来阐释这一点。② 他以一个临床精神分析师的角度来鼓励他的同行们在治疗实践中更注重人的精神和灵性。而且，他大胆地写到，作为治疗师，我们"对自己病人的精神世界要感兴趣"，尊重而不羞怯地、好奇而不简单化地、友善而不灌输地③探索病人的精神世界。索伦森认为以一个忏悔的基督徒的身份来写作，不仅仅是因为这是他的传统，是他最熟知的，更因为"属于某种传统"是对话能够产生的先决条件（相反，现代主义认为传统是一种"偏见"，是对话的障碍）。他写道：

> 我也怀疑，我的精神分析师身份会影响到我成为一个怎样的基督徒。但这正是我的观点——我也怀疑身为基督徒，会使我成为什么样的精神分析师。在我的印象里，多年来我所参与的团体信仰实践（做礼拜、冥想经文、社区服务等）的体会，这些操练大大地塑造和影响了我的性格。而我的性格或多或少也会影响我的工作。④

① 在这里所推荐的方法，与宗教范式的传统心理学不同。我们探索的是耶稣的生与死对心理学家的工作和实践的意涵。审视耶稣生平的有宗教信仰的心理学家倾向于使用他们首选的心理学理论。John Sanford 用荣格的理论来评论耶稣的箴言。［John A. Sanford, *The Kingdom Within*; *A Study of the Inner Meaning of Jesus' Sayings*（Philadelphia: Lippincott, 1970）］Gerd Theissen 使用认知的、行为的以及心理动力方式来阐释圣经段落。［Gerd Theissen, *Psychological Aspects of Pauline Theology*, trans. John P. Galvin（Philadelphia: Fortress Press, 1987）］有关近来对耶稣以及心理学关系的研究，参看 Fraser N. Watts, ed. *Jesus and Psychology*（Philadelphia: Templeton Foundation Press, 2007）。Klaus Berger 的工作具有很大的价值，他从古代近东的文化语境中理解新约里的心理学身份（Klaus Berger, *Identity and Experience in the New Testament*, trans. Charles Muenchow, Minneapolis: Fortress Press, 2002）。

② Randall Lehmann Sorenson, *Minding Spirituality*（Hillsdale: Analytic Press, 2004）.

③ Ibid., 1.

④ Ibid., 12.

　　本章重点就在于给出我们所确信的基础，探讨这一基础如何成就我们作为治疗师的工作。若说除了耶稣之外没有其他的基础，意思就是其他的基础都是相对的。然而，这并不意味着如果我们以耶稣为出发点，就能预先掌握治疗的轨迹，从而事先淘汰一切对话。无论从伦理上还是临床上来说，我们的义务都是加入上帝已经在做的工作——帮助来访者生命成长。通过见证我们的来访者那独一无二而又深厚复杂的经验，我们拥抱上帝道成肉身的掌权——与我们同在却又无法被测透。坦白地说，耶稣基督就是我们的出发点；由此，我们与来访者们的对话将会被一种"个性特制"的方式影响。我们盼望上帝的掌权在这个破碎的世间更为显明。

结　论

一本西方的小册子说，大卫·利文斯顿（David Livingstone）被形容为：于1855年10月在非洲赞比亚"发现"了维多利亚瀑布。"发现"？就在这个"发现"的150周年之际，利文斯顿的铜像被竖立在瀑布附近。而塑像上铜牌所镌刻的称号就更有趣了。大卫·利文斯顿被誉为第一个"描述"了这条瀑布的欧洲人。现在这条瀑布是以"维多利亚瀑布"之名传世，而非当地土语名字"Mosi－oa－Tunya"——意为"雷声滚滚的烟雾"。

在本书结束的时候，我们要重申我们的观点。长久以来，我们希望那些被欧美文化主流所轻视的种族、宗教或民族能发出他们自己的声音。前文中，我们专注地讨论了这些看似分散芜杂的主题：帝国统治和全球化的影响、民族身份的流失、本土文化的深厚、世俗主义、深刻的讨论、单薄的治疗、工具化的宗教、治疗中的宗教信仰和耶稣的中心地位。作为总结，我们希望通过非洲本土基督教心理治疗的例子尽可能具体地说明以上这些主题。

格拉迪斯·姆维媞博士（Dr. Gladys Mwiti）和我（Alvin Dueck）受富勒神学院心理学院的委派撰写一本关于非洲本土基督教咨询辅导的书。① 姆维媞在卢旺达大屠杀后为当地牧师们提供了辅导，1998年

---

① 感谢富勒神学院董事会的 Mr. Ron VanderPol，他首先建议该研究项目，随后又为这个项目提供了资金。

美国大使馆被轰炸后，她也为受创伤的人们组织了心理辅导服务。她毕业于富勒神学院并完成了临床心理学博士学位。从她进入这个博士项目开始，我们就一直梦想着一起为非洲的治疗师们写一本书。和这样一位非裔基督教心理学家合作是一段深刻的经历，我领略到姆维媞如何在一层一层的西方心理学理论之下，又从她自己的临床直觉出发来精确地阐释自己的观点。我的角色则是誊写员和编辑。这本书和附带的 DVD 为我们讨论过的许多话题举出了示例。我们的临床方法好像搭建在一个非洲的三脚凳子上：非洲基督教信仰传统、非洲本土资源以及西方研究和实践（按重要性排序）。这些书籍和 DVD 是专门发放给非洲的神学院和教会的。①

　　正是像姆维媞博士这样的人，使得我们更加确信起初激发我们撰写本书的信念，以及我们各自代表的信仰群体所持的理念。她的思考加深了我们对以下问题的理解：和平心理学是否能够诠释不同道德标准、政治文化背景下的苦难遭遇？心理学家能否严肃地对待他者的苦难？治疗师们能否真正地根据来访者的民族和宗教背景调整自己？来访者在治疗中能否自由地吐露他们自己的民族和宗教心声？如果社会更加肯定语言的多样性，来访者会不会体验到更多的自由？希望保持中立的治疗师会不会伤害到来访者自己的民族和宗教身份？耶稣在治疗中能起到什么作用？姆维媞在她的非洲本土治疗中解决了以上的很多问题：

　　　　非洲的咨询辅导中真正的基督教辅导源自非洲人民的生活，符合基督教教导的精神，并在苦难中寻求医治。它不否定文化，反而肯定其中好的部分。它汲取非洲和西方的神话和民间故事，透过希

---

① Gladys Mwiti and Al Dueck, *Christian Counseling*: *An African Indigenous Perspective*（Pasadena, CA: Fuller Seminary Press, 2006）. 感兴趣的人可到此链接下载本书：http: //documents. fuller. edu/cio/africa_ counseling/index. asp. 福勒神学院出版社同意借鉴本书的资料。同时，我们将该书的英式拼写改为了美式拼写。Gladys Mwiti and Al Dueck, *Christian Counseling*: *An African Indigenous Perspective*, *Video series*（Pasadena, CA: Fuller Seminary Press, 2006）.

伯来圣经以及新约圣经人群的生活实践来解读它们。宗教仪式的实践以某种方式反映出上帝掌权的文化。治疗发生于社区的具体情景下，同时兼顾大的政治现实环境。[①]

苦难和症状

在第一章中，我们讲述了饱经三十年内战的危地马拉人民所遭受的苦难。我们也为读者介绍了瓦妮塔——本书中我们的同伴。和索亥尔（Soheil）一样，瓦妮塔也遭受了巨大的苦难。我们担心简化论主义者只把瓦妮塔的痛苦看作症状，而看不到更重要的东西——她所经历的苦难的意义。我们要提出，是那死于罗马帝国之手的耶稣的无辜受难，给她的苦难赋予了意义和尊严。我们始终认为和平心理学始于和平之子——耶稣。面对暴力，他的回应是承受暴力，并提出、践行另一套非暴力的做法。和平心理学不应该忘记，耶稣是政治的替罪羊，他的死是献给上帝的礼物，以换来对他的敌人的宽恕。有了这个故事，瓦妮塔所遭受的苦难不应该被简化为一些症状而已，因着在自己的苦难中不断寻求意义，她应得尊荣。

在卢旺达大屠杀后，姆维媞讲述了傅天娜（Faustina）修女的经历，一个类似瓦妮塔的故事。"我们不能简单地说她是个创伤受害者，我们必须把她视为一个力图理解自己遭遇的人。"

我记得以前在卢旺达西南的家乡——香谷谷村的幸福生活。收成好的时候，大家总是一起分享很多东西，村子沉浸在安宁与和谐之中。那时我18岁，是父亲最疼爱的孩子。我父亲是图西族人，母亲是胡图族人，但这种民族的差异对任何人来说都不重要。卢旺达其他地方也有许多这样跨民族的婚姻。人们说同样的语言，吃同

---

① 　Mwiti and Dueck, *Christian Counseling*, 26.

样的食物，通婚。然而，从 1994 年开始，气氛开始变得紧张，一些家庭开始搬到别的地区、据说是更安全的亲戚家住。而我父亲决定留下来，他认为南方更安全，不会发生什么事。然而，事与愿违。一个星期后，杀手们在夜里包围了村子。我们家受到了袭击，杀手们似乎手中有份要铲除的人的名单。我记得从玉米地中逃走，跑了几公里，在黑暗中好几次绊倒之后才停下来。我不敢叫出声来，生怕被逮住，我确信一直听到身后的黑暗中有脚步声。最后，我实在是太累了，跑不动了，踉踉跄跄倒在灌木丛中一个洞里，躺在那儿气喘吁吁。无比疲惫的我迷迷糊糊地睡着了。第二天早晨醒来时，我又渴又饿，所以我决定偷偷回家。但我看到的场景一片恐怖：家里乱成一团，到处都是血。我发现了一具又一具的尸体。我的父亲呈"大"字形躺着，头上有一个巨大的伤口。我的大哥躺在血泊中，喉咙被划开了。来探望我们的两个堂姐妹在卧室里，身体姿势表明她们被强奸过，然后被乱刀砍死。我再次跑了出来，不停地跑着，头脑里充满了恐怖的尖叫声。我以为自己是在做梦。在那段时间里，我一直在问自己，"上帝，你真的存在吗？那你为什么不救我？""他在哪儿？上帝在哪里？"①

傅天娜在姆维媞带领的一个互助小组分享了她的故事后，一个年长的男人开始说话了。他的名字叫比齐芒古（Bizimungu），意思是"他看见了我"。姆维媞形容这位老人高大而憔悴，满脸皱纹，头发花白。在布塔雷市，一天夜里一群暴徒放火烧了他的家，抢了他的车，还杀死了他所有的家人。只有两个十几岁的儿子逃了出来，但是到现在比齐芒古仍不知道他们的下落。或许他们死了，或许他们在国外的难民营里，他不确定。然而，即使有这些困惑，比齐芒古仍然坚持他的信念："上帝在哪里，我们常问。我相信，在每一个村庄，每个境遇，每个事件里，

---

① Mwiti and Dueck, *Christian Counseling*, 121 – 122.

上帝都与我们同在。他与我们同哭，将我们揽入他怀里。"①

殖民主义与帝国

瓦妮塔和傅天娜都为她们的苦难寻求意义。正如比齐芒古所说，我们相信在耶稣基督里，上帝与我们一起在忍受痛苦。然而，索亥尔、瓦妮塔和傅天娜所受苦难的历史背景是显而易见的：美国的扩张主义和欧洲殖民主义。美国 20 世纪 50 年代的反共言论蔓延到了危地马拉，引起这场动乱。而美国的心理学总是反映美国的文化和政治利益，毫无中立可言。它已经成为美国的政治、资本和文化扩张的同谋，破坏了本土文化。心理学家们在 20 世纪 60 年代的卡米洛工程（Project Camelot）中参与了对第三世界各国的评估，比如该国发生革命的可能性，以及美国是否应该进行军事干预等专题。这些心理学家与美国政府的外交政策同流合污。心理学家也参与了受国际社会谴责的关塔那摩和伊拉克的审讯。另外，美国心理学家们不加批判地输出他们的心理学范式，取代别人的本土心理学，也是一种沉默的暴力。

非洲已经被列强帝国伤害得伤痕累累，帝国的殖民抢占了非洲的自然资源，践踏了当地的价值观。姆维媞说，非洲已被解体了，这一点需要被记住。她悲哀于非洲人因自己是非洲人而感到耻辱，而剩下的所谓"非洲故事"不过是殖民者任意改写的而已。

当一个人不完全被当做一个人看时，那么他的文化和本土价值体系就会被认为是低劣的、应该被废弃，取而代之一些"高级"的文化和价值观。他的舞蹈和音乐就会被称为原始的，他的传统和仪式也同样。他的诗被那些所谓更"优雅"的取代了，他的谚语被认定没有什么智慧。非洲最终被变成一种附属的文化，它不被人

---

① Mwiti and Dueck, *Christian Counseling*, 121 – 122.

认识，它被默默地拒绝，甚至被悄悄地篡改。①

西方文化是侵略性的和竞争性的，受到了欧美世界观的影响，其中包含一些这样的信念："强势的个人主义，竞争，对自然的了解和掌控，单一和静止的时间观，基于基督教的宗教信仰，以及科学与宗教的分离。"② 在这些价值观之上，他们建立了世界经济，征服与统治了大片领土，并成功地借助媒体和传播把整个世界都变得更西方化。但是，西方文化被用作一种殖民工具，引导土著人民接受西方文化被视为帮助他们变得更文明进步。本土的生活方式、风俗习惯和传统被看作是不文明的，需要被"开化"。③ 姆维媞评论说：

> 今天，后殖民时代的非洲正在觉醒。几十年来，非洲人一直背诵莎士比亚、歌唱凯尔特民谣、学习苏格兰的舞步。村落里的非洲人已经能烘焙出完美的法式面包了，尽管他们的非洲红薯和甜薯没有任何不好的地方。④

在肯尼亚一个研讨开始几天后，一名治疗师含着泪问我（Al Dueck），"你的意思是，我们真的可以在治疗中用我们非洲人自己的谚语吗？我们只学了罗杰斯和弗洛伊德的心理咨询模式，而我们自己的非洲传统方法被人瞧不起"。或许现实正在转变中，比如在肯尼亚的学校里，斯瓦希里语现在已经是必修课了。⑤

---

① Mwiti and Dueck, *Christian Counseling*, 15.
② Derald W. Sue and David Sue, *Counseling the Culturally Different: Theory and Practice* (New York: John Wiley and Sons, 1999), 34 – 35.
③ Mwiti and Dueck, *Christian Counseling*, 35.
④ Ibid. , 36.
⑤ 也许并非在非洲所有的教育语境中都是这样。笔者（杜克）的孙子们就读于赞比亚欧洲人开办的学校。学校领导坚持校园里只能使用英语，而不能使用生活在该区域的非洲人说的本巴语。而且，本巴语不让从事铜矿业或者其他行业的西方人子女们学。

因此，作为心理学家，我们要提出这样的问题：我们的工作是否进一步强化了帝国主义思维？和平的心理学需要更高的政治敏感度，保罗给罗马人和腓利比人的书信就证明了这一点。福音是带政治性的，若说耶稣是主，意思就是除他以外，没有其他主权。

多元化和差异性

我们一直着力强调，在西方民主自由主义的大背景下，种族和宗教群体应该蓬勃发展。然而，自由主义本身从历史上来看就有把个人权利置于集体利益之上的传统。因此，自由主义者质疑和取代少数民族本土文化理所当然。这体现在新闻界对文化适应的态度和公共领域中，宗教语言的缺失。我们需要一种"差别政治"，而非用千篇一律的答案回应不同族群的需求。这些族群需要的不仅仅是"容忍"，而是被鼓励和肯定，以支持他们的生存和发展。差异性是一种恩赐。一个承认且赞美种族与宗教差异性的公共空间不一定会带来混乱。相反，我们认为，这将使文化更丰富，也能够使来访者在治疗中使用他们自己的宗教语言。宗教语言在公共场合里一直被轻视。我们的来访者也含蓄地学会了将最好的心灵语言留在家里。我们支持多语言的公共场合和治疗环境，在那里能听到多种语言。五旬节就是我们的最佳典范，每一个在场者听到的都是他自己方言的福音。

姆维媞认为，非洲文化对人格和社会的理解与西方文化不同。这些差异极大地影响了人们如何理解疾病、如何创设治疗环境、如何涉及求助者的社区，以及如何提供咨询等问题。姆维媞采用了本土的"梅鲁"视角来看待"自我"，即给予求助者身份认同感和自我成就感。非洲文化习惯从整体的角度来看生命，他们重视相互依存的关系，他们寻求宇宙各个方面之间的平衡与和谐，对他们来说，家庭和社会比个人的自我实现更重要。

神圣与世俗

在西方文化中通用的语言是世俗语言。这是一种所有宗教信仰的人在公共场合都能说的语言，通用语是社区之间用来沟通的贸易语言。它约定俗成、就事论事而且普世通行。我们认为世俗化是一项社会工程，它不仅仅是一种让人能跨越传统沟通的中性语言。而通用语会消灭传统，由此，它具备施暴的能力。世俗心理反映世俗文化，且是世俗文化社会化的中介。然而，世俗主义者要面对的一个主要问题是过去一个世纪中宗教的崛起，尽管有人曾预测世俗化将导致宗教的没落。比起专业的心理健康从业者，美国心理咨询的来访者群体对待宗教更虔诚。所以，和平心理学应该承认这个事实，并对接纳配合宗教的心理治疗体系持开放态度。

姆维媞认识到，"西方心理学建立在世俗的基础之上。因此，西方心理学可能不适合一些非洲文化背景"。西蒙麦梅拉有说服力地指出，殖民历史对非洲人的身份认同产生了巨大的影响。他指出，"殖民的屈辱映照着我们的非洲文化、宗教和神灵，它们相形之下显得无用，不能保护我们免遭欧洲侵略，我们最终只好投降，继而受压迫"。① 他说：现在我们面临的挑战是重建非洲的身份认同和本土神学。麦梅拉设想本土基督教神学的出现，并指出，贬低和霸权主导已经让"南非人不相信可以用本土方式重建非洲神学"。② 他将非洲神学定义为"尝试将基督教的基本核心与非洲世界观相结合，好让非洲的基督教信仰用非洲的口音和习语来说话"。③ 姆维媞坚持说，非洲

①　Simon S. Maimela, "Cultural and Ethnic Diversity in Promotion of Democratic Change", in *Democracy and Development in Africa: The Role of Churches*, ed. J. N. K. Mugambi (Nairobi, Kenya: All Africa Conference of Churches, 1997), 106.

②　Mwiti and Dueck, *Christian Counseling*, 26.

③　Ibid. (italics original).

不是人们所说的"黑暗的大陆"，因为神一直都在非洲大陆。非洲的故事、圣人、社区常常传讲神于世上与人们同在，并被当作维护社区福祉的礼物赐给人们。

灵性的母语

如果我们不想冒犯他人，就不应当期待用我们自己的语言说话，所以和平心理学就必须是多语言的。一个和平心理治疗师就是一位语言学家，他承认语言之间的差异，并通过学习语言来表达对差异的尊重。母语是一个人的出生地或原住社区的语言。母语常常是充满激情、灵性、智慧、暗讽以及一点点无知的。然而，如果我们从一种语言转换到另一种语言，我们的身份似乎也会跟着改变。所以如果治疗中使用当地的语言或来访者的母语，确实会有不同的效果。和平的心理治疗不是往受难者身上套用一套叙述，而是对本地语言深深敏感的一番谈话。各种传统信仰和心理社区都有自己独特的话语，他们可能不对称，可能无法互相转换。一种体系的思维逻辑可能是为行为寻找理由，另一个则可能关注对动机和改变的解释。我们鼓励和平心理学去掌握多门语言，并懂得分辨何时用什么语言较为适当①。

姆维媞提出，精神与灵性、共同责任、合作是非洲最基本的价值观。非洲人民正是以虔诚和重视精神生活而著称。桑布里的观察则是："非洲人自然而然地认为在任何景况中都有上帝的同在。"②

姆维媞指出，一些非洲来访者也会向村里英明的长老或药师寻求帮助——即使他们已经有西方心理和医疗的帮助，这种情形司空见惯。如

---

① 这里的语言不单单指实际的外语，还包括文化性术语，比如学术语言、老百姓的白话等。——译者注

② Zablon J. Nthamburi, "Ecclesiology of African Independent Churches", in *The Church in African Christianity: Innovative Essays in Ecclesiology*, ed. J. N. K. Mugambi and Laurent Magesa (Nairobi, Kenya: Initiatives Ltd., 1990), 44.

果西药看似没有疗效时，生病的非洲人会立刻转而向占卜师求救。不少非洲信徒在两个世界之间来回跳跃，一只脚在基督教信仰，另一只则留在迷信里来解释生活中的怪现象。许多婚姻陷入困境的人不向城市里受过西方教育的辅导员求助，而是跑回村里从自己母亲那里寻求安慰，从长者那里寻求智慧来解决婚姻纠纷。这并不意味着西方的世俗心理学没用，但却是一个提醒：也许这其中有某些东西缺失，非洲人民感到始终无法与西方的治疗师相通。姆维媞评论道：

> 欣赏当地人的本土文化价值系统，说他们能够理解的语言，发掘并使用他们的隐喻，在建立于当地人传统基础上的信仰实践中播撒改变的种子——这些会在非洲建立起一种能使当地人产生共鸣的心理辅导。这样的疗愈道路将是可持续的，并将在一代又一代的非洲人身上产生波浪般积极的改变。①

厚与薄

一个和平的心理学家在治疗中会认识到话语的浅薄，并适时肯定下话语的厚度。我们在文化和道德传统中区分厚与薄的自我构念。"厚"指的是文化中丰富的信念、符号、传统和群体传统的实践。其道德标准往往最高。"薄"指的是最小的跨文化一般化和道德禁令。反过来，治疗可以反映一个人或"厚"或"薄"的道德观。所谓的价值中立的治疗最危险的地方就是"薄"的治疗方法掩盖了来访者潜意识中"厚"的道德传统。和平心理学尊重"薄"的道德话语，但也帮助那些希望恢复自己"厚"的文化和道德传统者达成目标。

姆维媞承认，当辅导员提到"本土"一词时，一些来访者会立刻被吓住。他们会问：

---

① Mwiti and Dueck, *Christian Counseling*, 85.

学者们是要我们去把老古董高脚杯挖出来或者抱着犀牛角猛吹吗？我们哪还会唱传统歌曲呢？我们去城里的学校学习难道就是为了回来和村里的老人们坐在一起吗？我从未上过学的父亲又怎么知道我该如何在现代非洲养育孩子呢？我离开了他去美国留学，回来时却发现他仍然坐在他的三角凳上！①

姆维媞在梅鲁族部落里长大，所以她广泛吸取了传说、故事和谚语。② 她认为，在非洲，辅导需要结合部落的智慧和谚语。下面是一些来自肯尼亚的梅鲁部落的例子：

Uume bwa muntu umwe ni gacigo

· 翻译："一个人的智慧只是集体的一小部分。"

· 寓意：不要只依靠自己的知识，要寻求社区里其他人的意见。

Tonga mwanka ugaire ngaara

· 翻译："愿你如此富裕，好与田里的老鼠分享。"

· 寓意：如果财富不能让整个部落社区有益，就不值得拥有，"社区"甚至包括野生动物。

Ruri itara rutithekagira ruri mwikano

· 翻译："晾衣架上的木头不应该嘲笑炉里的木头。"

· 寓意：永远不要嘲笑任何不幸的人，因为谁知道何时你也可能会有同样的遭遇。

---

① Mwiti and Dueck, *Christian Counseling*, 187.

② 除了开米提为我们提供的谚语，在非洲的部落以及乡村里，我们还从牧师以及精神健康医疗人员那里收集到谚语。2005 年 8 月，我们邀请了牧师和咨询师到 Brackenhurst, Nairobi 的静修中心拍摄那本书的录像。与会者分小组探讨了报告中的主题。他们分享的本土的箴言和故事被记录在影片中。

另外，治疗资源还包括丰富的部落故事。试想象倾听这个梅鲁族民间故事所带来的智慧：

有一天，一位老人看见一个小男孩站在河边。他问："你独自站在河岸边要干嘛？"男孩回答说，"我在等待河流通过，这样我就可以跨到另一边了"。听到这个回答，老人很惊讶，说："我的孩子，如果你不把脚伸进水里，你永远都过不了河的。"①

这个故事的寓意在于那些怕投入实践而不敢"冒险"的人——永远不可能迈向未知领域。

姆维媞也思考了关于人的发展和人格的非洲本土理解。智慧不在于记住很多很多的数据信息，或是辨认模式的思维能力；智慧是知道如何生活。她怀疑西方的《精神疾病诊断与统计手册》是否适合非洲。

马波洛（Jean Masamba ma Mpolo）和瓦丘库（Daisy Nwachuku）明确指出，非洲的精神健康服务、心理治疗和教牧辅导"必须考虑到非洲人对疾病和健康的解读"。② 我们也同意这种说法。他们建议，应结合来访者的世界观进行诊断和治疗，包括他们提及的邪恶势力影响。在"世界是互相关联的"信念中长大的非洲人相信精神疾病源于与精神有关的因素：被蛊惑了，忽视或冒犯了灵异之物，以致他们生气或与病人关系不好。

喀麦隆的伊万多和扎伊尔的巴刚果通过治疗师或占卜师初诊来访者。这些专家把来访者的部落成员聚到一起进行访谈，以诊断病因是否源于关系破裂，并制定治疗目标。访谈中，部落大会或理事会齐聚一堂

① Ngono cia Nyomoo, *Meru Animal Tales* (Meru, Kenya: Meru Bookshop, Methodist Church, 1975), 1.

② Jean Masamba ma Mpolo and Daisy Nwachuku, eds. *Pastoral Care and Counselling in Africa Today* (Frankfurt am Main: P. Lang, 1991), 27.

以协助个别成员或处理关于部落群体的需要。[①] 沟通过大家的希望之后，治疗师开始扮演病人和家族成员之间调解人的角色，用指导性的治疗来帮助修复破裂的关系。

传统化的宗教

如果宗教和道德在治疗中会起重要作用的话，那么问题就在于该采用怎样的道德：是抽象规则的道德还是群体的传统道德？前者建立在理想主义、笛卡尔和启蒙运动传统基础上，所以更"薄"、更理性；而后者更富有历史性和社会性。我们以为，认识论和伦理互相映照。治疗中，既有基于抽象道德原则的考量，但我们怀疑在对来访者转变的效果上，抽象理念远远不如社会化群体所传递的道德信念和实践榜样。所有这些对"厚"的道德传统的强调都是为了铺垫这样一个论点——有信仰的治疗师在临床上应该以和平、敏感的方式尊重自己和来访者的道德传统。不过，我们要强调尊重传统不是一个浪漫的举动。传统中同时包藏着破坏性和建设性的冲动。我们需要做的是通过道德原则辨别传统中好的部分。

我们所理解的基督教文化是由耶稣所带来的上帝掌权的真理所塑造。它超越了肤色、种族和性别，也珍重文化遗产。姆维媞认为基督教所传达的信息，如同美食被精心烹饪之后装在不同文化的葫芦里面一样。已故的加纳神学家夸宓·贝迪阿科（Kwame Bediako）很生动地描绘说，基督教是"一首能用许多不同方言唱出的歌"。[②] 正因如此，基督徒辅导员必须随时对所身处的文化保持学习的态度。

---

① Kasonga Wa Kasonga, "African Palaver: A Contemporary Way of Healing Communal Conflicts and Crises", in *The Church and Healing: Echoes from Africa*, ed. Emmanuel Lartey, Daisy Nwachuku, and Kasonga wa Kasonga (New York: Peter Lang, 1994), 49 - 65.

② Kwame Bediako, *Jesus and the Gospel in Africa: History and Experience* (New York: Orbis Books, 2004), 5.

非洲人称颂赞叹每个生命都与他者相连，以上帝为中心。宇宙万物都是被上帝所创造，在他既定的规律秩序中息息相关。在姆维媞的话中，我们能听到她是多么热切盼望人们能对差异有所尊重：

> 辨别选择；重新发现有意义的符号、箴言、仪式和神话；收复失去的；通过基督教信仰使得非洲人的经历被认同——这些都是我们可以重建和改造的工具。这些在非洲都还存在，默默等待被重新认同。当我们再一次纪念那曾被破碎的之后，非洲生机可以活力复兴。非洲教会的基督徒辅导员将扮演重要的角色，就是填补真空和修复非洲人民与家庭的生命。①

工具性的信仰

当今社会，宗教对人的健康有好处是相当受欢迎的课题。这就带出更重要的问题：心理研究和治疗肯定哪个宗教。我们想指出，这"宗教"是个人主义、消费者导向、功能化和私人的。这个宗教的轮廓是由一个世俗范式所形成的。它是通用的，其特性适用于任何信仰传统。我们称之为宗教的百忧解之神。相比之下，参考菲利普·瑞夫的见解，我们探索了宗教本质的特性：非工具性的存在，神圣性不受压抑而需要被服从的神圣文化的性质。在神圣文化中，人的生活是以行动回应上帝的旨意、恩典和慈爱。在神圣文化里，个人身份不是科学心理学研究的对象。

不难想象，在非洲的背景里，宗教也能被当作具有医治能力的法术。然而，姆维媞所表现出的信念，是单单专心顺服、忠实地回应呼召。她活在神圣文化之中。

---

① Mwiti and Dueck, *Christian Counseling*, 19.

一年前，联合国邀请我与一些外派员工合作。这些人是在爆发种族灭绝惨案五天后，从卢旺达被撤离的。用了三个月的时间，在另外四位专家一起组成的小组合作下，我们完成了工作，提交了总结报告。然而，当我与联合国工作人员工作时，我一直为卢旺达的人民痛心不已。我不停地问，"卢旺达人民自身所经受恐怖和创伤该怎么办？有谁去帮助他们面对丧失和哀伤？"我于是乎被介绍到许多小组：联合国难民事务高级专员，救援机构以及教会组织……可是似乎没有任何一个机构做过精神健康的干预计划。他们所做、也拿手的是提供食物、住所还有医药。

最后，我丈夫忍不住对我说，"你一直问别人他们在为卢旺达做什么，你自己又有何贡献呢？""我！"我回答，"我什么都没有。绿野非洲咨询中心只是个小小的本土机构。我也是一个非洲女人。我能做什么？"他看着我回答道："我以为你首先是一个基督徒。"就在这一刻，我接受了挑战。与我那些虔诚的、充满祷告之心的员工一起，我们跪下祷告，预备自己。我相信上帝很快就会开门，让我去卢旺达。果然他如此行了。同时我也已经研究撰写了一本非专业性的辅导员可以用的危机咨询培训手册。我将它翻译成卢旺达语，印刷出版。做了该做的事，我就静候发展。

和平的治疗

在西方心理学被出口到全世界的国际舞台上，我们建议基督教心理学家致力于赋权给这样一些本土咨询师：他们想要探索一种对自身文化敏感的心理学，就是包括精神疾病和健康的性质、有关疗愈的传说、智慧箴言以及传递着浓厚文化价值观的民间故事等方面。我们拒绝用康斯坦丁式的动机去推广一种普遍化的心理学，相反，我们鼓励心理健康咨询者保持卑微的姿态。有许多当代本土心理学家的例子成为我们效法的对象，包括约瑟·欧内斯蒂娜、马丁－巴洛、格拉迪斯·姆维媞和维尔吉利奥·安利奎等人。我们认为他们的心理学更具和平的内涵。

　　促进和平，如我们所说的，是耶稣使全体和好使命的核心。在治疗中寻求基督信仰的治疗师就必须对和平与正义的课题敏感，而不仅仅顾及自我实现。在讨论圣经、和平与发展之间的关系时，位于恩苏卡（Nsukka）尼日利亚大学的新约教授翁沃（Nlenanya Onwu）如此写道："人类需要三种和平：个人和平、社会和平，还有在冲突中的和平。"①姆维媞写道：

　　　　因着非洲发生的无数冲突，调解与和好不应被视为理所当然——无论是在哪个层面上：个人、社区群体或教会。事实上，教会经常受到责难，被指责为只顾预备人上天堂而忽略了地上生命本应是丰盛与富足的……如此的和平始于耶和华，平安（shalom）的源泉。为了传达这和平的讯息，以色列先知们都成为上帝在百姓中的代言之声，激发希伯来人的良心。作者翁沃（Onwu）注意到这些先知都不是所谓的专业人士，但因着他们与上帝的关系而可以呼吁国家重整秩序，强调真正与耶和华立约，就必须通过有道德的行为和正直的生活表达出来。生活在一个快速变化但植根于此时此地的时代，孤儿、寡妇、难民、穷人、弱势群体这些人无处诉苦，也没人愿意聆听……这一切都意味着，在非洲的基督教辅导员需要替无声的弱者代言，传达上帝的讯息，成为那来自承诺给公义的良心的声音，为着整个城市，而不单单是城市里的某些个体。为非洲和平呐喊的声音，再大也不为过。非洲著名的神学家和领导者，大主

---

① Nlenanya Onwu, "Biblical Perspectives for Peace, Development and Reconstruction. Its Socio－Religious Implications for the Churches in Africa", in *The Role of Christianity in Development, Peace and Reconstruction: Southern Perspectives*, ed. Isobel Phiri, Kenneth Ross, and James Cox (Nairobi, Kenya: All Africa Conference of Churches, 1996), 32－48.

教德斯蒙德·图图（Desmond Tutu），已在多个场合表示，与镇压相比，和平的代价小得多。①

新的根基

如果说和平心理学对传统敏感，那么，影响并塑造一个基督徒心理健康工作者的根基，就是耶稣基督的人格了。其他的根基都有各种不足。没有普世的、绝对的真理可以代替耶稣的生命所赐给我们的想象、信念和行动。教会作为上帝掌权的日益彰显，正是通过教会的实践，塑造了治疗师们的品格。这就是我们明白做耶稣跟随者的意义所在。基督教的治疗模式没有说明书可参考，无论我们面对的是有自杀倾向的来访者、边缘性人格障碍患者，还是悲伤的父母，我们都相信主的福音能带来医治；过去如此，现在也是如此。

我们在非洲的基督教辅导方法的核心，是以耶稣为医治者。耶稣来见井边的撒玛利亚妇人的故事就是例证。耶稣从这位妇人的生活体验着手，解决了更深层的问题，其意义不是在于解渴的水，而是以她的过去经历来解决她的问题。姆维媞说：

> 耶稣赢得了长老的权利，不因着他是被拣选，而是因为他是一个意见领袖，一个因自己的生活方式和品格而受到尊重、被人听取的长老。耶稣是超自然的，他说的话尽都应验。于是，因着他深深的灵性、正直的生活和一贯守信的背景，长老耶稣所到之处都能帮助解决村民的需求。有些是渴望重见光明的瞎子，有些是婚礼上需要酒的人，还有些是需要他抚摸的小孩，耶稣都满足了他们的需要。就连一个犯了罪被宗教狂热分子判了刑的妇人，都能在耶稣的

① Mwiti and Dueck, *Christian Counseling*, 33.

脚前得享平安。这就是一位村里的长老——在他那里每个人都感到安全。①

　　姆维媞深切地盼望非洲的独特性能得到尊重。非洲有口口相传的智慧，非洲人民对灵魂有着整体的观念——人的精神不能与宇宙万物分割。有些部落悉心照管他们的自然环境。非洲人对"集体自我"的本质有着深刻理解，比如他们相信 umuntu（即"我存在，因为我们存在"）。非洲人重视的不是自我实现，他们以他人为中心。非洲本土的基督教辅导员可以把工作看作在森林里把细弱的树枝嫁接到强壮的橡树上。同样，非洲的心理咨询师要做的就是把内心干渴的人性与一位充满爱的创造者连接起来。

　　最后，让我们来讲一个扎伊尔女子的故事，她经历了令人难以置信的苦难，但现在却在帮助别人。这是另一个关于希望和改变的故事，希望借此能激发读者追求和平的心理学：

　　　　战争爆发时，我正在季达和（Kidaho）公社。我们听说总统专机坠毁了，总统也已经遇难。他丧生之后，各地的杀戮立即爆发。因为我们的住处离屠杀发生的地方很远，两个月之后我们周围才开始受影响。当战争终于蔓延到我们那里时，我父母和兄弟姐妹们都四散在各地。经过千辛万苦，我跟随人群一起长途跋涉到扎伊尔以逃离战争。我感谢神，靠着神的恩典，我终于在难民营里和家人团聚了。

　　　　在扎伊尔的三周，我们目睹了许多人死于霍乱和衰竭。与我们一起工作的传教士告诉我们，他要回卢旺达去，如果有谁也想去的话可以和他一道。虽然我很害怕回家，但更高兴有机会可以离开一片凄惨的难民营——人们因为饥饿和疾病天天在死亡线上挣扎。越

----

① Mwiti and Dueck, *Christian Counseling*, 31（italics original）.

过扎伊尔边境后，我来到了基加利。我是一个被痛苦的回忆困扰的人。我身边也净是悲伤者。

最后，我在一个基督教机构找到了工作，帮助有需要的人。然而，每当我给别人分享上帝的话语时，我都因为周围的危险而感到害怕。恐惧随时随地伴随着我们，因为觉得会被抓走或杀害。我内心惶惶，无法入睡，各种健康问题也让我焦虑。我的大多数同事也处于同样的状态。我们心中完全没有平安。不断有死人或濒死者的景象出现在我眼前。接着，1996年我被组织调派参加"绿野非洲"创伤咨询师培训。

在第一次研讨会上，听完姆维媞博士的课后，我大受启发。听完她所讲的，我才意识到自己的情绪受到了创伤。后来，在讨论小组里，我讲述了我的故事，这在发生种族大屠杀以来还是第一次。在充满爱的创伤人士互助小组里，我看清了我的遭遇，把许多个月以来内心积攒的痛苦清空了，沉重的负担终于卸下。神治愈了我，我的心自由了，恐惧消失了；我的疾病被祛除，盼望和对神的确信代替了恐惧，充满我的心。上帝为我所做的一切催促我也去帮助族群里的其他人。

在参加"绿野非洲"研讨会之前，我们教会中一些人已经建立了一个关于和解的项目计划，因为我们很关心周围的愤怒和痛苦。但是，我们自己全都带着累累的伤痕，行动如同盲人领着瞎子。幸运的是，我们社区中有三个人参加了"绿野非洲"研讨会，而且都被神的触摸感动。我们坐在一起计划如何把信息和希望带回我们的教会和社区。我们的目标是内心的治愈与和解。在一些基督教机构和组织的帮助下，我们在自己的教区开始了一系列类似的研讨会。我们利用"绿野非洲"手册培训了更多人来帮助我们，那些人被治愈之后也开始加入我们的工作。通过举办研讨会和教会小组，我们一共帮助了一千五百多人。同时，这些接受了我们帮助的人也从自己的家人开始学习帮助他人。我们还设立了一个常任委员会，负责协调教会的培训和跟进工作。委员会成员到各地去察看治疗和生命更新工作的成效，同时也训练了更多的培训师和辅导员。①

---

① Mwiti and Dueck, *Christian Counseling*, 132 - 133.

致　　谢

　　没有哪本书是单靠一个人的力量可以写成的，即便是有合著者一起作为作者。这本书的撰写过程，既有我们的努力，也充满了我们所爱的属灵社区的付出。这些社区团体用他们的信心故事滋养了我们，给予我们难以忘怀的榜样和前辈作者，激励我们也把自己内心的感动和确信付诸文字。

　　在这本书的构思和写作过程中，许多人让我们满怀敬意和感恩。若不一一列出他们在过去七年中的帮助将会是我们极大的疏忽。首先，我们感恩那些用自己的眼泪和苦难向我们讲述自己的经历和故事的当事人。斯坦利·赫尔沃斯、唐·布朗宁、史蒂芬·山戴、克里格·波以德、保罗·J. 华生、约翰·D. 福莱森、约翰·E. 图伊斯、詹姆斯·潘柯莱兹、彼得·希尔、特丽莎·提斯戴尔、玛丽·爱丽斯曼、罗伯特·威尔斯、马克·贝克尔、乔伊·布斯楚恩、瓦莱丽·伦佩尔、F. 里让·舒尔茨、若的内·科拉普、布里特－玛丽·赛克丝、玛丽·霍夫曼、大卫·古德曼以及南希·墨菲——他们给我们的许多轮手稿修改贡献了许多宝贵意见。凯瑟琳·司徒丽特、丹尼尔·格鲁特以及亚当·盖里帮助我们复制、编辑了许多版本。我们十分感激来自富勒神学院心理学系整合课程的学生们，还有门诺奈特信友圣经神学院在过去这些年的支持。这些学生认真聆听了这本书的主要思想，从心理治疗和教牧辅导的角度都为我们提供了许多很有价值的反馈。

　　我们还要深深感谢由黄晓楠女士带领的翻译团队。她为本书的翻译工作带来了从心理学语言和神学语言两种角度的深刻理解。她结合了张贝蒂、陈心洁博士和克里斯·蔡的工作，完成了本书中文译稿的最终修撰编辑。我们也十分欣赏在北京的中国社会科学出版社陈彪博士和他的团队的协同工作。

　　最后，我们要感谢本书较早版本的出版者以及许可我们引用文献和资料的各家学术期刊：《基督学者评论》《教牧心理学》《心理学与基督教学报》《今日基督教辅导》《存在主义心理学和治疗国际学报》，吉尔福德出版社，还有《美国行为科学家》杂志。

杜艾文（Alvin Dueck）

凯文·赖默（Kevin Reimer）

于加州帕萨迪纳

参 考 文 献

（Bibliography）

Ali, RamónK. "Bilingualism and Systemic Psychotherapy: Some Formulations and Explorations." *Journal of Family Therapy* 26 (2004): 340 – 57.

Allport, Gordon W. *The Individual and His Religion: A Psychological Interpretation*. New York: Macmillan, 1950.

Anderson, Bernard. "The Babel Story: Paradigm of Human Unity and Diversity." In *Ethnicity*. Edited by A. Greeley and G. Baum, 63 – 70. New York: Seabury, 1977.

APA Public Affairs. "APA Members Approve Petition Resolution on Detainee Settings." September 17, 2008. www. apa. org/releases/petition0908. html.

Aristotle. *The Works of Aristotle*. Translated by W. D. Ross, B. Jowett, and J. A. Smith. Oxford: Clarendon, 1921.

Aron, Lewis. *A Meeting of Minds*. Hillsdale, NJ: Analytic Press, 1996.

——. "Analytic Impasse and the Third: Clinical Implications of Intersubjectivity Theory." *International Journal of Psychoanalysis* 87 (2006) : 349 – 68.

Asad, Talal. *Formations of the Secular: Christianity*, Islam, Modernity. Stanford, CA: Stanford University Press, 2003.

Asociación Utz K'aslemal Salud Mental Comuntaria El Quiché. *Construyendo una buena vida*. Noruega: Save the Children, n. d.

Augsburger, David. "Sermon on the Mount and Honor versus Shame." Unpublished paper. Fuller Theological Seminary, Pasadena, May 14, 2008.

Aulén, Gustaf. *Christus Victor: An Historical Study of the Three Main Types of the Idea of Atonement*. Eugene, OR: Wipf and Stock, 1998.

Austin, J. L. *How to Do Things with Words*. Cambridge: Harvard University Press, 1962.

Avram, Wes. *Anxious about Empire Theological Essays on the New Global Realities*. Grand Rapids: Brazos, 2004.

Azhart, M. A., S. L. Varma, and A. S. Dharap. "Religious Psychotherapy in Anxiety Disorder Patients". *Acta Psychiatric Scandinavica* 90 (1994): 1 – 3.

Babington, Charles. "Clinton: Support for Guatemala Was Wrong." *Washington Post*, March 11, 1999. www. washingtonpost. com/wpsrv/inatl/daily/march99/clinton11. htm.

Bakan, David. *Sigmund Freud and the Jewish Mystical Tradition*. Princeton, NJ: Van Nostrand, 1958.

——. *Disease. Pain, and Sacrifice: Toward a Psychology of Suffering*. Chicago: University of Chicago Press, 1968.

Bakhtin, Mikhail. *Problems of Dostoyevsky's Poetics*. Translated by Caryl Emerson. Minneapolis: University of Minnesota Press, 1984.

Barclay, John M. G. "Neither Jew nor Greek". In Ethnicity and the Bible. Edited by Mark G. Brett, 197 – 214. New York: E. J. Brill, 1996.

Barna, George. *Church Attendance*. Barna Research Online, 2000. www. barna. org.

Barth, Karl. *Church Dogmatics*. Edited by G. T. Thompson. Edinburgh: T. &T. Clark, 1949.

Bediako, Kwame. *Jesus and the Gospel in Africa: History and Experience*.

New York: Orbis, 2004.

Bellah, Robert Neelly *The Broken Covenant: American Civil Religion in a Time of Trial.* New York: Seabury, 1975.

Benjamin, Ludy T. , and David B. Baker. "History of Psychology: The Boulder Conference. " *American Psychologist* 55 (2000) : 233 – 54.

Benson, Herbert. *Timeless Healing.* New York: Scribner, 1996.

Berger, Klaus. *Identity and Experience in the New Testament.* Translated by Charles Muenchow. Minneapolis: Fortress, 2002.

Berger, Peter. *The Desecularization of the World: Resurgent Religion and World Politics.* Washington, DC: Ethics and Public Policy Center, 1999.

Berger, Peter, Brigitte Berger, and Hansfried Kellner. *The Homeless Mind: Modernization and Consciousness.* New York: Random House, 1973.

Bergin, Allen. "Mental Health Values of Professionals: A National Interdisci – plinary Survey. " *Professional Psychology: Research and Practice* 3 (1988): 290 –97.

Berry, Wendell. *Life Is a Miracle: An Essay against Modern Superstition.* Washington, DC: Counterpoint, 2000.

——. "Healing Is Membership. " In *The Art of the Commonplace: The Agrarian Essays of Wendell Berry.* Edited by Wendell Berry and Norman Wirzba, 144 –58. Washington, DC: Counterpoint, 2002.

Bilu, Yoram, Eliezer Witztum, and Onno Van der Hart. "Paradise Regained: Miraculous Healing in an Israeli Psychiatric Clinic. " *Culture. Medicine Psychiatry* 14 (1990): 105 –27.

Bloesch, Donald G. , *Essentials of Evangelical Theology: God, Authority, and Salvation.* San Francisco: Harper & Row, 1978.

Bogert – O'Brien, Daniel. "Against Global – Speak. " *Encounter* 17 (2004) : 9 –13.

Bonhoeffer, Dietrich. *Letters and Papers from Prison.* New York: Macmillan,

1953.

Braght, Thieleman J. van. *Tbe Bloody Theater: or, Martyrs Mirror of the Defenseless Christians. Who Baptized Only upon Confession of Faith, and Who Suffered and Died for the Testimony of Jesus. Their Saviour, from the Time of Christ to the Year A. D.* 1660. Translated by Joseph F. Sohm. Scottdale, PA: Mennonite Publishing House, 1938.

Brandt, Lewis. "American Psychology. " *American Psychologist* 25 (1970): 1091 – 93.

Brierley, Peter. *Religious Trends: 2000/01.* London: Christian Research Association, 2000.

Brock, Adrian C. , ed. *Internationalizing the History of Psychology.* New York: New York University Press, 2006.

Brown, Joanne Carlson, and Rebecca Parker. "For God So Loved the World?" In *Christianity, Patriarchy and Abuse: A Feminist Critique*, edited by Joanne Carlson Brown and Carole R. Bohn, 1 – 30. New York: Pilgrim, 1989.

Brown, Laura S. *Subversive Dialogues: Theory in feminist Therapy.* New York: Basic Books, 1994.

Brown, Peter. *Augustine of Hippo: A Biography.* Berkeley: University of California Press, 1967.

Bruce, Steve. *God Is Dead: Secularization in the West.* Oxford: Blackwell, 2002.

Brueggemann, Walter. *Genesis.* Atlanta: John Knox, 1982.
——. "The Legitimacy of a Sectarian Hermeneutic: 2 Kings 18 – 19. " In *Education for CitiZenship and Discipleship.* Edited by Mary Boys, 3 – 34. New York: Pilgrim, 1989.

Bryan, Christopher. *Render to Caesar: Jesus. the Early Clourch, and the Roman Superpower.* Oxford: Oxford University Press, 2005.

Burck, Charlotte. "Living in Several Languages: Implications for Therapy. "
 Journal of Family Therapy 26 (2004): 314 – 39.

——. *Multilingual Living.* Basingstoke: Palgrave Macmillan, 2005.

Burston, Daniel, and Roger Frie. *Psychotherapy as a Human Science.* Pitts –
 burgh: Duquesne University Press, 2006.

Calvin, John. *Commentaries on the Book of Genesis.* Translated by John
 King. Grand Rapids: Eerdmans, 1948.

Canadian Psychological Association. *Canadian Code of Ethics for Psycholo –*
 gists. Ottawa: The Associacion, 2000.

Caputo, John D. *On Religion.* New York: Routledge, 2001.

——. The *Weakness of Cod: A Theology of the Event.* Bloomington: Indiana
 University Press, 2006.

Carroll, James. *Constantine' s Sword: The Church and the Jews: A History.*
 Boston: Houghton Mifflin, 2001.

Carter, Stephen L. , *The Culture of Disbelief: How American Law and Politics*
 Trivialize Religious Devotion. New York: Anchor, 1994.

——. *The Dissent of the Governed: A Meditation on Law. Religion, and Loy-*
 alty. Cambridge: Harvard University Press, 1999.

——. *God' s Name in Vain: The Wrongs and Rights of Religion in Politics.*
 New York: Basic Books, 2000.

Cary, Phillip. *Augustine's Invention of the Inner Self: The Legacy of a Chris –*
 tian Platonist. Oxford: Oxford University Press, 2000.

Catholic Institute for International Relations and Latin America Bureau. *Gua-*
 temiala, Never Again! New York: Orbis, 1999.

Cattori, Silvia. "Sami Al – Haj, AI Jazeera Journalist, Tells His Story. " In-
 terview with Silvia Cattori. www. silviacattori. net/article491. html.

Cavanaugh, William T. , *Theopolitical Imagination.* London: T. &T.
 Clark, 2002.

Chambless, Diane L. , and Thomas H. Ollendick. "Empirically Supported Psychological Interventions: Controversies and Evidence. " *Annual Review of Psychology* 52 (2001) : 685 – 716.

Charry, Ellen. "Understanding Saint Augustine' s Theological Anthropology. " Lecture 2 at the Integration Symposium. Fuller Theological Seminary' s School of Psychology, February 19, 2007.

Chesterton, G. K. "What I Saw in America. " In *The Collected Works of G. K. Chesterton*, vol. 21, 41 – 45. San Francisco: Ignatius, 1990.

Chu, Chung Chou, and E. Helen Klein. "Psychosocial and Environmental Variables in Outcome of Black Schizophrenics. " *Journal of the National Medical Association* 77 (1985): 793 – 96.

Coles, Romand. *Self/Power/Other: Political Theory and Dialogical Ethics.* Ithaca: Cornell University Press, 1992.

Collins, Randall. *The Sociology of Philosophies: A Global Theory of Intel – lectual Change.* Cambridge: Belknap Press of Harvard University Press, 1998.

Cone, James. *God of the Oppressed.* Maryknoll, NY: Orbis, 1997.

Connolly, William E. *Why I Am Not a Secularist.* Minneapolis: University of Minnesota Press, 1999.

Costanzo, Mark, Ellen Gerrity, and M. Brinton Lykes. "Psychologists and the Use of Torture in Interrogations. " *Analyses of Social Issues and Public Policy* 7 (2007) : 7 – 20.

Covar, C. "Foreword. " In *Pagbabagong Dangal: Indigenous Psychology and Cultural Empowerment.* Edited by Virgilio Enriquez. Quezon City: PUGAD Lawin, 1994.

Cushman, Philip. "Why the Self Is Empty: Toward a Historically Situated Psychology. " *American Psychologist* 45 (1990) : 599 – 611.

——. *Constructing the Self, Constructing America: A Cultural History of Psy-*

chotherapy. New York: Addison – Wesley, 1995.

Deputy Inspector General for Intelligence. *Review of DoD – Directed Inves – tigations of Detainee Abuse*, Report No. 06 – *INTEL*10. www. fas. org/irp/ agency/dod/abuse. pdf.

Descartes, René. *Discourse on Method and Meditations on First Philosophy.* Translated by Donald A. Cress. Indianapolis: Hackett, 1998.

Dillard, Annie. *For the Time Being.* New York: Vintage Books, 2000.

Di Noia, J. Augustine. "Jesus and the World Religions." *First Things* 54 (1995) : 24 – 28.

Driver, Juan. *Understanding the Atonement for the Mission of the Church.* Scottdale, PA: Herald, 1986.

Dueck, Alvin. *Between Jerusalem and Athens: Ethical Perspectives on Cutlture, Religion, and Psychotherapy.* Grand Rapids: Baker Books, 1995.

——. "Babel, Esperanto, Shibboleths, and Pentecost: Can We Talk?" *Journal of Psychology and Christianity* 21 (2002): 72 – 80.

——. "Anabaptism and Psychology: Personal Reflections." In *Mennonite Perspectives on Pastoral Counseling.* Edited by Daniel Schipani, 3 – 16. Elkhart, IN: Institute of Mennonite Studies, 2007.

Dueck, Alvin, and David Goodman. "Substitution and the Trace of the Other: Lévinasian Implications for Psychotherapy." *Pastoral Psychology* 55 (2007) : 601 – 17.

Dueck, Alvin, and Cameron Lee. *Why Psychology Needs Theology: A Radical Reformation Perspective.* Grand Rapids: Eerdmans, 2005.

Dueck, Alvin, and Thomas Parsons. "Integration Discourse: Modern and Postmodern." *Journal of Psychology and Theology* 32 (2004) : 232 – 47.

Dueck, Alvin, and Kevin Reimer. "Retrieving the Virtues in Psychotherapy: Thick and Thin Discourse." *American Behavioral Scientist* 47 (2003) : 427 – 41.

Dueck, Alvin, Kevin Reimer, Joshua Morgan, and Steve Brown. "Let Peace Flourish: Descriptive and Applied Research from the Conflict Transforma – tion Study. " In Peace – building by, between, and beyond Muslims and E- vangelical Christians, edited by Mohammed Abu – Nimer and David Augs- burger, 233 – 54. Lanham, MD: Lexington Books, 2009.

Dueck, Alvin, Sing – Kiat Ting, and Renee Cutiongco. "Constantine, Ba- bel, and Yankee Doodling: Whose Indigeneity? Whose Psychology?" Pastoral Psychology 56 (2007): 55 – 72.

Dueck, Alvin, and Sherry Walling. "Theological Contributions of Bishop K. H. Ting to Christian/Pastoral Counseling. " Pastoral Psychology 56 (2007) : 143 – 56.

Dunn, James D. G. The Theology of Paul' s Letter to the Galatians. Cam- bridge: Cambridge University Press, 1993.

Dworkin, Ronald. "Liberalism. " In Putblic and Private Morality. Edited by Stuart Hampshire, 113 – 43. Cambridge: Cambridge University Press, 1978.

Eliade, Mircea. Shamanism: Archaic Techniques of Ecstasy. Princeton, NJ: Princeton University Press, 1964.

Eliot, T. S. Christianity and Culture: The Idea of a Christian Society and Notes Towards the Definition of Culture. New York: Harcourt Brace, 1968.

Ellis, Albert. "Can Rational Emotive Behavior Therapy (REBT) Be Effec- tively Used with People Who Have Devout Beliefs in God and Religion?" Professional Psychology: Research Practice 31 (2000) : 29 – 33.

Ellul, Jacques. The Technological Society. New York: Knopf, 1964.

Enriquez, Virgilio G. , From Colonial to Liberation Psychology: The Philip- pine Experience. Manila: De La Salle University Press, 1994.

——. Pagbabagong Dangal: Indigenous Psychology and Cultural Empower – ment. Quezon City: PUGAD Lawin, 1994.

Fanon, Frantz. *The Wretched of the Earth*. Translated by Constance Far-
rington. New York: Grove, 1965.

Ferenczi, Sandor. *First Contributions to Psycho – analysis*. Translated by E.
Jones. New York: Brunner/Mazel, 1952.

Feyerabend, Paul. *Against Method: Outline of an Anarchistic Theory of
Knowledge*. London: Humanities, 1975.

Fink, Bruce. *Fundamentals of Psychoanalytic Technique: A Lacanian Ap –
proach for Practitioners*. New York: W. W. Norton, 2007.

Fish, Stanley *The Trouble with Principle*. Cambridge: Harvard University
Press, 1999.

Flynn, Patricia, dir. *Discovering Dominga*. Encino, CA: Jaguar House
Films, 2002.

Ford, Bárbara, Roberto Cabrera, and Virginia Searing. *Buscando una buena
vida: tres experiencias de salud mental comunitaria*. Guatemala: Redd Bar-
na, 2000.

Frankl, Viktor E. *Man' s Search for Meaning: An Introduction to Logothera-
py*. New York: Holt, Rinehart, and Winston, 1963.

Freire, Paulo. *Pedagogy of the Oppressed*. New York: Seabury, 1970.

Freud, Sigmund. *Future of an Illusion*. London: Hogarth, 1961.

Gabrenya, William K. Jr. "A Sociology of Science Approach to Understand-
ing Indigenous Psychologies." In *Ongoing Themes in Psychology and Cul-
ture*, edited by B. N. Setiadi, A. Supratiknya, W. J. Lonner, and Y.
H. Poortinga, 131 – 45. Jakarta: International Association for Cross –
Cultural Psychology, 2004.

Gantt, Edwin. "Lévinas, Psychotherapy, and the Ethics of Suffering."
Journal of Humanistic Psychology 40 (2000): 9 – 28.

Garcia, Rodrigo. "Alex." *In Treatment*. Season 1, episode 2. HBO, 2008.

Gay, Craig. *The Way of the (Modern) World*. Grand Rapids:

Eerdmans, 1998.

Gay, Peter. *Modernism: The Thrill of Heresy.* New York: W. W. Norton, 2007.

Geertz, Clifford. *The Interpretation of Cultures: Selected Essays.* New York: Basic Books, 1973.

Gergen, Kenneth, Aydan Lock, Andrew Gulerce, and Girishwar Misra. "Psy-chological Science in Cultural Coutext." *American Psychologist* 51 (1996): 496 –503.

Ghali, Adam. "The Ethics of Interrogation." Poster presented at the Chris-tian Association for Psychological Studies in Phoenix, Arizona, April 2008.

Glenn, David. "Prophet of the 'Anti – Culture.'" *Chronicle of Higher Edu-cation* 52 (November 11, 2005): A14 – A17. http: //chronicle. com/free/ v52/ i12/12a01501. htm.

Gorsuch, Richard L. "Religious Aspects of Substance Abuse and Recovery." *Journal of Social Issues* 5 (1995): 65 – 83.

——. *Integrating Psychology and Spirituality?* Pasadena, CA: Fuller Sem-inary Press, 2007.

Gray, John. *Al Qaeda and What It Means to Be Modern.* New York: New Press, 2003.

Green, Joel, and Mark Baker. *Recovering the Scandal of the Cross: Atone-ment in New Testament and Contemporary Contexts.* Downers Grove, IL: Inter Varsity Press, 2000.

Greenberg, David, and Eliezer Witztum. *Sanity and Sanctity: Mental Health Work among the Ultra – Orthodox in Jerusalem.* New Haven: Yale Univer-sity Press, 2001.

Greenson, Ralph R. "The Mother Tongue and the Mother." *International Journal of Psycho – Analysis* 31 (1950): 18 – 23.

Grenz, Stanley J. , and J. R. Franke. *Beyond Foundationalism*: *Shaping Theology in a Postmodern Context.* Louisville: Westminster John Knox, 2001.

Griffith, James, and Melissa Griffith. *Encountering the Sacred in Psycho – therapy*: *How to Talk with People about Their Spiritual Lives.* New York: Guilford, 2001.

Gutierrez, Gustavo. *A Theology of Liberation*: *History, Politics, and Salvation.* New York: Orbis, 1984.

Hall, Douglas John, and Rosemary Radford Ruether. *God and the Nations.* Minneapolis: Fortress, 1995.

Hardt, Michael, and Antonio Negri. *Empire.* Cambridge: Harvard University Press, 2000.

Hart, David Bentley *The Beauty of the Infinite*: *The Aesthetics of Christian Truth.* Grand Rapids: Eerdmans, 2003.

Hauerwas, Stanley *The Peaceable Kingdom*: *A Primer in Christian Ethics.* Notre Dame, IN: University of Notre Dame Press, 1983.

——. "The State of the Secular: Theology, Prayer, and the University. " In *The State of the University*: *Academic Knowledges and the Knowledge of God.* Oxford: Blackwell, 2007.

Hauerwas, Stanley, and Romand Coles. *Christianity, Democracy, and the Radical Ordinary*: *Conversations between a Radical Democrat and a Christian.* Eugene, OR: Cascade Books, 2008.

Hauerwas, Stanley, Nancey Murphy, and Mark Nation. *Theology without Foundations*: *Religious Practice and the Future of Theological Truth.* Nashville: Abingdon, 1994.

Heine, Steven, Shinobu Kitayama, and Darrin Lehman. "Cultural Differences in Self – Evaluation: Japanese Readily Accept Negative Self – Relevant Information. " *Journal of Cross – Cultural Psychology* 32 (2001) :

434 – 43.

Held, Barbara S. *Back to Reality: A Critique of Postmodern Theory in Psy –
chotherapy*. New York: W. W. Norton, 1995.

Herman, Ellen. *The Romance of American Psychology: Political Culture in
the Age of Experts*. 1940 – 1970. Berkeley: University of California Press,
1995.

Heschel, Abraham. *Who Is Man?* Stanford, CA: Stanford University
Press, 1965.

Hiebert, Theodore. "The Tower of Babel and the Origin of the World's Cul
– tures." *Journal of Biblical Literature* 126 (2007): 29 – 58.

Hofgaard, Tor Levin. "Letter Written to the American Psychological Associa-
tion President Dr. Alan E. Kazdin on Behalf of the European Psychological
Association in Preparation for a Meetingin Berlin with APA representa-
tives." www. psysr. org/about/committees/endtorture/Nordic %
20Committee % 20 Letter%20 on %20Torture. pdf.

Hollinger, David. "The Enlightenment and the Genealogy of Cultural Con –
flict in the United States." In *What's Left of Enlightenment?* Edited by
Keith Michel Baker and Peter Hanns Reill, 1 – 32. Stanford, CA: Stan-
ford University Press, 2001.

Horsley, Richard A. "1 Corinthians: A Case Study of Paul's Assembly as
an Alternative Society." In *Paul and Empire*, 242 – 52. Harrisburg, PA:
Trinity Press International, 1997.

——. *Jesus and Empire: The Kingdom of God and the New World Disorder*.
Minneapolis: Fortress, 2002.

Huebner, Chris. *A Precarious Peace: Yoderian Explorations on Theology,
Knowledge, and Identity*. Waterloo, ON: Herald, 2006.

Hunter, James Davidson. *The Death of Character: Moral Education in an Age
without Good or Evil*. New York: Basic Books, 2000.

Hwang, Kwang – Kuo. "Constructive Realism and Confucian Relationalism: An Epistemological Strategy for the Development of Indigenous Psychology. " In *Indigenous and Cultural Psychology: Understanding People in Context.* Edited by Uichol Kim, Kuo – shu Yang, and Kwang – Kuo Hwang, 73 – 107. New York: Springer, 2006.

International Federation of Social Workers. *Ethics in Social Work Statement of Principles*, 2004. www. ifsw. org/en/p38000324. html#top.

Jaeger, Werner Wilhelm. *Paideia: The Ideals of Greek Culture.* New York: Oxford University Press, 1965.

James, William. *The Principles of Psychology.* New York: Mentor, 1958.

——. *The Varieties of Religious Experience: A Study in Human Nature.* New York: Modern Library, 2002.

Jaschik, Scott. "Not So Godless after All. " *Inside Higher Ed*, October 9, 2006. http: //insidehighered. com/news/2006/10/09/religion.

Jefferson, Thomas. " A Bill for Establishing Religious Freedom. " *Daedalus* 132 (2003) : 15 – 19.

Jenkins, Philip. *The Next Christendom: The Coming of Global Christianity.* Oxford: Oxford University Press, 2002.

Jersak, Brad, and Michael Hardin. *Stricken by God? Nonviolent Identification and the Victory of Christ.* Grand Rapids: Eerdmans, 2007.

Johnson, Chalmers A. , *The Sorrows of Empire: Militarism, Secrecy, and the End of the Republic.* New York: Metropolitan Books, 2004.

Johnson, Eric L. , "Sin, Weakness, and Psychopathology. " *Journal of Psychology and Theology* 15 (1987): 218 – 26.

——. *Foundations for Soul Care: A Christian Psychology Proposal.* Downers Grove, IL: Inter Varsity Press, 2007.

Johnson, Glen. "For Bush, 'Bob Jones' May Spell T – R – O – U – B – L – E. " Black Issues in Higher Education 17 (March 16, 2000) : 9. http: //

findarticles. com/p/articles/ mi_ mODXK/is_ 2_ 17/ai_ 61573625.

Johnson, Luke Timothy. *The Real Jesus: The Misguided Quest for the Histori – cal Jesus and the Truth of the Traditional Gospels.* San Francisco: Harp – er SanFrancisco, 1996.

Jones, Charisse, and Kumea Shorter – Gooden. *Shifting: The Double Lives of Black Women in America.* New York: Harper Collins, 2003.

Jordan, Augustus, and Naomi Meara. "Ethics and the Professional Practice of Psychologists: The Role of Virtues and Principles. " *Professional Psychol- ogy: Research and Practice* 21 (1990) : 107 – 14.

Jordan, Merle. *Taking on the Gods: The Task of the Pastoral Counselor.* Nashville: Parthenon, 1986.

Jung, Carl G. , *Psychology and Religion: West and East.* Vol. 11, *The Col- lected Works of C. G. Jung.* Princeton: Princeton University Press, 1977.

Jung, Carl, and Aniela Jaffe. *Memories, Drearris, Reflections.* New York: Vintage Books, 1963.

Kasonga, Kasonga Wa. "African Palaver: A Contemporary Way of Healing Communal Conflicts and Crises. " In *The Church and Healing: Echoes from Africa*, edited by Emmanuel Lartey, Daisy Nwachuku, and Kasonga wa Kasonga, 49 – 65. New York: Peter Lang, 1994.

Katsavdakis, Kostas, Mohamed Sayed, Anthony Bram, and Alice Brand Bartlett. "How Was This Story Told in the Mother Tongue? An Integrative Perspective. " *Bulletin of the Menninger Clinic* 2 (2001) : 246 – 65.

Kaufman, Gordon. *God, Mystery, Diversity: Christian Theology in a Pluralis- tic World.* Minneapolis: Fortress, 1996.

Kelly, Timothy, and Hans H. Strupp. "Patient and Therapist Values in Psy – chotherapy: Perceived Changes, Assimilation, Similarity, and Outcome. " *Journal of Consulting Clinical Psychology* 60 (1992) : 34 – 40.

Kelsey, David H. *Imagining Redemption.* Louisville: Westminster John

Knox, 2005.

Kendall, Philip C. , and Diane L. Chambless. "Empirically Supported Psy -
chological Therapies. " *Journal of Clinical and Consulting Psychologies* 66
(1998) : 3 – 167.

Kendall, Philip C. , Brian Chu, Andrea Gifford, Clair Hayes, and Maaike Nau-
ta. "Breathing Life into a Manual: Flexibility and Creativity with Manual –
Based Treatment. " *Cognitive Behavior Practice* 5 (1998) : 177 – 78.

Kim, Uichol, and John Berry, eds. *Indigenous Psychologies: Experience and
Research in Cultural Context.* Newbury Park, CA: Sage, 1993.

Kim, Uichol, Kuo – shu Yang, and Kwang – Kuo Hwang. "Contributions to
Indigenous and Cultural Psychology: Understanding People in Context. " In
Indigenous and Cultural Psychology: Understanding People in Context, 3 –
25. New York: Springer, 2006.

——. eds. *Indigenous and Cultural Psycbology: Understanding People in Con-
text.* New York: Springer, 2006.

Kimelman, Reuven. "Abraham Joshua Heschel: Our Generation's Teach-
er. " *Religion and Intellectual Life* 2 (1985) : 9 – 18.

King, Martin Luther Jr. "Keep Moving from This Mountain. " A sermon de-
livered at Temple Israel of Hollywood, February 26, 1965.

Kitayama, Shinobu, Hazel Rose Markus, Hisaya Matsumoto, and Vinai Nora –
sakkunkit. "Individual and Collective Processes in the Construction of the
Self: Self – Enhancement in the United Stares and Self – Criticism in Japan. "
Journal of Personality Social Psychology 72 (1997): 1245 – 67.

Kleinman, Arthur. *The Illness Narratives: Suffering, Healing, and the Hu-
man Condition.* New York: Basic Books, 1988.

——. *Social Origins of Distress and Disease: Depression, Neurasthenia, and
Pain in Modern China.* Ann Arbor: University of Michigan Press, 1998.

Koenig, Harold, ed. *Handbook of Religion and Mental Health.* San Diego:

Academic Press, 1998.

Koenig, Harold, Linda K. George, and Bercedes L. Peterson. "Religiosity and Remission from Depression in Medically Ill Older Patients." *American Journal of Psychiatry* 155 (1998): 536 – 42.

Koenig, Harold, Michael E. McCullough, and David B. Larson, eds. *Handbook of Religion and Health.* London: Oxford University Press, 2001.

Kohlberg, Lawrence. *Stages of Moral Development as a Basis for Moral Educa – tion.* Cambridge: Center for Moral Education, Harvard University, 1971.

Kolodiejchuk, Teresa, and Brian Kolodiejchuk. *Mother Teresa: Come Be My Light: The Private Writings of the "Saint of Calcutta."* New York: Double – day, 2007.

Koontz, Ted. "Thinking Theologically about the War in Iraq." *Mennonite Quarterly Review* 77 (2003): 93 – 108.

Kory, Deborah. "Psychologists Aiding and Abetting Torture." *Tikkun* 31 (2007) : 60 – 64.

Krapf, E. Eduardo. "The Choice of Language in Polyglot Psychoanalysis." *Psychoanalytic Quarterly* 24 (1955): 343 – 57.

Kraybill, Donald B., Steven M. Nolt, and David Weaver – Zercher. *Arnish Grace: How Forgiveness Transcended Tragedy.* San Francisco: Jossey – Bass, 2007.

Kuhn, Thomas. *The Structure of Scientific Revolutions.* Chicago: University of Chicago Press, 1962.

Kymlicka, Will. *Liberalism, Community and Culture.* Oxford: Clarendon, 1989.

——. *Multicultural Citizenship: A Liberal Theory of Minority Rights.* New York: Clarendon, 1995.

Lakatos, Imre, and Alan Musgrave. *Criticism and the Growth of Knowledge.*

Cambridge: Cambridge University Press, 1970.

Lake, Frank. *Clinical Theology. London*: Darton Longman and Todd, 1986.

LaMothe, Ryan. "Pastoral Care of Political Discourse: Shepherding Com –
    munication." *Pastoral Psychology* 56 (2008) : 467 – 81.

——. "What Hope Is There? The Enthrallment of Empire Stories." *Pastoral
    Psychology* 56 (2008) : 481 – 97.

Lasch, Christopher. *The Culture of Narcissism: American Life in an Age of
    Diminishing Expectations.* New York: Warner Books, 1977.

Leahey, Thomas H. , *A History of Psychology: Main Currents in Psychologi-
    cal Thought.* 2nd ed. Englewood Cliffs, NJ: Prentice Hall, 1987.

Lederach, John Paul. *Preparing for Peace: Conflict Transformation across
    Cultures.* Syracuse, NY. Syracuse University Press, 1996.

——. *Building Peace: Sustainable Reconciliation in Divided Societies.* Washing-
    ton, DC: U. S. Institute of Peace Press, 1997.

Lehr, Elizabeth, and Bernard Spilka. "Religion in the Introductory Psychol-
    ogy Textbook: A Comparison of Three Decades." *Journal for the Scientific
    Study of Religion* 28 (1989): 366 – 71.

Lévinas, Emmanuel. *Otherwise than Being: Or, Beyond Essence.* Translated
    by Alphonso Lingis. Boston: M. Nijhoff, 1981.

Levison, John, and Priscilla Levison – Pope. *Return of Babel: Global Perspec –
    tives on the Bible.* Louisville: Westminster John Knox, 1999.

Lewis, Clive S. , *The Problem of Pain.* London: Geoffrey Bles, 1940.

Lindbeck, George. *The Nature of Doctrine: Religion and Theology in a Post –
    liberal Age.* Philadelphia: Westminster John Knox, 1984.

Lindbeck, George, and James J. , Buckley *The Church in a Postliberal Age.
    London*: SCM, 2002.

Ma Mpolo, Jean Masamba, and Daisy Nwachuku, eds. *Pastoral Care and
    Counselling in Africa Today.* Frankfurt am Main: P. Lang, 1991.

Macaulay, Thomas Babington . "Minute on Indian Education." In *Selected writings. Edited by J. Clive*, 237 – 51. Chicago: University of Chicago Press, 1972.

Maclntyre, Alasdair. *After Virtue: A Study in Moral Theory*. Notre Dame, IN: University of Notre Dame Press, 1984.

——. *Whose Justice Which Rationality* Notre Dame, IN: University of Notre Dame Press, 1988.

——. *Three Rival Versions of Moral Enquiry: Encyclopaedia. Genealogy, and Tradition*. Notre Dame, IN: University of Notre Dame Press, 1990.

Maggay, Melba P. , "Towards Contextualization from Within: Some Tools and Culture Themes." www. mpmaggay. blogspot. com/2005/04/towards – contextualization – within. html.

Maimela, Simon S. , "Cultural and Ethnic Diversity in Promotion of Democratic Change." In *Democracy and Development in Africa: The Role of Churches*. Edited by J. N. K. Mugambi, 112 – 20. Nairobi: All Africa Conference of Churches, 1997.

Marcos, Luis R. , and Leonel Urcuyo. "Dynamic Psychotherapy with the Bilingual Patient." *American Journal of Psychotherapy* 33 (1979): 331 – 38.

Marian, Viorica, and Ulrich Neisser. "Language – Dependent Recall of Auto – biographical Memories." *Journal of Experimental Psychology: General* 129 (2000) : 361 – 68.

"Marital Stress and Extramarital Relationships." Chap. 20, DVD accompa – nying text by Comer, Ronald J. *Abnormal Psychology*, 3rd ed. New York: W. H. Freeman, 1998.

Markus, A. Robert. *Christianity and the Secular*. Notre Dame, IN: University of Notre Dame Press, 2006.

Markus, Hazel Rose, and Shinobu Kitayama. "The Cultural Construction of Self and Emotion: Implications for Social Behavior." In *Emotion and Culture*:

Empirical Studies of Mutual Influence, edited by Shinobu Kitayama and Hazel Rose Markus, 89 – 130. Washington, DC: American Psychological Association, 1994.

Marsden, George. *The Soul of the American University: From Protestant Establishment to Establisbed Nonbelief.* New York: Oxford University Press, 1994.

Marsden, George, and B. J. Longfield. *The Secularization of the Academy.* New York: Oxford University Press, 1992.

Martín – Baró, Ignacio. *Writings for a Liberation Psychology.* Cambridge: Harvard University Press, 1994.

McAdams, Dan. The Stories We Live By: *Personal Myths and the Making of the Self.* New York: Morrow, 1993.

——. *The Redemptive Self: Stories Americans Live By.* New York: Oxford University Press, 2006.

McAdams, Dan, Ruthellen Josselson, and Amia Lieblich. *Identity and Story: Creating Self in Narrative.* Washington, DC: American Psychological Association, 2006.

McClelland, David. *The Acbievernent Motive.* New York: Appleton – Century – Crofts, 1953.

McClendon, James Wm. Jr. *Ethics. Vol.* 1 *of systematic Theology.* Nashville: Abingdon, 1986.

——. *Biography as Theology: How Life Stories Can Remake Today's Theology.* Philadelphia: Trinity Press International, 1990.

——. *Doctrine. Vol.* 2 *of Systematic Theology.* Nashville: Abingdon, 1994.

——. *Witness. Vol.* 3 *of Systematic Theology.* Nashville, Abingdon, 2000.

Mc Coy, Alfred W., A *Question of Torture: CIA Interrogation, from the Cold War to the War on Terror.* New York: Metropolitan Books, 2006.

Mead, George Herbert. *Mind, Self, and Society.* Chicago: University of Chi –

cago Press, 1934.

Mead, Walter Russell. "God's Country?" *Foreign Affairs* 85 (October 16, 2006) . www. foreignaffairs. org/20060901faessay85504/walter – russell – mead/god – s – country. html.

Meador, Keith G. , "My Own Salvation: The Christian Century and Psychology's Secularizing of American Protestantism. " In *The Secular Revolution: Power, Interests, and Conflict in the Secularization of American Public Life.* Edited by Christian Smith, 269 – 305. Berkeley: University of California Press, 2003.

Meara, Naomi, Harold B. Pepinsky, Joseph W. Shannon, and William A. Mur – ray. "Semantic Communication and Expectations for Counseling across Three Theoretical Orientations. " *Journal of Counseling Psychology* 28 (1981): 110 – 18.

Meara, Naomi, Joseph W. Shannon, and Harold Pepinsky. "Comparison of the Stylistic Complexity of the Language of Counselor and Client across Three Theoretical Orientations. " *Journal of Counseling Psychology* 26 (1979): 181 – 89.

Menchu, Rigoberta. I, *Rigoberta Menchu.* Translated by A. Wright. London: Verso, 1984.

Menninger, Karl. *Whatever Became of Sin?* New York: Hawthorn Books, 1973.

Metz, Johann Baptist. *Memoria Passionis.* Freiburg, Germany: Herder Verlag, 2006.

Milbank, John. *Theology and Social Theory: Beyond Secular Reason.* Oxford: Blackwell, 1990.

Miller, Ronald B. , *Facing Human Suffering: Psychology and Psychotherapy as Moral Engagement.* Washington, DC: American Psychological Association, 2004.

参 考 文 献

341

Miller, Vincent Jude. *Consuming Religion: Christian Faith and Practice in a Consumer Culture.* New York: Continuum, 2004.

Mohanty, Chandra T. "Under Western Eyes: Feminist Scholarship and Colonial Discourses." *Feminist Review* 30 (1998): 65 – 88.

Moltmann, Jürgen. *The Crucified God: The Cross of Christ as the Foundation and Criticism of Christian Theology.* New York: Harper & Row, 1974.

——. *The Spirit of Life: A Universal Affirmation.* London: SCM, 1992.

Mowrer, O. Hobart. *The Crisis in Psychiatry and Religion.* Princeton, NJ: Van Nostrand, 1961.

Murphy, Nancey C., *Beyond Liberalism and Fundamentalism: How Modern and Postmodern Philosophy Set the theological Agenda.* Valley Forge, PA: Trinity Press International, 1996.

Mwiti, Gladys, and Al Dueck. *Christian Counseling: An African Indigenous Perspective.* Pasadena, CA: Fuller Seminary Press, 2006.

——. *Christian Counseling: An African Indigenous Perspective. A Video Series.* Pasadena, CA: Fuller Seminary Press, 2006.

Myers, Ched. *Binding the Strong Man: A Political Reading of Mark's Story of Jesus.* Maryknoll, NY: Orbis, 1997.

Narvaez, Darcia, and Daniel Lapsley. "The Psychological Foundations of Everyday Morality and Moral Expertise." In *Character Psychology and Character Education*, edited by D. Lapsley and F. Clark Power, 140 – 65.

Notre Dame, IN: University of Notre Dame Press, 2005.

Neuhaus, Richard John. *The Naked Public Square: Religion and Democracy in America.* Grand Rapids: Eerdmans, 1984.

Neyrey, Jerome H. *Honor and Shame in the Gospel of Matthew.* Louisville: Westminster John Knox, 1998.

Ngugi wa, Thiong' o. *The River Between. London*: Heinemann, 1965.

Nicholas, Mary W. *The Mystery of Goodness and the Positive Moral Conse - quences of Psychotherapy.* New York: W. W. Norton, 1995.

Nicholson, Ian. "Gordon Allport, Character, and the 'Culture of Personali- ty,' 1897 – 1937. " *History of Psychology* 1 (1998): 52 – 68.

Nthamburi, Zablon J. "Ecclesiology of African Independent Churches. " In *The Church in African Christianity*: *Innovative Essays in Ecclesiology*, edi- ted by J. N. K. Mugambi and Laurent Magesa, 43 – 56. Nairobi: Initia - tives Ltd. , 1990.

Nyomoo, Ngono cia. *Meru Animal Tales.* Meru, Kenya: Meru Bookshop, Methodist Church, 1975.

Okorodudu, Corann, William J. Strickland, Judith L. Van Hoorn, and Eli- za – beth C. Wiggins. "A Call to Action: APA' s 2007 Resolution a- gainst Torture. *Monitor on Psychology* 38 (July 2, 2008), 22 – 24. www. apa. org/moni tor/nov07/calltoaction. html.

Olson, Brad, Stephen Soldz, and Martha Davis. "The Ethics of Interrogation and the American Psychological Association: A Critique of Policy and Process. " *Philosophy*, *Ethics*, *and Humanities in Medicine* 3 (February 19, 2008). www. peh – med. com/content/3/1/3.

Olson, Bruce. *Bruchko.* Carol Stream, IL: Creation House, 1978.

Olthuis, James. *The Beautiful Risk.* Grand Rapids: Zondervan, 2001.

Onwu, Nlenanya. "Biblical Perspectives for Peace, Development and Recon - struction. Its Socio – Religious Implications for the Churches in Africa. " In *The Role of Christianity in Development*, *Peace and Reconstruction*: *Southern Perspectives*, edited by Isobel Phiri, Kenneth Ross, and James Cox, 32 – 48. Nairobi: All Africa Conference of Churches, 1996.

Ownby, R. L. , *Psychological Reports*: *A Guide to Report Writing in Profes - sional Psychology.* New York: Wiley, 1997.

Paranjpe, Anand C. , *Self and Identity in Modern Psychology and Indian Thought. New York: Kluwer Academic*, 2002.

Peachey, J. L. , "Anabaptism on the Line in Guatemala. " *Gospel Herald*, Nov. 15 (1992): 1 - 4.

Peck, M. Scott. *The Road Less Traveled.* New York: Simon and Schuster, 1978.

Pe – Pua, Rogelia. *Sikolohiyang Pilipino: Teorya. Metodo at Gamit* (Filipino Psychology: Theory, Method and Application). Quezon City: Philippine Psychology Research and Training House, 1982.

——. "From Decolonizing Psychology to the Development of a Cross – Indigenous Perspective in Methodology: The Philippine Experience. " In *Indigenous and Cultural Psychology: Understanding People in Context.* Edited by Uichol Kim, Kuo – shu Yang, and Kwang – Kuo Hwang, 109 – 37. New York: Springer, 2006.

Pe – Pua, Rogelia, and Elizabeth Marcelino. "Sikolohiyang Pilipino (Filipino Psychology): A Legacy of Virgilio G. Enriquez. " *Asian Journal of Social Psychology* 3 (2000): 49 – 71.

Pettifor, Jean. "Respectls More than Autonomy: Implications for International Psychology. " In *IUPS Global Resource CD – ROM Edition 2008*, edited by M. J. Stevens and D. Wedding. Hove, UK: Psychology Press, forthcoming.

Piaget, Jean. *The Language and Thought of the Child.* Translated by M. Warden. London: Kegan Paul. 1926.

Placher, William C. *Narratives of a Vulnerable God: Christ, Theology, and Scripture.* Louisville: Westminster John Knox, 1994.

Popper, Karl. *The Logic of Scientific Discovery.* London: Hutchinson, 1959.

Potok, Chaim. *My Name Is Asher Lev.* New York: Fawcett Crest, 1973.

Prilleltensky, Isaac, and Dennis R. Fox. "Psychopolitical Literacy for Wellness and Justice. " *Journal of Community Psychology* 35 (2007): 1 – 13.

Propst, Rebecca, Richard Ostrom, Phillip Watkins, and Terry Dean. "Compara – tive Efficacy of Religious and Nonreligious Cognitive – Behavioral Therapy for the Treatment of Clinical Depression in Religious Individuals. " *Journal of Consulting and Clinical Psychology* 60 (1992): 94 – 103.

Rawls, John. *A Theory of Justice.* Cambridge: Harvard University Press, 1972.

——. *The Law of Peoples.* Cambridge: Harvard University Press, 1999.

Raybon, Patricia. My First White Friend: *Confessions on Race, Love, and Forgiveness.* New York: Viking, 1996.

Reimer, Kevin. "Agape, Brokenness, and Theological Realism in L'Arche. " In *Visions of Agape.* Edited by C. Boyd, 85 – 102. Aldershot, United Kingdom: Ashgate, 2008.

Reimer, Kevin, and Alvin Dueck. "Inviting Soheil: Narrative and Embrace in Christian Caregiving. " *Christian Scholars Review* 35 (2005): 205 – 220.

Reporters without Borders. "Call for Sarni Al Hajj's Release from Guantanamo after Lawyer Provides New Information. " April 19, 2006. www. rsf. org/article. php3id_ article = 17217.

Richardson, Frank, Blaine Fowers, and Charles Guignon. *Re – Envisioning Psychology*: *Moral Dimensions of Theory and Practice.* San Francisco: Jossey – Bass, 1999.

Rieff, Philip. Freud: *The Mind of the Moralist.* New York: Viking, 1959.

——. *The Triumph of the Therapeutic*: *Uses of Faith after Freud*: New York: Harper & Row, 1966.

——. *My Life among the Deathworks*: *Illustrations of the Aesthetics of Authority.* Charlottesville: University of Virginia Press, 2006.

——. *Charisma*: *The Gift of Grace, and How It Has Been Taken Away from*

Us. New York: Pantheon Books, 2007.

Roberts, Robert C., "Outline of Pauline Psychotherapy." In *Care for the Soul: Exploring the Intersection of Psychology Theology*, edited by Mark McMinn and Timothy R. Phillips, 134 – 63. Downers Grove, IL: Inter-Varsity Press, 2001.

——. *Spiritual Emotions: A Psychology of Christian Virtues*. Grand Rapids: Eerdmans, 2007.

Rorty, Richard. *Philosophy and the Mirror of Nature*. Princeton, NJ: Princeton University Press, 1979.

——. *Philosophy and Social Hope*. London: Penguin Books, 1999.

——. "Religion as Conversation Stopper." In *Philosophy and Social Hope*, 168 – 174. London: Penguin Books, 1999.

Rosenthal, David. "Changes in Some Moral Values following Psychotherapy." *Journal of Consulting Psychology* 19 (1955): 431 – 36.

Ross, Michael, Elaine Xun, and Anne Wilson. "Language and the Bicultural Self." *Personality and Social Psychology Bulletin* 20 (2002): 1040 – 50.

Ryle, Gilbert. *The Concept of Mind*. London: Hutchinson's University Library, 1949.

Sackett, David L., W. S. Richardson, W. Rosenberg, and R. B. Haynes. *Evidence – Based Medicine*. New York: Churchill Livingstone, 1997.

Sacks, Jonathan. *The Dignity of Difference: How to Avoid the Clash of Civilizations*. New York: Continuum, 2002.

Said, Edward. *Orientalism*. London: Routledge and Kegan Paul, 1978.

Salazar, Zeus. "Ang Kamalayan at Kaluluwa: Isang Paglilinaw Ng Ilang Konsepto Sa Kinagisnang Sikilohiya." In *Sikolohiyang Pilipino: Teorya. Metodo at Gamit*. Edited by R. Pe – Pua, 83 – 92. Quezon City: University of the Philippines Press, 1989.

Samuels, Andrew. *The Political Psyche*. London: Routledge, 1993.

——. *Politics on the Couch: Citizenship and the Internal Life*. New York: Other Press, 2001.

Sandage, Steven, Kaye Cook, Peter Hill, Brad Strawn, and Kevin Reimer. "Hermeneutics and Psychology: A Review and Dialectical Model." *Review of General Psychology* 12 (2008): 344–64.

Sanford, John A., *The Kingdom Within: A Study of the Inner Meaning of Jesus' Sayings*. Philadelphia: Lippincott, 1970.

Schleiermacher, Friedrich. *The Christian Faith*. Philadelphia: Fortress, 1976.

Segovia, Fernando. *Decolonizing Biblical Studies: A View from the Margins*. New York: Orbis, 2000.

Shapiro, Monte B., "Clinical Psychology as an Applied Science." *British Journal of Psychiatry* 113 (1976): 1039–42.

Shults, LeRon, and Steven J. Sandage. The Faces of Forgiveness: *Searching for Wholeness and Salvation*. Grand Rapids: Baker Academic, 2003.

Shuman, Joel James, and Keith G. Meador. *Heal Thyself: Spirituality, Medicine, and the Distortion of Christianity*. Oxford: Oxford University Press, 2003.

Shweder, Richard A., Martha Minow, and Hazel Markus, eds. *Engaging Cultural Difference: The Multicultural Challenge in Liberal Democracies*. New York: Russell Sage Foundation, 2002.

Skinner, Burrhus F., *Science and Human Behavior*. New York: Macmillan, 1960.

Sloan, Richard, Emilia Bagiella, and Tia Powell. "Religion, Spirituality, and Medicine." *Lancet* 353 (1999): 664–67.

Sloan, Richard P., Emilia Bagiella, Larry VandeCreek, Margot Hover, "Should Physicians Prescribe Religious Activities?" *New England Journal of Medicine* 342 （2000）: 1913 – 16.

Smith, Christian. *The Secular Revolution*: *Power, Interests, and Conflict in the Secularization of American Public Life.* Berkeley: University of California Press, 2003.

Sorenson, Randall Lehmann. *Minding Spirituality.* Hillsdale, NJ: Analytic Press, 2004.

Stanton, Graham. *Jesus and Gospel.* Cambridge: Cambridge University Press, 2004.

Stark, Rodney, and Roger Finke. *Acts of Faith*: *Explaining the Human Side of Religion.* Berkeley: University of California Press, 2000.

Stassen, Glen, and David P. Gushee. *Kingdom Ethics*: *Following Jesus in Contemporary Context.* Downers Grove, IL: InterVarsity Press, 2003.

Steele, Richard. "Narrative Theology and the Religious Affections." In *Theology without Foundations*: *Religious Practice and the Future of Theological Truth*, edited by Stanley Hauerwas, Nancey C. Murphy, and Mark Nation, 163 – 79. Nashville: Abingdon, 1994.

Stendahl, Krister. *Paul among Jews and Gentiles, and Other Essays.* Philadelphia: Fortress, 1976.

Stout, Jeffrey, *Democracy and Tradition.* Princeton, NJ: Princeton University Press, 2004.

Strong, Augustus H. , *Systematic Theology.* Philadelphia: Judson, 1907.

Sue, Derald W. , and David Sue. *Counseling the Culturally Different*: *Theory and Practice.* New York: Wiley, 1999.

Sugirtharajah, R. S. , *Voices from the Margin*: *Interpreting the Bible in the Third World.* Maryknoll, NY: Orbis, 1991.

Sutherland, John. "The Ideas Interview: Philip Rieff." *Guardian.* December 5, 2005. www. guardian. co. uk/ideas/story/0, , 1657860, 00. html#article_ continue.

Tacitus. "Life of Cnaeus Julius Agricola," c. 98 CE, *Ancient History Source -book. www. fordham. edu/halsall/ ancien /tacitus* – agricola. html.

Tan, Siang – Yang. "Training in Professional Psychology: Diversity Includes Religion." Paper presented at the National Council of Schools of Profes -sional Psychology, January 19 – 23, 1993.

——. "Religion in Clinical Practice: Implicit and Explicit Integration." In *Religion and the Clinical Practice of Psychology.* Edited by Edward P. Shafranske, 365 – 390. Washington, DC: American Psychological Associa -tion, 1996.

Taubes, Jacob. *The Political Theology of Paul.* Stanford, CA: Stanford Uni -versity Press, 2004.

Taylor, Barbara Brown. *Speaking of Sin: The Lost Language of Salvation.* Cambridge, MA: Cowley, 2000.

Taylor, Charles. *Sources of the Self: The Making of the Modern Identity.* Cambridge: Cambridge University Press, 1989.

——. "Peaceful Coexistence in Psychology." In *The Restoration of Dia -logue: Readings in the Philosophy of Clinical Psychology.* Edited by Ronald B. Miller, 70 – 84. Washington, DC: American Psychological Associa-tion, 1992.

——. "The Politics of Recognition." In *Multiculturalism: Examining the Politics of Recognition*, edited by A. Gutman, 25 – 73. Princeton: Prince-ton University Press, 1994.

——. Modes of Secularism. In *Secularism and Its Critics.* Edited by Rajeev Bhargava, 31 – 53. Delhi: Oxford University Press, 1998.

——. *Varieties of Religion Today: William James Revisited.* Cambridge: Harvard University Press, 2002.

——. *Modern Social Imaginaries.* Durham, NC: Duke University Press, 2004.

——. *A Secular Age.* Cambridge: Belknap Press of Harvard University Press, 2007.

Teo, Thomas. *The Critique of Psychology: From Kant to Postcolonial Theory.* New York: Springer, 2005.

Theissen, Gerd. *Psychological Aspects of Pauline Theology.* Translated by John P. Galvin. Philadelphia: Fortress, 1987.

Thiessen, Franz, Peter M., Friesen. Winnipeg, Manitoba: Christian Press, 1974.

Tilley, Terrence W., *The Evils of Theodicy.* Washington, DC: Georgetown University Press, 1991.

Ting, Rachel Sing – K. *Who am I Talking to The Effect of Language on Bilingual Chinese Expression of Self – concept and Depressive Emotion.* Saarbrücken, Germany: VPM Verlag Dr. Mueller e. K., 2008.

Tjelveit, Alan. "The psychotherapist as Christian Ethicist: Theology applied to practice." *Journal of Psychology Theology* 20 (1992): 89 – 98.

——. Ethics and Values in Psychotherapy. London: Routledge, 1999.

Toews, John E. Romans (Believers Church Bible Commentary). Scottdàle, PA: Herald, 2004.

——. "The Politics of Romans." Paper presented at the Edmund Janzen Lectureship, in Fresno, California, March 27, 2008.

Toulmin, Stephen. *Cosmopolis: The Hidden Agenda of Modernity.* New York: Free Press, 1990.

Tracy, David. *Blessed Rage for Order: The New Pluralism in Theology.* New York: Seabury, 1978.

——. *The Analogical Imagination: Christian Theology and the Culture of Pluralism. London:* SCM, 1981.

Volf, Miroslav. *Exclusion and Embrace: A Theological Exploration of Identity. Otherness. and Reconciliation.* Nashville: Abingdon, 1996.

Walzer, Michael. *Spheres of Justice: A Defense of Pluralism and Equality.* New York: Basic Books, 1983.

——. *Thick and Thin: Moral Argument at Home and Abroad.* Notre Dame, IN: University of Notre Dame Press, 1994.

Watson, Paul J., "After Postmodernism: Perspectivism, a Christian Epistemol – ogy of Love, and the Ideological Surround." *Journal of Psychology and Theology* 32 (2004): 248 – 61.

Watts, Fraser N., ed. *Jesus and Psychology.* Philadelphia: Templeton Foundation Press, 2007.

Watzlawick, Paul, John Weakland, and Richard Fisch. *Change: Principles of Problem Formation and Problem Resolution.* New York: W. W. Norton, 1974.

Wentz, Richard. "The Domestication of the Divine." *Theology Today* 57 (2000): 24 – 34.

Werpehowski, William. "Ad Hoc Apologetics." *Journal of Religion* 66 (1986): 282 – 301.

West, Cornel. *Democracy Matters.* New York: Penguin, 2004.

Whorf, Benjamin Lee. *Language, Thought, and Reality: Selected Writings.* Cambridge: Technology Press of Massachusetts Institute of Technology, 1956.

Wihak, Christine. "Psychologists in Nunavut: A Comparison of Principles Underlying Inuit Qaujimanituqangit and the Canadian Psychological As – sociation Code of Ethics." *Pimatisiwin: A Journal of Aboriginal and In – digenous Community Health* 2 (2004): 29 – 40.

Williams, Delores S. *Sisters in the Wilderness: The Challenge of Womanist God – Talk.* Maryknoll, NY: Orbis, 1993.

Williams, Glanmor. *The Welsh and Their Religion.* Cardiff: University of Wales Press, 1991.

Winch, Peter. *The Idea of a Social Science and Its Relation to Philosophy*. New York: Humanities, 1958.

Wink, Walter. *The Powers That Be: Theology for a New Millennium*. New York: Doubleday, 1998.

Wittgenstein, Ludwig. *Tractatus Logico – Philosophicus*. London: Routledge & Kegan Paul, 1922.

——. *Philosophical Investigations*. Edited by G. E. M. Anscombe. New York: Macmillan, 1953.

Wolin, Sheldon S. *Politics and Vision: Continuity and Innovation in Western Political Thought*. Princeton, NJ: Princeton University Press, 2006.

Wolterstorff, Nicholas. *Lament for a Son*. Grand Rapids: Eerdmans, 1987.

——. "The Role of Religion in Decision and Discussion of Political Issues." *In Religion in the Public Square: The Place of Religious Convictions in Political Debate*, edited by Robert Audi and Nicholas Wolterstorff, 67 – 120. New York: Rowman and Littlefield, 1997.

——. *Justice: Rights and Wrongs*. Princeton: Princeton University Press, 2008.

Wood, Ralph. "Performing the Faith: An Interview with George Lindbeck." *Christian Century* 28 (2006): 28 – 35.

Worthington, Everett, Taro A. Kurusu, Michael E. McCollough, and Steven J. Sandage. "Empirical Research on Religion and Psychotherapeutic Processes and Outcomes: A 10 – Year Review and Research Prospectus." *Psychological Bulletin* 119 (1996): 448 – 87.

Wright, N. T., "Paul's Gospel and Caesar's Empire." In *Paul and Politics: Ekklesia, Israel, Imperium. Interpretation: Essays in Honor of Krister Stendahl*, edited by Richard A. Horsley, 160 – 83. Harrisburg, PA: Trinity Press International, 2000.

——. "Kingdom Come: The Public Meaning of the Gospels." *Christian Cen-*

tury（2008）：29 – 34.

Wuthnow, Robert. *The Restructuring of American Religion*. Princeton, NJ：
　　Princeton University, 1988.

Yoder, John Howard. "But We Do See Jesus：The Particularity of Jesus and
　　the Universality of Truth." In *The Priestly Kingdom：Social Ethics as Gos –
　　pel*, by John Howard Yoder, 46 – 62. Notre Dame, IN：University of Notre
　　Dame Press, 1984.

——. *The Politics of Jesus：Vicit Agnus Noster*. Grand Rapids：
　　Eerdmans, 1992.

——. "Trinity versus Theodicy：Hebraic Realism and the Temptation to
　　Judge God." Unpublished manuscript, 1996.

——. "Patience as Method in Moral Reasoning：Is an Ethic of Discipleship
　　'Absolute'?" Unpublished paper, 1997.

——. *Body Politics：Five Practices of the Christian Community before the
　　Watching World*. Scottdale, PA：Herald, 2001.

——. *Preface to Theology：Christology and Theological Method*. Grand Rap-
　　ids：Brazos, 2002.

Yong, Amos. *Hospitality and the Other：Pentecost, Christian Practices, and
　　the Neighbor*. Maryknoll, NY：Orbis, 2008.

Zehnle, Richard. *Peters's Pentecost Discourse：Tradition and Lukan Reinter-
　　pretation in Peter's Speeches of Acts 2 and 3*. Nashville：Abingdon, 1971.